졸업 후 5년 이내에 숙달시켜야 할

Crown · Inlay · Core 기공 작업의 요령과 핵심

졸업 후 5년 이내에 숙달시켜야 할

Crown · Inlay · Core 기공 작업의 요령과 핵심

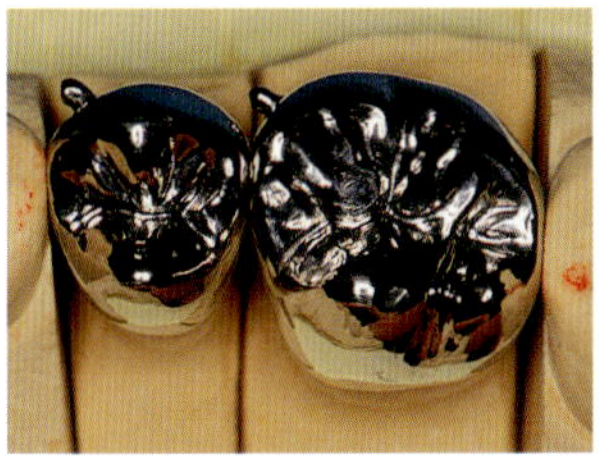

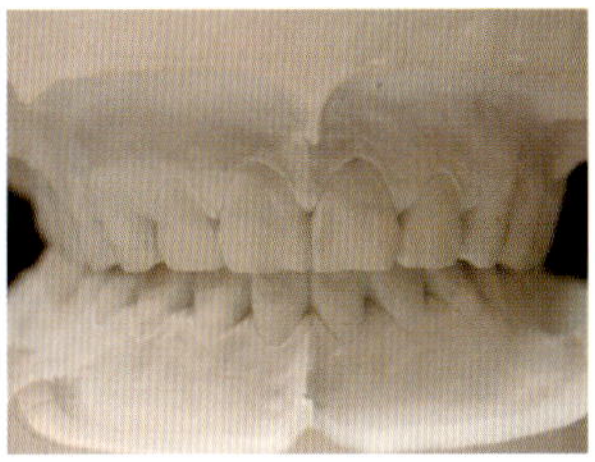

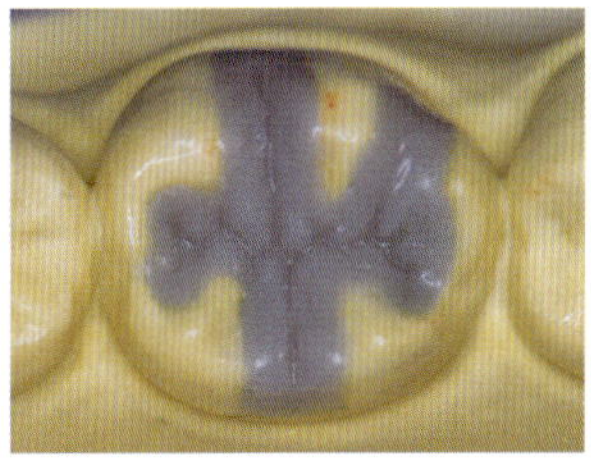

岡野京二 著

이성복 · 이석원 · 안수진 역

대한나래출판사

DaehanNarae Publishing, Inc.

Deokwon Bldg. #202
102-65 Yongdu-dong
Dongdaemun-gu
SEOUL 130-820, KOREA
TEL: +82-2-922-0840
FAX: +82-2-922-0841
E-mail: dhpub@chol.com
Website: www.dhpub.com

卒後5年までに身につけたいインレー・コア・クラウン技工のコツとツボ
(岡野京二 著)
医歯薬出版株式會社（東京），2008

Title of the original Japanese language edition:
The Real Basics of Dental Technology for Crown Restorations
Edited by Kyoji Okano

Translated into Korean by DaehanNarae Publishing, Inc.

ISBN978-89-5741-202-2

Printed in Korea

서언

"교육연한 2년의 현재 치과기공사 교육에서 부족한 것은 무엇인가?" 이 질문에 대해 "임상기공에 깊게 관여하지 않은 데 따른 기술 부족"이라고 대답해도 크게 틀리지는 않다고 생각한다. 필자도 그랬지만, 치기공과를 갓 졸업해 치과기공소에 취직한 사람들은 "실전에 투입되었을 때 즉시 사용할 수 있는 능력이 기대에 충분히 미치지 못한다"라고 말한다. 졸업한 지 얼마 되지 않은 그들이 읽을 만한 임상관련 서적도 결코 충분하다고 할 수 없다.

치과기공사 교육에 관한 현상을 걱정하던 차에, 치기공과를 졸업한 지 5년이 되지 않은 독자를 대상으로 하는 치관수복 기공에 대한 연재 집필을 의뢰받아 무모하게도 월간 "치과기공"지에 15회에 걸쳐 집필을 하게 되었다. 본서는 15회의 연재에 추가 · 수정을 한 것으로, 여기에는 선진적인 기술론도 없고 혁신적인 이론도 없다. 본서에서 전개하는 내용은, '치기공과에서 교육받은 내용'과 '임상 현장에서 치과기공사에게 요구되는 내용' 간의 거리를 조금이라도 좁히는 데 필요한 기공 조작의 요령과 핵심, 바꿔 말하면 치기공과에서 배운 것을 기반으로 하여 실전에 능력있는 치과기공사로서 활약하기 위한 inlay, core, crown 제작상의 간단한 요령과 핵심들을 총집합시킨 것이다.

본서의 part를 구성하는 inlay, core, crown 기공은 임상기공 현장에서 젊은 치과기공사가 주로 담당하는 부분이며, 거기에는 장차 수준 높은 치과기공을 추구하는 데 기초가 되는 요소가 많이 들어 있는데, 이는 '치과기공의 재미'를 깨닫는 최초 단계라고도 할 수 있다. 현재 문제가 되는 젊은 치과기공사의 높은 이직률에 대해 필자는 '치과기공의 재미'를 깨닫지 못하고 이 업계를 떠나 버렸다는 것이 아쉬울 뿐이다.

본론으로 들어가서, 본서의 기초가 된 것은 필자의 은사이신 고(故) 古澤利一 선생께서 주신 말씀들이다. 또한 서두에 기재한 '상하악 28개의 치열 조각 훈련'은 본교 학교장이신 桑田正博의 가르침에 힌트를 얻어 '치과기공사가 반드시 알아야 하고 또 할 줄 알아야 할' 기초 중의 기초를 배우는 길잡이용으로 정리해 놓았다. 즉, 본서는 선배와 많은 동료 및 인연으로 만난 학생들로부터 받은 가르침을 필자가 기회 있을 때마다 시간을 내어 정리해 놓은 것에 불과하다.

본서는 실제 임상에서 깨달은 '요령과 핵심'을 독자 나름대로 필기할 수 있도록 비교적 여백을 두고자 노력하였다. 앞으로 치과기공계를 짊어질 젊은 치과기공사에게 도움이 되기를 바란다.

2008년 4월 좋은 날

愛歯기공전문학교

岡野 京二(Okano, Kyoji)

추천의 글

치과기공이란 구강의 상실된 조직(주로 치아)을 인공재료로 회복 · 개선하는 작업이며, 단순히 외관 형태만을 정돈하는 것이 아니라 각 환자의 제반 구강기능에 적응할 수 있는 형태, 자연미가 있는 색조 재현에 기초를 둔 형태가 되어야 한다. 치과기공사는 치과의사로부터 정확한 정보를 제공받아 자신의 지식과 경험 및 근거에 기반을 두고 기술과 능력을 발휘해야 한다. 즉, 치과기공물에는 제작자인 치과기공사의 identity가 들어 있으며, 구강 내에 장착된 후에도 치과기공물에 대한 치과기공사의 생각이 살아있다고 해도 과언이 아니다. 고작 1개의 inlay, 1개의 crown이 아닌 것이다.

최근 CAD/CAM system의 개발을 비롯해 치과기공의 제작 기법이 크게 변화하여 치과기공사에게 더욱 고도의 정밀도와 섬세한 기술이 요구되고 치과기공사의 교육 커리큘럼도 과거에는 볼 수 없었던 큰 변혁이 요구되고 있다. 그러나 치과기공을 심도 있게 공부하고자 할 때, 고도의 기술을 습득하기 이전에 필요한 것이 있다. 왁스 조작, 주조와 연마술식 등 기본기술의 습득이다. 짧은 2년 간의 치과기공사 전문교육을 통해 기초는 배우지만 실제 임상 현장에서 다양한 증례를 접하고 당황할 때가 종종 있다. 치과기공사 교육에서 '임상 실습'은 임상 현장으로 가는 다리의 역할을 하며 귀중한 체험이 된다고 생각한다. 충실성이 무엇보다 요구된다.

이런 배경에서 치과기공사 교육에 오랫동안 전념해 오신 전통 있는 愛歯기공전문학교의 岡野京二 선생이, 정말로 시기적절하게 '치과기공의 지침서'를 발행하셨다. 岡野 선생은 평소 내가 가장 존경하는 桑田正博 선생의 학교에서 교편을 잡으셨고, 지금까지 우수한 인재를 많이 배출해 왔다. 오랫동안 치과기공사 교육을 실천해 온 경험에 기초해 정열 · 열의 · 의욕을 갖고 집필된 이 책은 치과기공의 단순한 기술해설서에 머물지 않고, 각 과정에서 치과기공사가 갖추어야 할 마음자세와 작은 비결들이 곳곳에 숨어 있어, 재미있게 읽고 도전하고 싶은 마음이 생기는 것은 필자만은 아닐 것이라고 생각한다. 岡野 선생의 은사이신 桑田 선생이 자주 말씀하시는 "원인을 추구한다"가 이 책의 곳곳에 엿보인다.

치과기공사 교육 시 이 책이 기본지식을 습득하고 기초실습을 경험한 후 임상 실습 또는 임상 현장에 투입된 지 얼마 되지 않은 젊은 치과기공사의 지침서로 활용되는 것이 가장 효과적이라고 생각한다. 치과기공은 "국민의 건강한 생활 유지를 위해 구강기능과 형태의 회복, 개선에 기여한다"는 중요한 사명을 갖고 있다. 치과기공사 여러분은 장수국가인 일본에서 치과기공이 치과의료의 근간을 이루고 있다는 자부심과 책임감을 갖고 크게 바라보았으면 한다.

이 책이 앞으로 치과기공계를 담당할 젊은 세대인 귀중한 인재들에게 유익하게 쓰이기를 바란다.

2008년 따뜻한 봄

전국치과기공사교육협의회 회장

오사카치과대학 치과기공사전문학교 교장

末瀨 一彦

역자서문

번역서를 발간하면서 보철을 전공하는 치과의사의 한 사람으로서 이 책을 평가한다면, 그야말로 치과대학생과 치과기공학교 학생들에게 금소와도 같은 많은 정보와 더불어 최대 성취감을 보장하는 훌륭한 지침서라고 말하고 싶습니다.

이 책의 저자 Okano Kyoji선생은 기본적으로 치과기공사이지만, 책 전체에 흐르고 있는 교합에 관한 지식이나, 보철모형에서부터 마지막 보철물을 마무리하는 단계까지 모든 작업공정을 찬찬하게 성공적으로 이끌어 가고 있는 모습에서 보철을 전공하고 있는 나 역시 큰 감명을 받을 수 있었습니다. 소위 치과의사와 치과기공사들이 입버릇처럼 주장하는 co-work 혹은 team-work 시스템이라는 것이 구성원들 스스로 책임소재가 불분명한 메너리즘에 의해 서로의 책임을 회피하며 떠맡기는 우를 범하기 쉽습니다.

이 책에는 보철과 전공의사들은 물론이고 보철과 의사들조차 대수롭지 않게 지나치고 있는 인상채득에서부터 모형의 제작, 교합의 안정, 부적합한 보철물 주위에서 벌어지고 있는 여러가지 문제 등 그야말로 우리의 과오를 깨닫게 하는 섬뜩할 만큼 호소력 있는 내용들이 담겨져 있습니다.

아무쪼록 이 책이 치과기공계의 모든 초심자와 치과의료계의 많은 임상가들에게 읽혀져서 우리들의 눈과 손과 마음이 진실로 환자들을 위하는 도구로 바뀌고, 우리를 찾은 모든 환자들에게 건강과 행복을 가져다 줄 수 있는 좋은 생체적합형 보철물을 제공하여 오래 유지되고 기능할 수 있게 되기를 기원합니다.

2010년 7월 좋은 날

경희대학교 치의학전문대학원 학과장, 보철과 교수

강동 경희대학교병원 치과병원 기획진료부원장, 생체재료보철과장

교수 **이 성 복**

목 차

목 차

Opening Atlas

Dentition curving of full mouth tooth contour.
This is essential and required training for dental technologists.

상하악 28개의 치열 조각 훈련

치과기공사에게 필수인 치관 형태, 교합 관계를 눈에! 손끝에! 의식의 선두에! 기억시키자

치과기공사는 치과기공사학교를 졸업한 직후부터 임상기공 현장에서 여러 '벽' 에 부딪히고 괴로워한다. 그 '벽' 을 쉽게 넘는 사람도 있겠지만 극복하지 못하고 치과기공계를 떠나는 사람도 적지 않다. 후자의 현실은 너무나도 안타깝고 치과기공계를 생각했을 때 그보다 큰 손실은 없다. 그 벽을 극복할 수 없는 배경에는 '치관 형태와 교합의 관계' 를 이해하고 있는가, 그렇지 않은가라는 주제를 생각할 수 있다.

치과기공사학교에서 배운 기초를 기본으로 임상 lab. side work에서 자신의 위치를 차지하려고 노력하느냐 하지 않느냐, 졸업 후 연수와 각종 강습회에 참여해 자기 연마와 기초를 쌓아갈 때 치과기공사에게 반드시 필요한 기술인 '치관 형태와 교합의 관계' 를 습득하느냐 그렇지 않으냐는 치과기공사로서 치과의료에 공헌하는 존재가 되느냐 마느냐의 분수령이 된다.

치관수복 기공에서 lab. side work의 핵심을 해설해 가는 본서의 시작 부분에 치관 형태와 교합 관계를 '눈' 에, '손끝' 에, '의식의 선두' 에 즉, 몸 전체에 깊이 기억시키는 상하악 28개의 치열 조각 훈련을 제안하고 싶다.

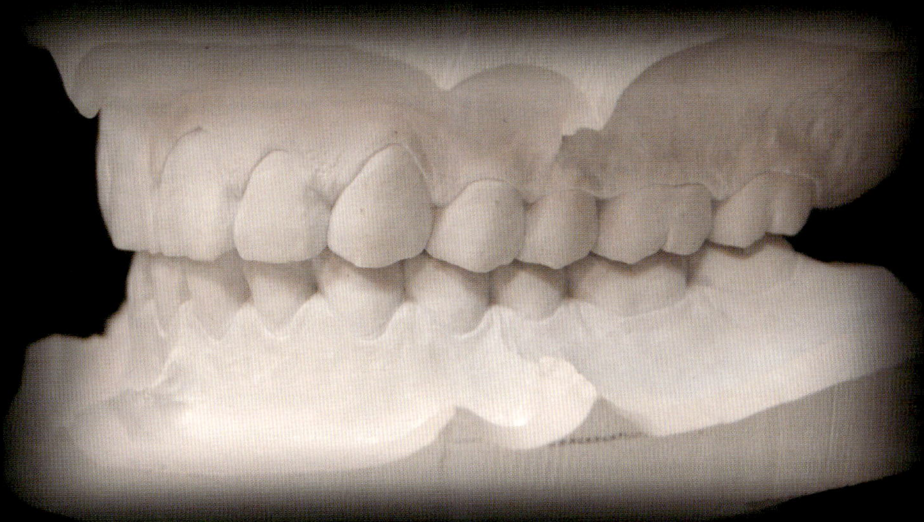

Maxilla
상악치열 14개 치아의 조각

Step 1 석고제의 설계

석고제를 제작하고 해부학적인 각종 유치악 모형의 평균 계측치에 기초해 설계도를 그린다. 각종 근원심 폭을 배분할 때 6전치 치축에 대해 직각 방향으로 약 1mm의 '선반'을 만들면 하악치열이 중심위 상태에서 전방운동을 하기 위한 '자유영역(Area of Centric)'을 구축할 수 있다.

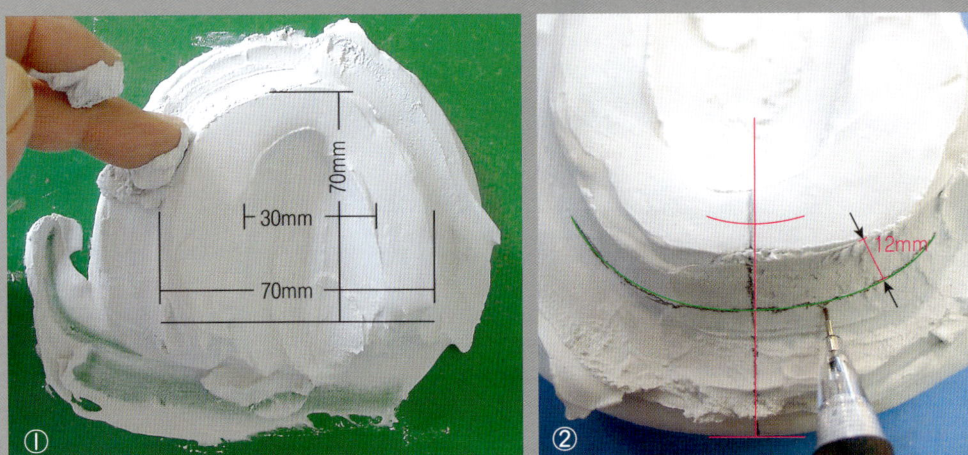

①, ② 경석고를 댐처럼 30mm 이상 축성해 올리고 전치부 10mm, 구치부 15mm 정도 협순설측 폭경을 만들어서 손가락으로 다듬어 연결한다. 좌우측 협측 폭경과 순측에서 양측 제2대구치 원심 인접면까지 거리는 70mm 정도로 설정한다.

	치관 길이		치관 폭		치관 두께		치근 길이		치아의 전체 길이	
상악 중절치	10.8	11.7	8.4	8.6	7.0	7.2	12.1	12.1	22.8	23.8
상악 측절치	9.4	9.6	7.0	6.9	6.4	6.1	12.5	12.2	21.9	21.8
상악 견치	10.1	10.9	7.9	7.9	8.2	8.3	15.9	14.5	26.0	25.4
상악 제1소구치	8.0	8.4	7.3	7.3	9.3	9.4	12.9	12.2	20.8	20.5
상악 제2소구치	7.2	7.6	6.9	6.9	9.1	9.3	13.2	13.1	20.5	20.7
상악 제1대구치	6.6	7.2	10.6	10.6	11.3	11.8	11.9	12.4	18.4	19.2
상악 제2대구치	6.8	7.0	10.0	9.6	11.4	11.6	11.9	11.5	18.7	18.5
하악 중절치	8.4	9.1	5.3	5.4	5.6	5.7	11.3	10.8	19.9	19.9
하악 측절치	8.6	9.2	5.9	6.1	6.1	6.2	12.2	12.0	21.0	21.2
하악 견치	10.3	10.3	6.9	6.7	7.8	7.6	14.3	13.6	24.7	23.8
하악 제1소구치	8.2	8.4	7.0	7.1	7.8	7.7	13.5	12.5	21.7	20.8
하악 제2소구치	7.3	7.7	7.2	7.4	8.4	8.3	13.2	13.0	20.9	20.7
하악 제1대구치	6.9	7.9	11.6	11.4	10.7	10.8	12.3	11.9	19.3	18.8
하악 제2대구치	6.6	7.2	11.1	11.6	10.5	10.9	12.2	11.0	19.0	18.2

단위(mm)

표. 치관부의 평균 체적
(문헌[14]에서 인용. 붉은 글씨: 井出, 검은 글씨: 藤田의 평균 계측치). 藤田의 수치에서 상악 중절치의 순측 치관장은 11.7mm이고, 측절치 및 견치의 치관장보다 길다. 즉, 석고제 순측부에 12mm 정도의 치관장 선을 설정하면 상악 6전치를 커버할 수 있다.

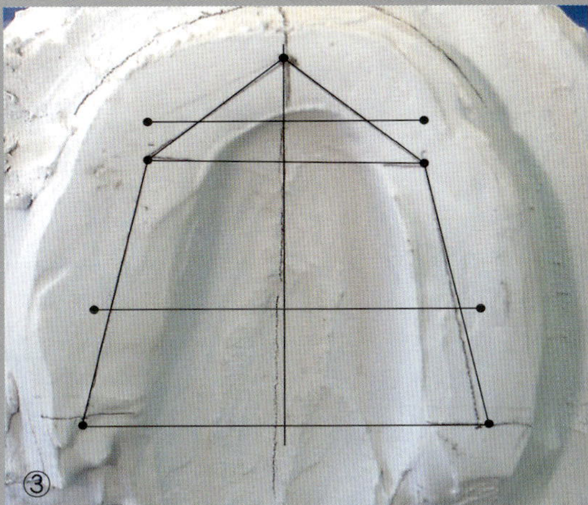

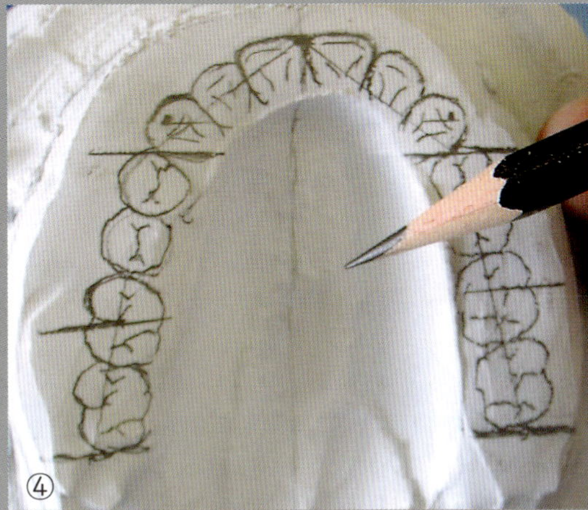

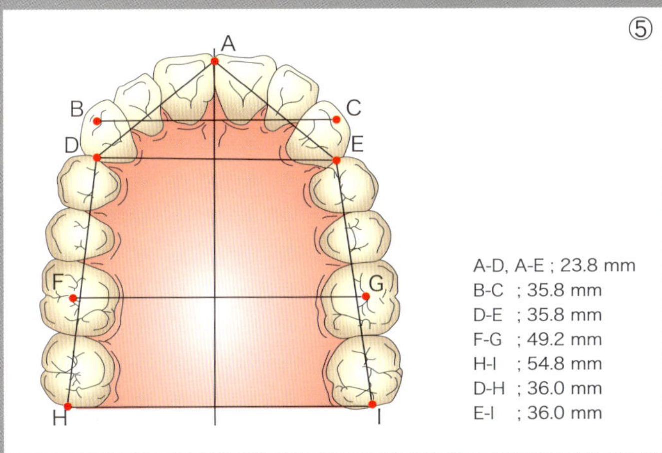

③~⑤ 유치악모형의 평균 계측치(⑤)를 토대로 상악 6전치 중에서 평균 치관장이 가장 긴 중절치를 기준으로 석고제에 설계도를 그려 간다. 물론 이 설계는 기준이며 하악치열과의 관계를 염두에 두고 작업을 진행하는 것이 나중에 도움이 된다(⑤는 문헌[15]에서 인용).

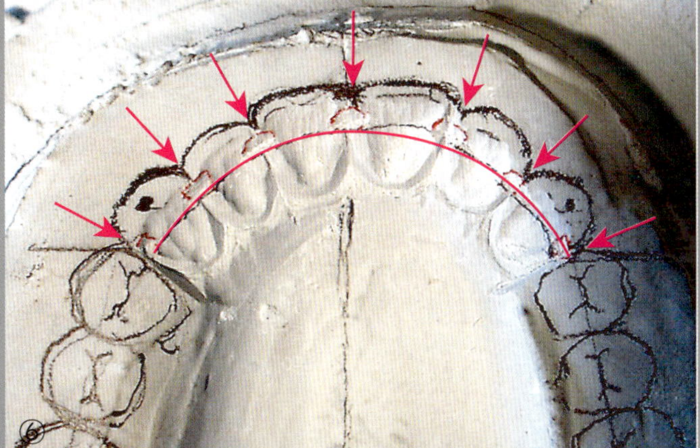

⑥ 그림 내 화살표로 표시한 부분이 자유영역(area of centric)이 된다. 이 자유영역이 치경부로 치우치면 과개교합(deep bite), 절연부로 치우치면 절단교합이 되기 쉽고 구치부의 배열에도 큰 영향을 미친다.

Maxilla
상악치열 14개 치아의 조각

Step 2 개형 조각

정중선, 교두경사각 등을 설정하면서 개략적으로 조각을 한다. 항상 최종 치관 형태를 머릿속으로 이미지하면서 작업을 진행하는 것이 중요하다. 치은부 조각도 포함해, 작업을 담당하는 도구는 round bur, fissure bur 및 design knife이다.

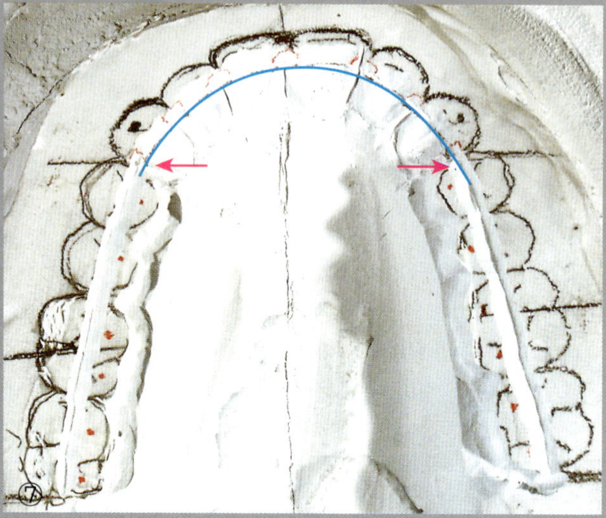

⑦ 좌우측 구치부 설측면을 개략적으로 조각한 후, 구치부 교합면의 교두경사각을 설정한다. 구치부 평면의 높이를 협설측 교두정의 높이로 정하고 ⑥의 자유영역과 동일한 평면상의 높이를 중심와 부근에 구해 이것들을 연결한 각도를 유지하면서 삭제를 진행한다.

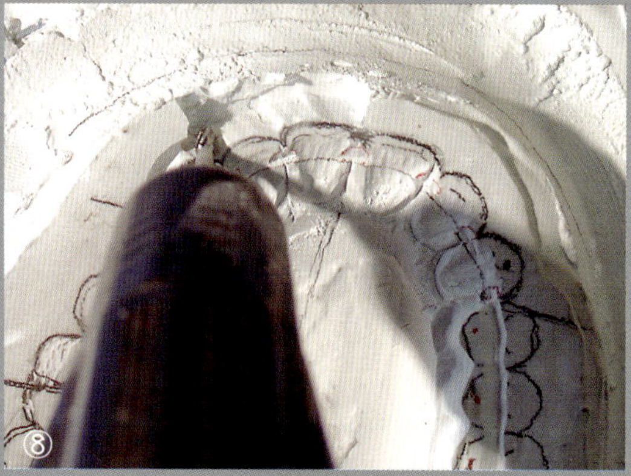

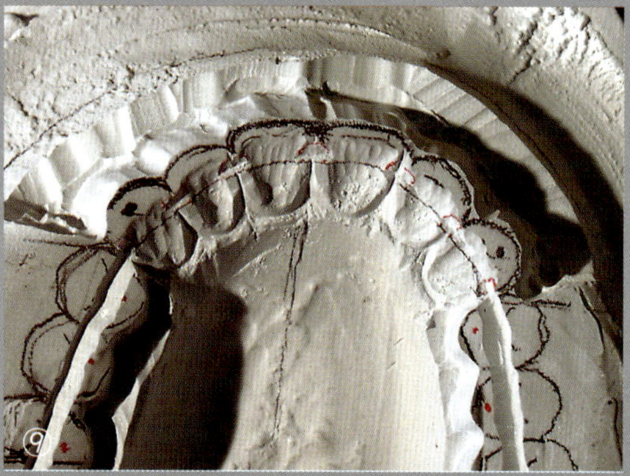

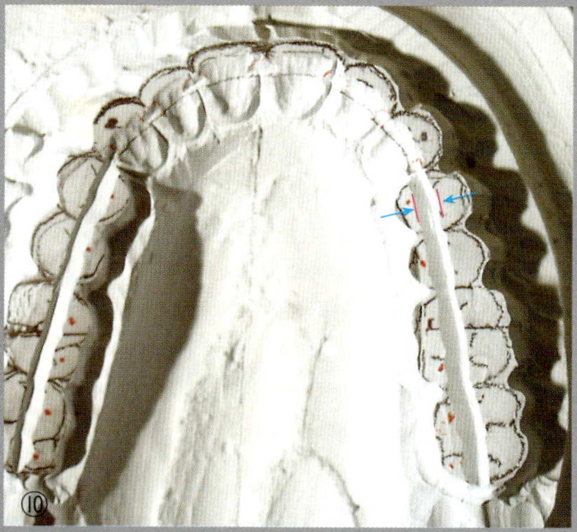

⑧~⑩ 6전치 순측면→좌우측 구치부 협측면으로 개형 조각하면 상악치열 전체가 드러나게 된다. 협설 교두정간 거리(5~6mm, ⑩의 파란 화살표 사이)를 설정한다.

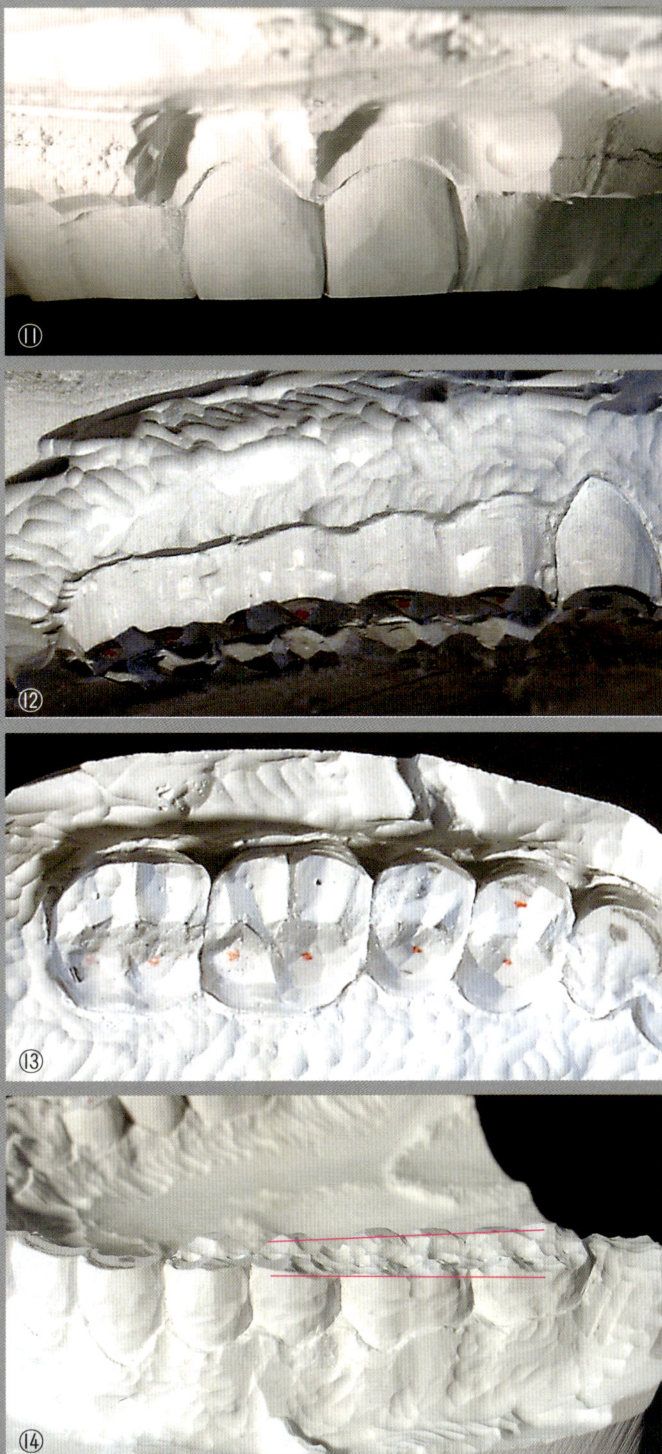

⑪~⑭ 정중선을 기준으로 측절치에서 견치 순으로 조각하고 구치부 치은부나 교합면 형태를 생각하면서 삭제해 간다. 후방 구치로 갈수록 교합면이 협측으로 기울어지는 것을 의식했으면 한다.

Mandibule
하악치열 14개 치아의 조각

Step 3 석고제의 제작

개형 조각이 종료된 상악 석고 모형을 토대로 하악 석고제를 제작한다. Sheet wax를 압접할 때는 손가락의 배 부분을 사용해 상악치열 교합면을 똑같이 압박한다. 상악치열 모형을 sheet wax로 압접해 얻은 하악 모형은 상악과 똑같이 설계한다.

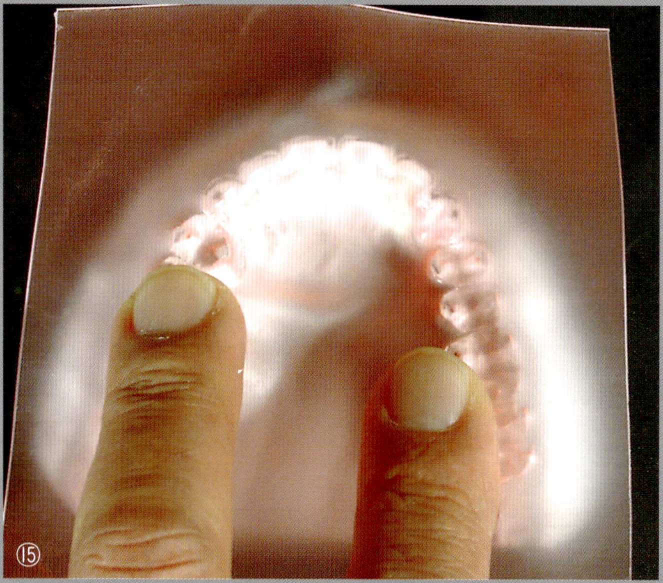

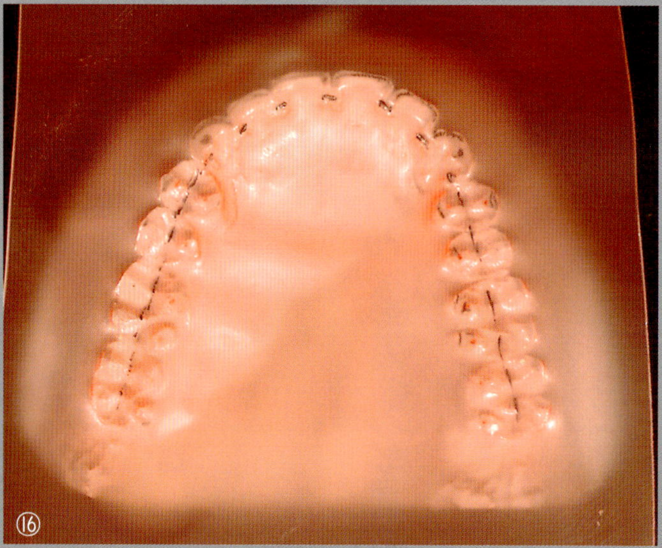

⑮, ⑯ 상악모형에 sheet wax(0.45mm)를 압접하고 표시한다.

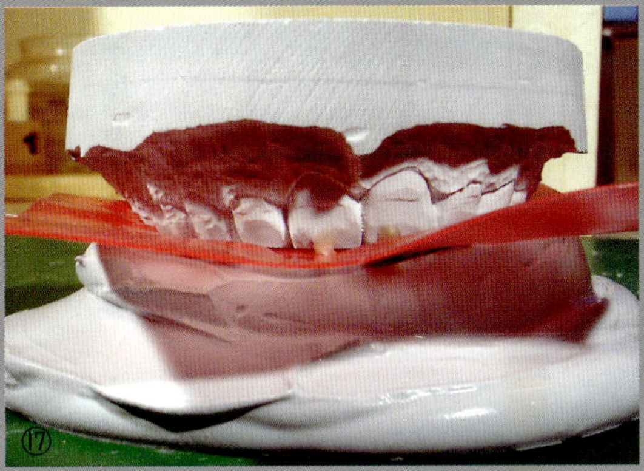

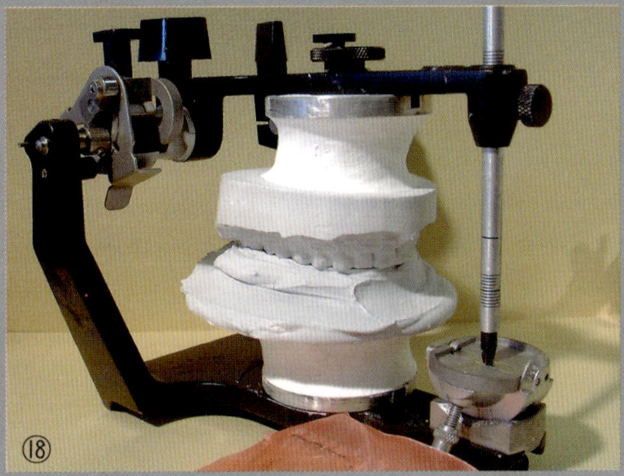

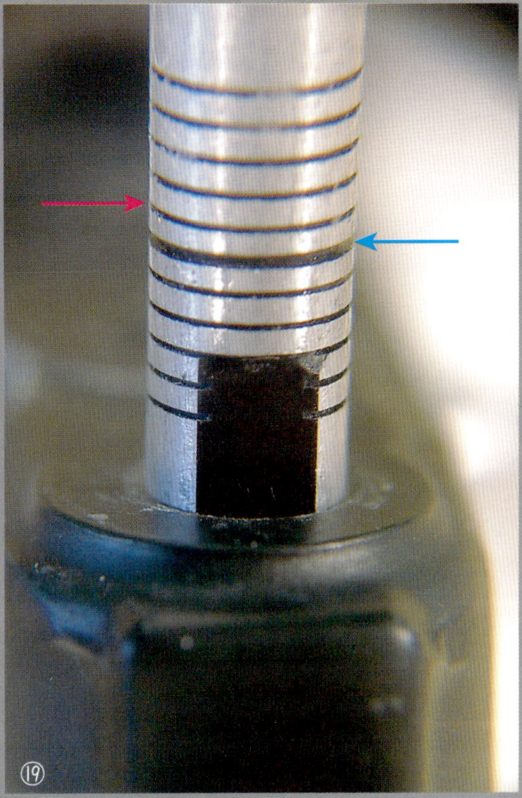

⑰~⑲ 축성한 연화석고가 초기 응고하기 시작하면 상악모형과 하악치열 석고제를 접합한다. 교합기에 장착하고 sheet wax를 철거한다. Incisal pin을 들어 올려 치열 모형만으로 접촉시킨다. 조정작업량은 사진 ⑲에서처럼 붉은 화살표-파란 화살표 사이가 기준이 된다.

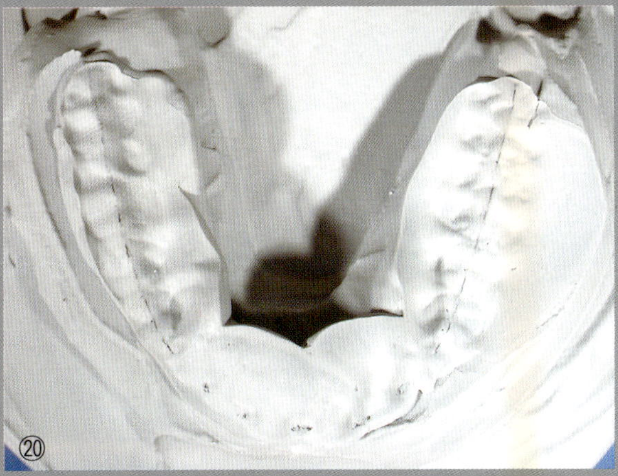

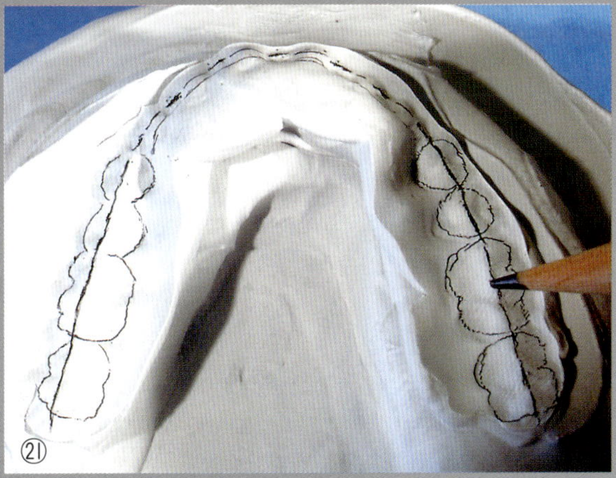

⑳, ㉑ 상악치열에서 얻은 하악 모형에 개략적으로 디자인한다. 연필로 표시한 선이 하악 전치 절연, 구치부 작업 교두의 위치가 된다.

Mandibule
하악치열 14개 치아의 조각

Step 4 개형 조각

치은부나 모형 설측면을 삭제한 후, 전치부~구치부 순으로 개형 조각한다. 상악의 개형 조각모형과 맞춰가면서 구치부 교두정의 형태를 재현하고 교합 조정 전 준비를 종료한다.

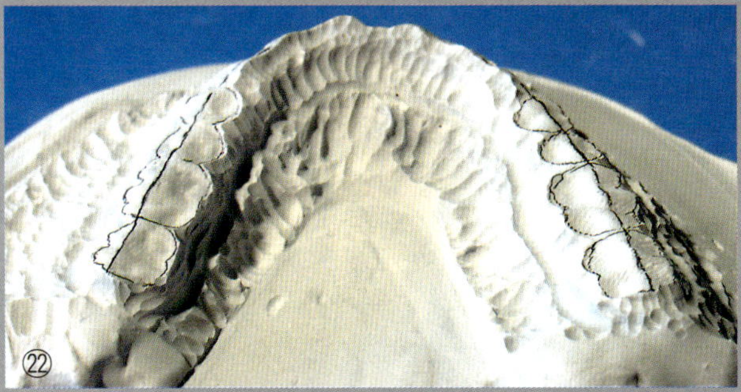

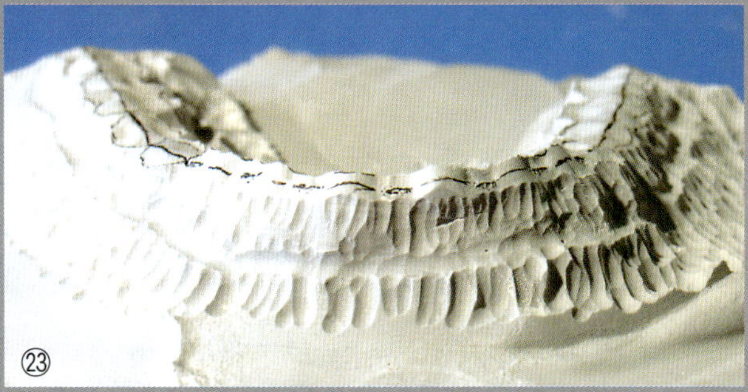

㉒, ㉓, ㉑의 데생을 기준으로 치관측면과 치은부를 삭제한다.

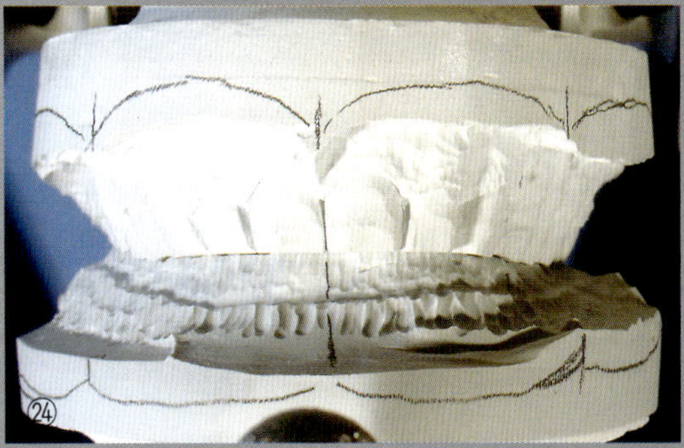

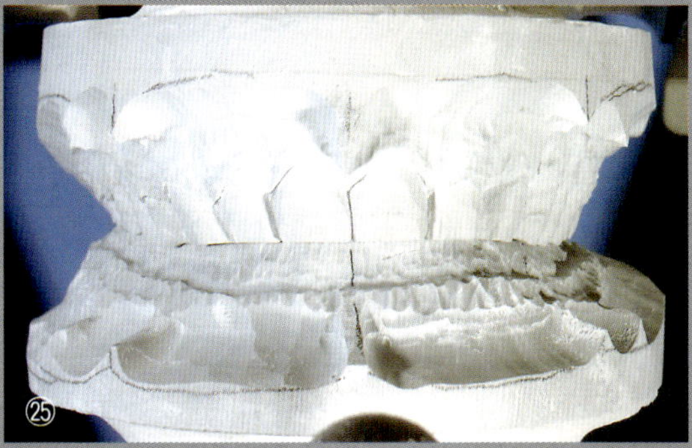

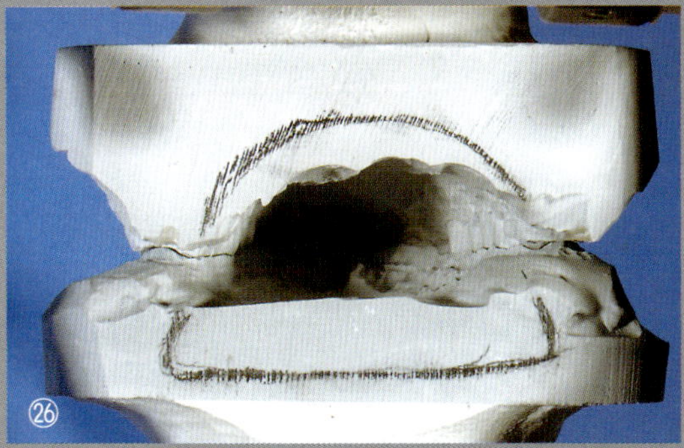

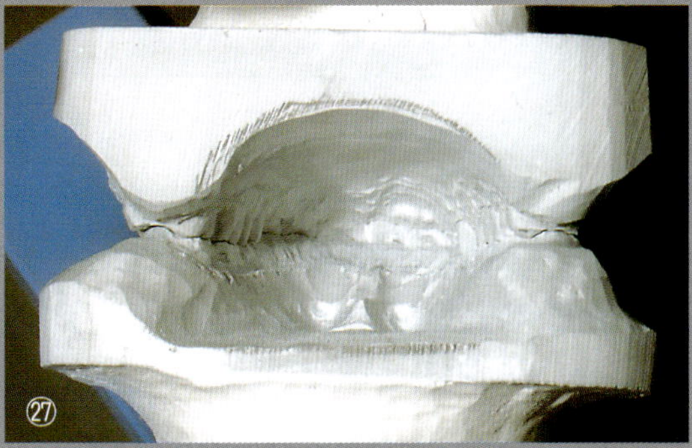

㉔~㉗ 기저면을 트리밍한 후, 상하악 모형을 맞춰 정중을 기준으로 좌우측 견치까지, 소구치 근심면에서 제2대구치 원심 인접면 부근까지 삭제한다. 소대 등의 위치도 의식적으로 융기시키고 구개추벽과 각 소대를 이미지하면서 설측면도 삭제해 간다.

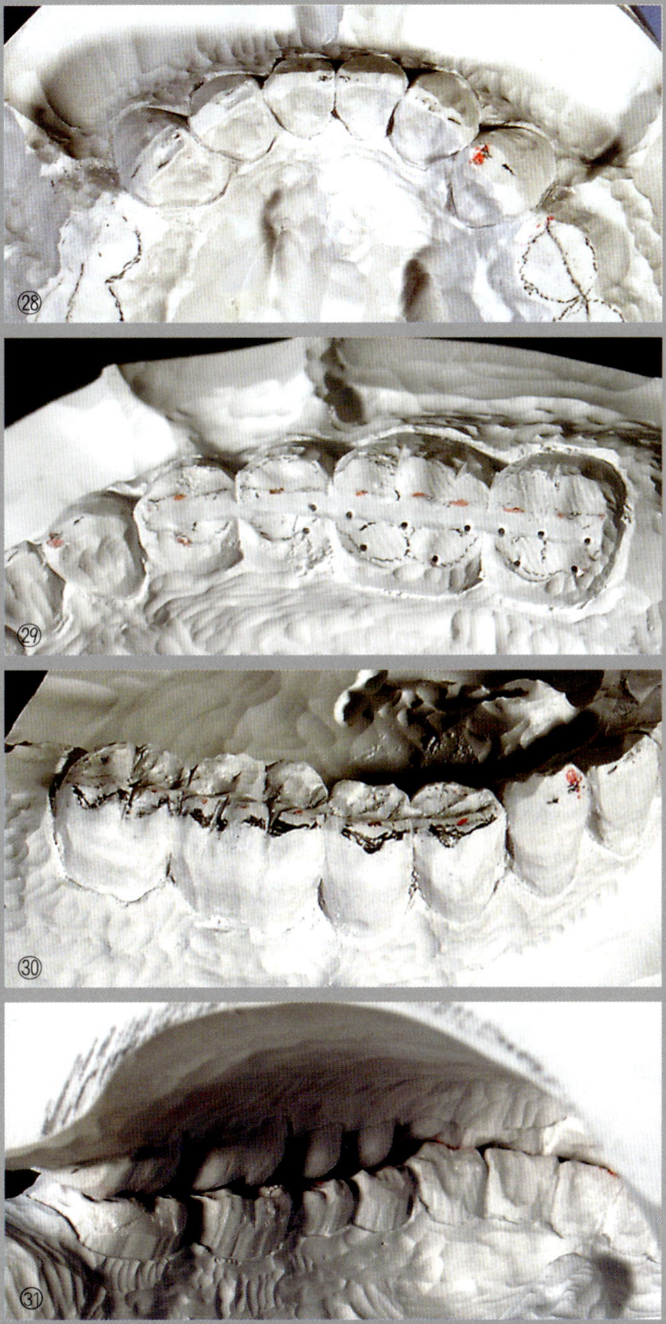

㉘~㉛ 상악 전치처럼 하악 6전치도 개형 조각을 한다. 하악 좌우측 구치부 중앙에서 평형측 교두 부근에 제2소구치는 0.5mm, 제1대구치는 0.7mm, 제2대구치는 1.0mm 정도의 구멍을 뚫는다. 이 구멍의 바닥이 교두경사각을 부여할 때 기준이 되고 작업 교두의 형태를 부여하면 상악과의 적절한 피개 관계를 관찰할 수 있게 된다.

Adjustment
상하악 조각모형상에서의 교합 조정

Step 5 각 접촉 부위의 교합 조정

교합을 조정할 때는 교합지와 교합호일을 사용해 상하악 좌우측 중절치에서 구치부 방향으로 삭제해 간다. 본 증례는 견치유도교합을 목적으로 작업을 진행하는데, 실제 임상에서는 group function이나 balanced occlusion 등 환자에게 적합한 교합양식을 치과의사로부터 지시를 받아 부여하게 된다. 다양한 증례를 떠올리면서 상하악 28개의 치열 조각을 여러 차례 경험하고 '적절한 치관 형태와 교합 관계를 숙지한 치과기공사' 가 되어 치과임상에 공헌하고 싶다.

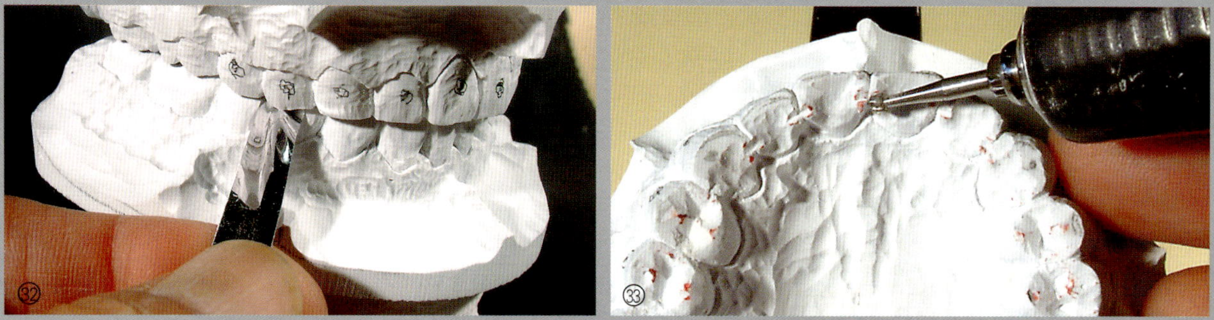

㉜, ㉝ 교합지나 Shimstock 등을 사용해 교합 접촉도를 판단한다. 본 증례는 상하악 중절치가 가장 강한 저항감을 보였으므로 상하악 중절치부터 교합 조정을 시작한다. 이들 작업을 반복하면 상하악 28개에 적절한 접촉교합이 완성된다.

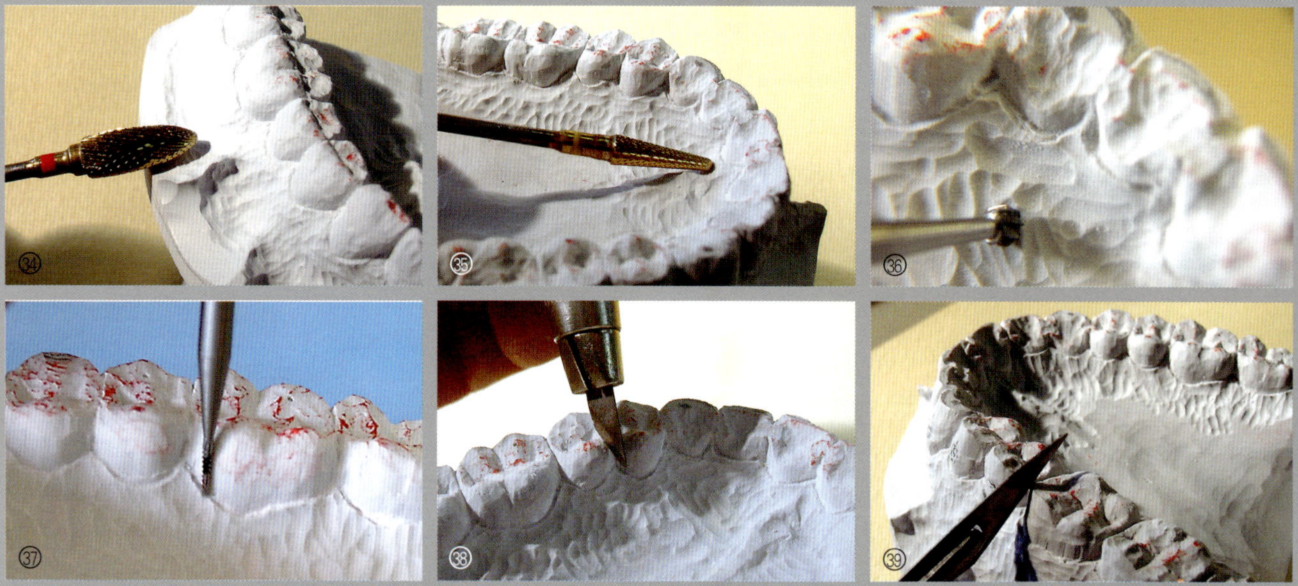

㉞ ~ ㊴ 각 치아, 각 부위에 적합한 삭합 기구를 사용하는 것이 조각을 성공으로 이끄는 왕도이다. Design knife나 수술용 메스 등은 인접부, 교합면의 소와열구를 형성하는 데 편리하다.

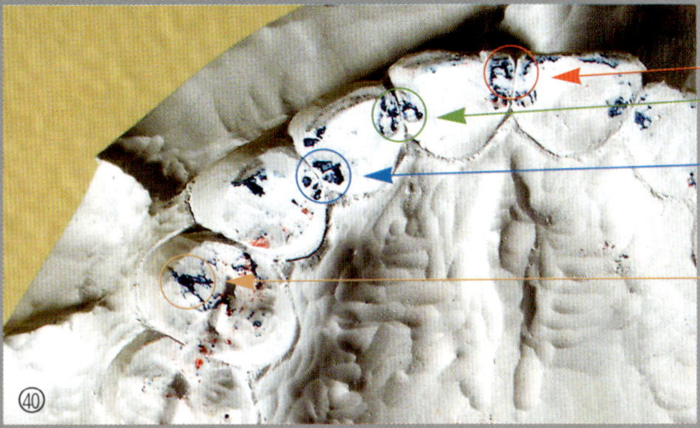

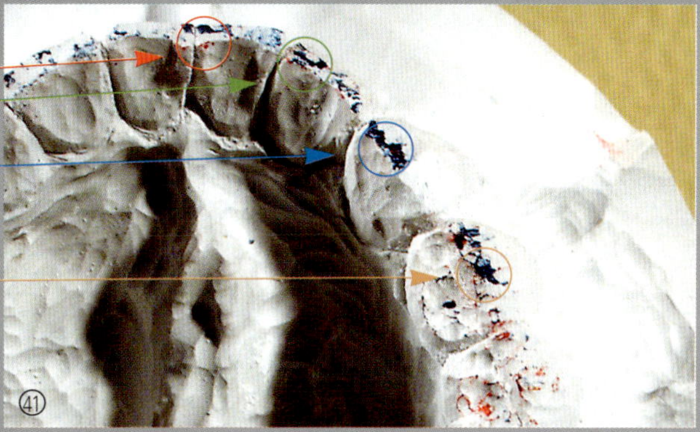

㊵, ㊶상하악 6전치의 섬세한 형태부여. 형태를 섬세하게 부여하면서 삭제해 가면 상하악 전치 설측면과 구치부에도 접촉 부위가 변화하면서 증가한다. 동그라미 표시(○)부는 새롭게 생긴 접촉 부위인데 견치유도교합을 확실하게 하는 과정에 의해서 접촉활주와 이개 정도를 조정한다.

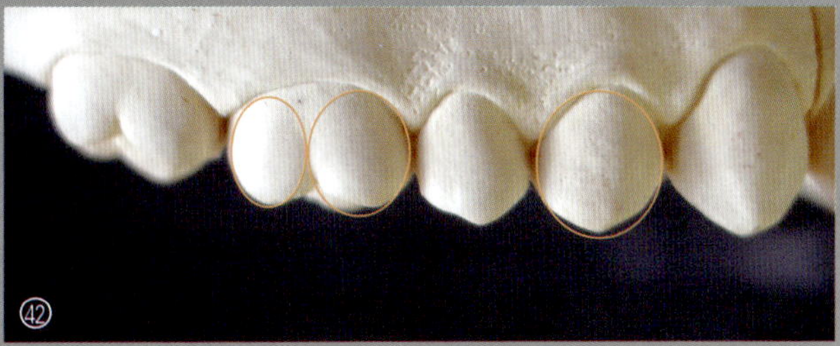

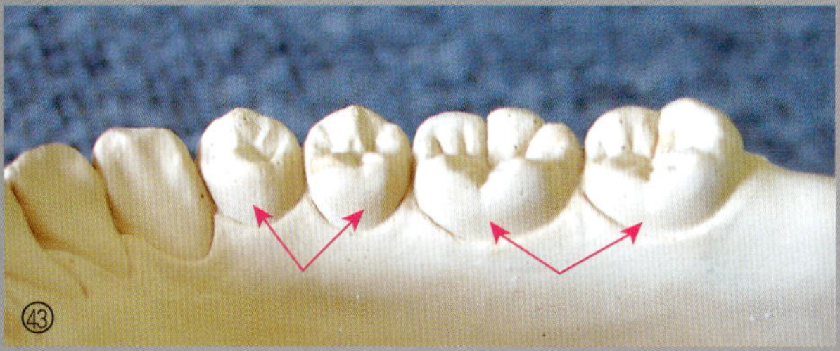

㊷, ㊸ 치아 형태를 주의 깊게 관찰하고 그것을 조각모형 상에 반영하는 의식이, 이번 훈련의 핵심이라고도 말할 수 있다. 치관 형태는 '원' 의 연속이며, 자연치를 관찰하면 원과 원이 연속적으로 배열되어 하나의 치관 형태를 만드는 것을 알 수 있다(㊷). 자연치 하악 구치부 설측면에는 설측면 groove가 강하게 관찰되지 않고 소구치는 거의 없다(㊸).

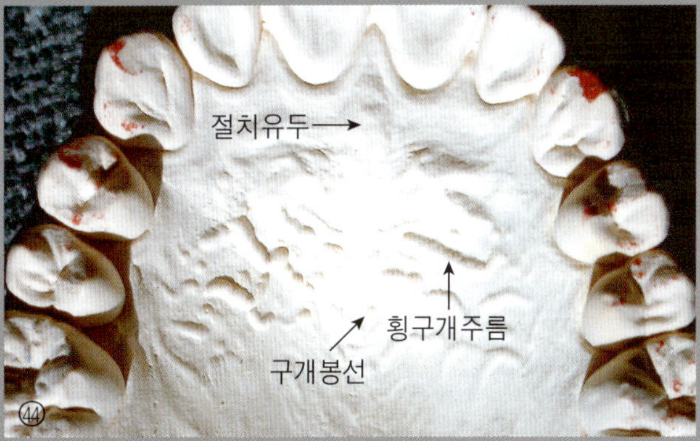

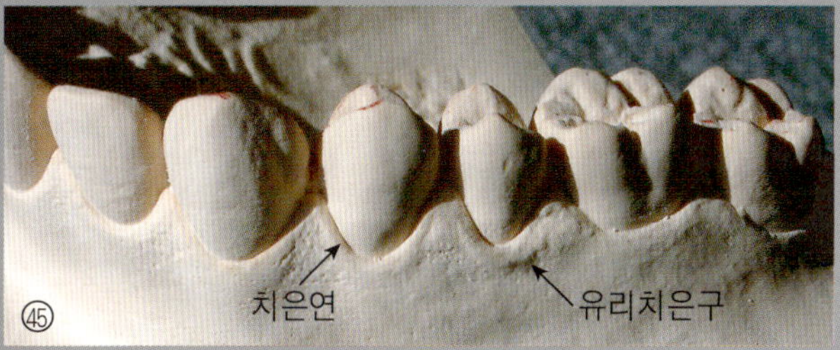

㊹, ㊺ 치은 형태를 재현한다. 상악 구개측 점막 형태는 다양하며, 그림처럼 여러 형태로 만들어진다. 치과기공사는 한 마디로 '치은' 이라 정의하기 쉬운데 해부학적으로 부위마다 명칭이 다르다. 또한 건강한 치은연 주변 형태는 긴장되어 팽팽하게 보인다.

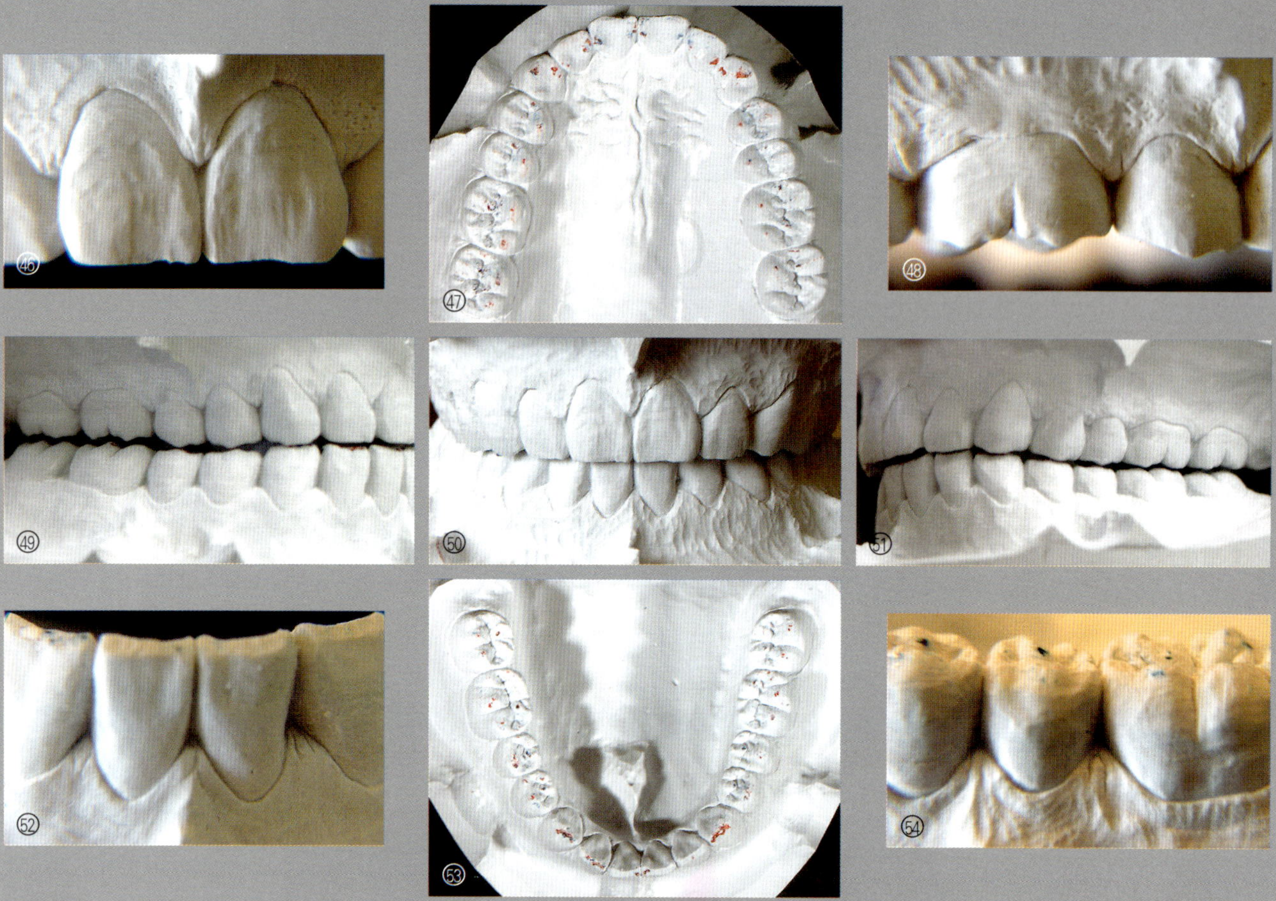

㊻ ~ (54) 치간유두는 인접 간에서 좌우 치관 인접면에 들어있어 음식 잔사가 끼는 것을 방지하고 각 치관 인접면 형태는 전치, 구치 모두 좁게 만들어 치간유두가 들어갈 공간을 만들고 있다. 유두는 근원심이나 상하악 또는 전방, 내측, 근원심 어디로도 강하게 압박되지 않고 무리 없이 들어 있다. 당초에 목적했던 견치유도교합이 재현되었는지 확인하고 교합지로 접촉 위치도 확인해 상하악 치열 28개 치아의 조각을 종료한다.

※ 보다 구체적이고 상세한 해설은 "치과기공" 제35권 4~6호의 단기 연재 '치과기공사 교육 현장에서 상하악 치열 28개 치아 조각의 진행-치관 형태와 교합의 이해를 도와주는 졸업 후 교육' 을 참조하길 바란다.

Part I

Full Cast Crown 제작의 핵심

제1장 모형 다루기

모형의 dress up

치과기공사가 제작하는 보철물은 확실히 '의료용구' 이지만 거기에 돈 거래가 발생하는 것을 생각하면 '상품' 이기도 하다. 보통 우리가 어떤 상품을 구입하고자 결단하게 되는 기준은 무엇일까. 가령 우리 앞에 갖고 싶은 차가 있다고 하자. 디자인, 차체의 색상, 배기량, 가격 등 구입할 때에 검토하는 항목은 다양하며, 이것들을 종합적으로 감안한 후에 만족스러우면 비로소 지갑을 열게 된다.

이것은 치과기공에도 해당되며, 기공 작업의 입구이기도 한 작업용 분할복위식 모형의 제작과 조작은 최초의 확인 항목이라고도 말할 수 있다. 치과기공사는 자기 앞에 있는 모형 상에 제작하는 보철물이 과연 만족스러울지 어떨지를 먼저 염두에 두었으면 한다. 만약 그림 1-1a, b처럼 조악한 모형이라면 제작된 보철물은 마음에 들지 않을 것이다. '모형의 품질=보철물의 품질' 이라는 공식처럼 구강 내에 장착되기도 전에 업무의 질이 간파되어 처음부터 결과를 예측할 수 있게 된다. 적어도 그림 1-1c처럼 제작에 필요한 형태는 모두 남기고 필요 없는

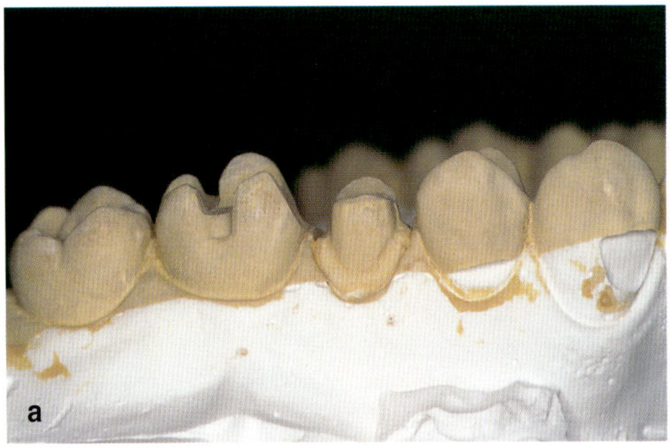
a

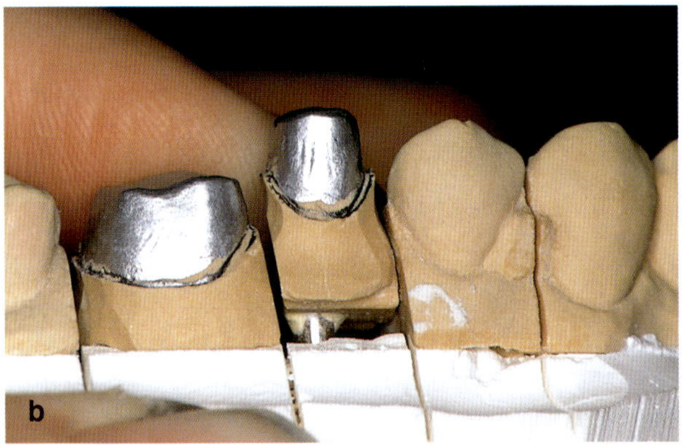
b

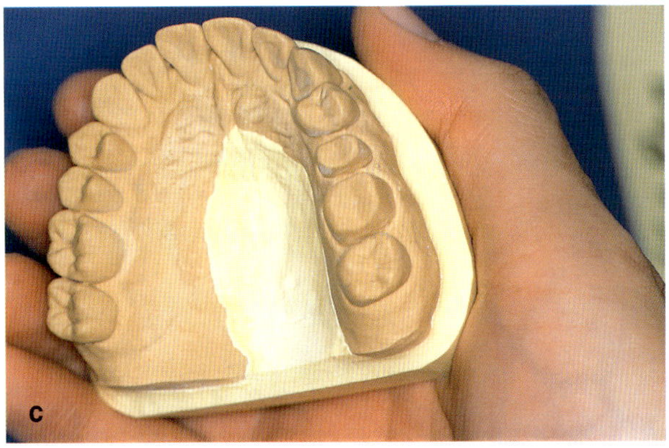
c

그림 1-1. a, 이종(異種)석고를 동일한 인상 내에 사용해서는 안 된다. 치과용 석고를 연화해 인상 내면에 석고를 주입하는데, 사진에서는 치관 측에 경석고가, 치은 측에 보통석고가 사용되고 있다. 경화 팽창이 다른 재료를 동시에 병용하면 모형 정밀도 측면이나 보철물의 완성도 측면에서 만족스럽지 못하다. **b**, 정밀도가 낮은 작업용 분할복위식 모형. 치열 모형 바닥과 부착 석고의 접합면이 밀착되지 않았다. 분할면이나 트리밍, 지대치 모형의 spacer 처리에도 섬세함을 볼 수 없고 모든 제작 과정이 조악하다. **c**, 문제가 없는 작업용 분할복위식 모형. 보철물 제작에 필요한 구강 내 정보는 모두 남기고 필요 없는 정보는 전부 제거한 분할복위식 작업용 모형이다. 구개측 형태도 삭제 전에 실리콘으로 미리 인상채득하고 부착 석고로 재현하고 있다.

부분은 삭제한 모형을 준비해서 제작에 임해야 할 것이다. 이상하게도 모형이 깔끔하면 제작에 대한 의욕도 높아져서 모형 상에 부가가치가 높은 보철물을 완성하게 된다. 그러면 치과의사도 모형과 보철물을 손에 들고 환자에게 편한 마음으로 쉽게 설명할 수 있을 것이다.

Bite는 어디까지 신용할 수 있을까?

Bite는 구강 내에서 얻은 직접 정보로 아주 신중하게 다루어야 한다. 한편 인상재에 의해 인상채득 된 내면에 연화 석고를 주입해 제작된 작업용 모형이나 대합치열 모형은 간접 정보이다. 직접 정보와 간접 정보는 항상 일치할까? 종종 실제 구강 내 교합에서는 치아가 잘 맞물리고 있는데, 상하악 치열 모형에서는 교합 접촉하지 않는 공간이 발생하는 경우가 있다. 어디에서 차이가 발생한 것일까? 그렇다면 치과의사에게 인상이나 bite 채득을 재의뢰하면 문제는 해결되겠지만, 다시 해봐도 인상이나 bite에 문제가 없다면 어떻게 할까?

그렇다면 인상과 bite 채득 시 chair side work에 눈을 돌려 보자. 보통 바이트를 채득할 때 paraffin wax 등을 사용하는 경우가 많은데, 이 왁스를 불로 연화해 구강 내 상하악 치열 교합면 상에 끼워 교두감합위에서 교합을 접촉시키면 교합 흔적이 생기고 상하악의 관계가 바이트로 기록된다. 이때 상하악 치아는 교합 접촉하면서 '생리적 동요' (200㎛ 전후)가 발생하고 교합 접촉하지 않은 상태와 비교하면 치열 위치나 교합 접촉 강도에 차이가 생기게 된다.

다음으로 구강 내 치열이 인상채득된 상태를 보면 개인트레이 상에 인상재를 적당량 축성해 상하악 각각 인상작업이 진행된다. 즉, 각 치아에 교합 접촉에 의한 교합압이 영향을 미치지 않고 생리적 동요가 없는 치열상태(안정된 상태 그대로)가 작업용 모형이나 대합치열 모형에 재현된다. 이 작업들에 대해 엄격하게 따져 보면 wax bite와 치열 모형은 적합할 리가 없지만 임상 현장에서는 이 환경에서 실제 보철물이 제작되고 환자의 구강 내에 장착된다. 더구나 왁스는 유연한 소재이기 때문에 상하악 치열 모형에 끼워 물렸을 때 쉽게 무너져 압접되면서 아무 오차가 없는 것처럼 바이트가 치열 모형에 무리 없이 적합되는 경우가 많을 것이다. 이렇게 직접법과 간접법으로 얻은 정보의 차이를 없앨 수는 없지만 그 오차를 치과기공사의 역량으로 줄일 수는 있을 것이다.

바이트를 눈으로 확인

구강 내에서 채득된 바이트를 상하악 치열 모형에 물리면 교합 접촉한 곳이 보이지 않고, 그 상태에서 교합기에 장착하고 부착 석고가 경화한 후에 바이트를 철거해 교합 관계를 확인하면 거상된 경우를 종종 볼 수 있다(그림 1-2).

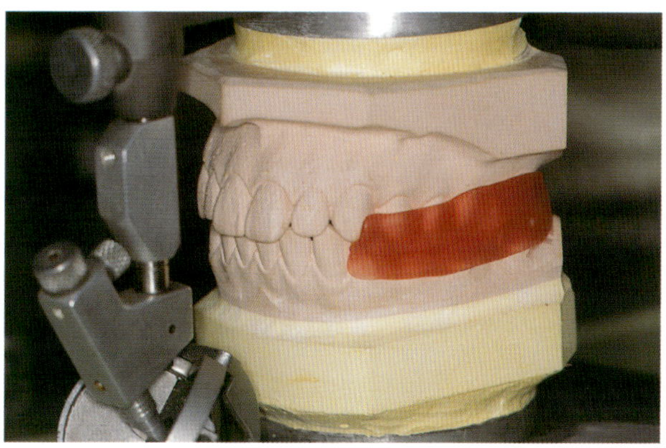

그림 1-2. 치과기공사의 첫 번째 정보원인 작업용 모형은 간접 정보이다. 직접 정보와 간접 정보 사이에는 반드시 차이가 존재하는 것을 분명히 인식했으면 한다.

이것을 방지하려면 상하악 치열 모형에 바이트를 물릴 때, 교합 접촉이 긴밀하여 천공되거나 끊겨진 곳을 잘라내면 협측면 방향에서 치열 모형이 교합 접촉하는 상태를 눈으로 확인한 후 교합기에 장착하는 것이 중요하다(그림 1-3a, b).

치과기공사는 항상 '확인하는 눈'을 갖고 제작 과정을 진행해야 한다.

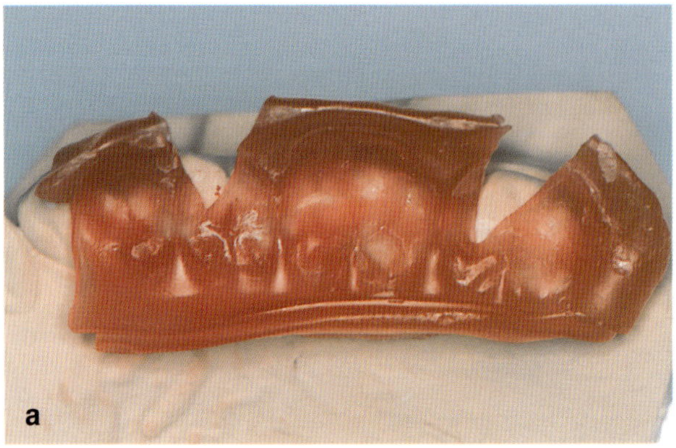

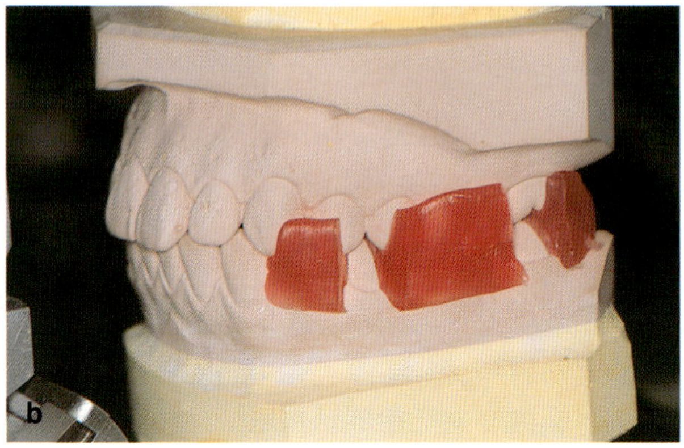

그림 1-3. **a**, 협측면에서 쐐기 형태로 잘라 상하악의 접촉을 눈으로 확인할 수 있도록 한다. **b**, 상하악 치열 모형을 교합시켰을 때 그 상태가 협측면에서 관찰된다.

교합기의 유용성

본래는 중심위(상하악 치아가 관여하지 않는 악위)에서 facebow transfer해 진단용 모형을 교합기에 장착하고, 조기접촉 등을 작업용 모형 상에서 검사하여 교합을 조정한다. 그 다음 구강으로 돌아와 치열도 동일한 악위에서 재현시켜 본 후에 새롭게 작업용 모형이나 대합치를 인상하여 보철물 제작에 들어가는 것이 올바른 제작법이다. 일반적으로 교두감합위(상하악 치아에 의한 악위)에서 제작하는 경우가 압도적으로 많은데, 어떤 악위에서든 교합기에 장착했다고 해서 보철물의 완성도가 올라가는 것은 아니다. 교합기가 재현할 수 있는 것은 유일하게 교두감합위(교두감합위에서 장착되는 경우)이며 측방으로 활주운동이 개시된 순간부터 구강 내 운동 경로와 달라진다고 한다(그림 1-4).

다만 일정한 운동 경로를 재현하는 데 있어서 교합기를 능가하는 것은 없다. 즉, 목표 설정이 용이해지면 보철

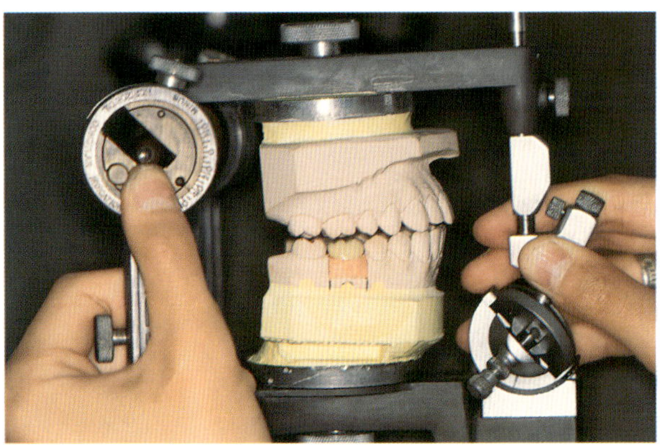

그림 1-4. 교합기에 장착하면 모든 생체운동을 재현할 수 있다고 생각해서는 안 된다.

물의 품질은 안정된다. 교합기가 재현할 수 없는 부분은 치과기공사의 자질과 지식 및 기술이 그 결과를 크게 좌우하게 된다. 교합기는 치과기공사의 실력을 올려주는 존재가 절대 아니라는 것을 인식하면서 이용했으면 한다.

교합기 장착은 상하악 모형을 따로따로 할 것

아주 흔하게 하고 있는 교합기 장착법으로, 교두감합위에서 얻은 wax bite를 상하악 모형에 물린 채 교합기 중심 부근에 위치시켜 고정하고 연화된 석고로 고정하는 일반적인 방법이 있는데, 본 항에서는 이때에 일어나기 쉬운 실패에 대해서 설명하겠다(그림 1-5).

평균치 교합기에 상하악 모형을 동시에 장착하면 석고가 크게 팽창하고 건조되어 있는 모형측으로 연화 석고의 수분이 흡수되어 incisal pin이 들뜨게 되기 때문에 보다 좋은 보철물의 제작환경을 얻기가 어렵다. 그래서 모형 바닥과 교합기 mount table의 거리가 먼 경우에는 한 번에 장착하지 말고 공간을 메워 거리를 좁히고 석고를 충분히 경화 팽창시킨 후에 일단 소량의 석고로 완전히 장착한다. 모든 치과 재료는 수축과 팽창, 조작에 따른 변형이 있다는 것을 항상 명심했으면 한다.

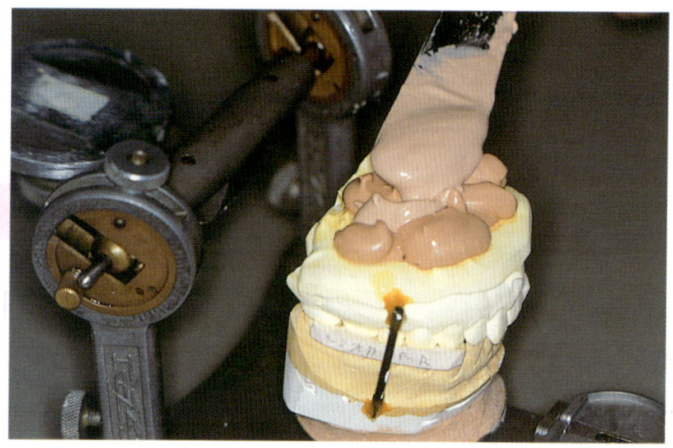

그림 1-5. 연화석고를 사용해 교합기에 장착한다. 상하악을 동시에 장착하면 석고가 크게 팽창한다. 또한 모형측이 건조하면 연화석고의 수분이 흡수되어 incisal pin이 들뜬다.

모형 정밀도에 대해

작업용 모형의 완성도는 보철물의 완성도에 크게 관여하며 치과의사와 치과기공사를 연결해 주는 생명선이 된다. 그리고 치과의사가 보내준 인상과 작업용 모형은 인상 정밀도로, 치과기공사가 제작한 보철물은 적합 정밀도로 그것들은 동일한 수준의 정밀도가 요구된다. 치과의사가 "어제 보철물은 구강 내 지대치에 멋지게 적합했는데, 오늘 보철물은 장착하는 데 1시간이나 걸렸다" "결국 장착하지 못했다"고 말한다면 당초 계획했던 치과치료의 일정은 틀어지게 되고 환자를 포함해 모든 관계자들 간의 신뢰관계가 구축되지 않는다.

지대치 모형 상에서 제작된 보철물이 구강 내에 문제없이 장착되는 확률은 어느 정도일까? 치과기공사는 최선을 다해 제작했는데 재제작하는 사태가 발생하는 것을 보면 100%가 아닌 것은 확실한 것 같다. 이때 치과기공사는 자칫하면 "치과의사의 인상채득과 석고 주입이 잘못되었다"고 생각하기 쉬운데 정말로 그럴까…….

우리 치과기공사 앞에 있는 치과 재료는 제작 과정마다 복잡다양하게 변화하는 성질이 있으며 조작하기가 결코 쉽지 않다. 가령 인상재는 수축하고 석고는 팽창하며 왁스는 수축한다. 그리고 매몰재는 가열 팽창하고 용해된 금속은 응고 수축한다. 이런 변화를 반복한 후에 기공 작업이 종료된 시점에서 그들 변화를 +/− zero로 만드는 것은 지극히 어려운 기술이다.

또한 [+/− zero=적합]이라 말하기도 곤란하다. 적합이라는 것은 본래의 위치에 장착할 수 있었다는 것을 의미하며 그러기 위해서는 적합할 수 있을 정도의 적절하고 균등한 공간을 지대치 모형과 보철물 간의 접촉면 사이에 확보할 필요가 있고, 그 정도의 공간이 존재하는 경우(40㎛까지 가능하다고 하는데 일반 임상 현장에서는 100㎛ 정도라고 한다)가 적합 정밀도이다.

표 1-1에 치과의사측과 치과기공사측에서 생각할 수 있는 부적합의 원인을 찾아보았다. [부적합 → 재제작]에 이르는 원인은 치과의사, 치과기공사 모두에게 똑같이 존재하지만, 먼저 우리 치과기공사 주변으로부터 찾아보자. 치과기공사의 수준은 치과의사의 수준과 비례하며 우수한 치과의사는 뛰어난 치과기공사를 찾는다. 치과의사가 인격적, 기술적으로 좋은 치과기공사를 만나면 치과인으로서 멋진 인생을 보낼 수 있으며, 또 그 반대도 있을 수 있다. 본서에서는 치과의사가 제공해 준 모든 정보가 틀림이 없다고 가정하고 치과기공사 시점에서 본고를 진행하겠다.

Lab. side	Chair side
작업용 분할복위식 모형의 제작이 완벽하지 않다 (치열 위치가 틀어져 있고, 불필요한 부분의 미삭제, 혹은 과잉 삭제 등)	**지대치 형성의 부족** (undercut, clearance 부족, 평행관계 등)
바이트를 정확하게 읽지 못했다 (바이트 과잉 부분의 미삭제로 상하악 위치관계가 틀어짐)	**인상채득 실수** (치경부가 선명하지 않음, 인상재의 변형 등)
교합기 장착 실수 (부착 석고의 팽창, 탈부착 조작의 반복으로 장착 위치가 틀어짐)	**바이트 채득 실수** (다수치 결손이나 후방구치 결손에서 편악 모형 증례에 많다)
Wax up (낮은 기술 수준에 기인한 형태 및 적합의 부적절 등)	**인상 내면에 연화 석고 주입 실수** (혼수비가 부적절, 파손 · 기포 등)
주조 실수 (매몰재의 혼수비, 주조 기포 등)	**설계 실수** (치과기공사에게 설계를 맡긴 경우 등)
마무리 부족 (지대치형의 적합 불량, 교합 조정, 연마 등)	**지시 실수** (보철물의 제작 공정을 숙지하지 못한 경우)
모든 공정에 미숙함 (적절한 지도 없이 공정별 확인 부족 등)	

표 1-1. Chair side와 lab. side 모두에게 부적합의 원인이 있다. 부적합은 어느 한쪽에게만 원인이 있는 것이 아니라 양쪽의 복합적 요인에 기인하는 경우도 많겠지만, 먼저 치과기공사 주변부터 직시했으면 한다.

모형을 다루는 손

일상 기공 조작에서 아무런 망설임도 없이 손가락의 배 부분으로 지대치 모형을 만지거나 손가락 끝으로 협설 방향에서 삽입하듯이 치열 위치에서 착탈 조작을 하는 치과기공사가 있는데, 대개 치과기공사의 손가락 끝은 일의 성격상 단단하게 굳은살이 배겨 있다(그림 1-6a). 따라서 전치 절연 우각부와 마진 변연부 등의 예각부분은 강한 힘이 작용하기 쉬우므로 무심코 만져서는 안 된다(그림 1-6b). 또한 지대치 모형을 치열 모형에서 철거할 때는 모형 기저면에 보이는 dowel pin 선단부를 눌러 철거하면 지대치 모형을 훼손하거나 dowel pin이 빠지는 것을 방지할 수 있다(그림 1-6c).

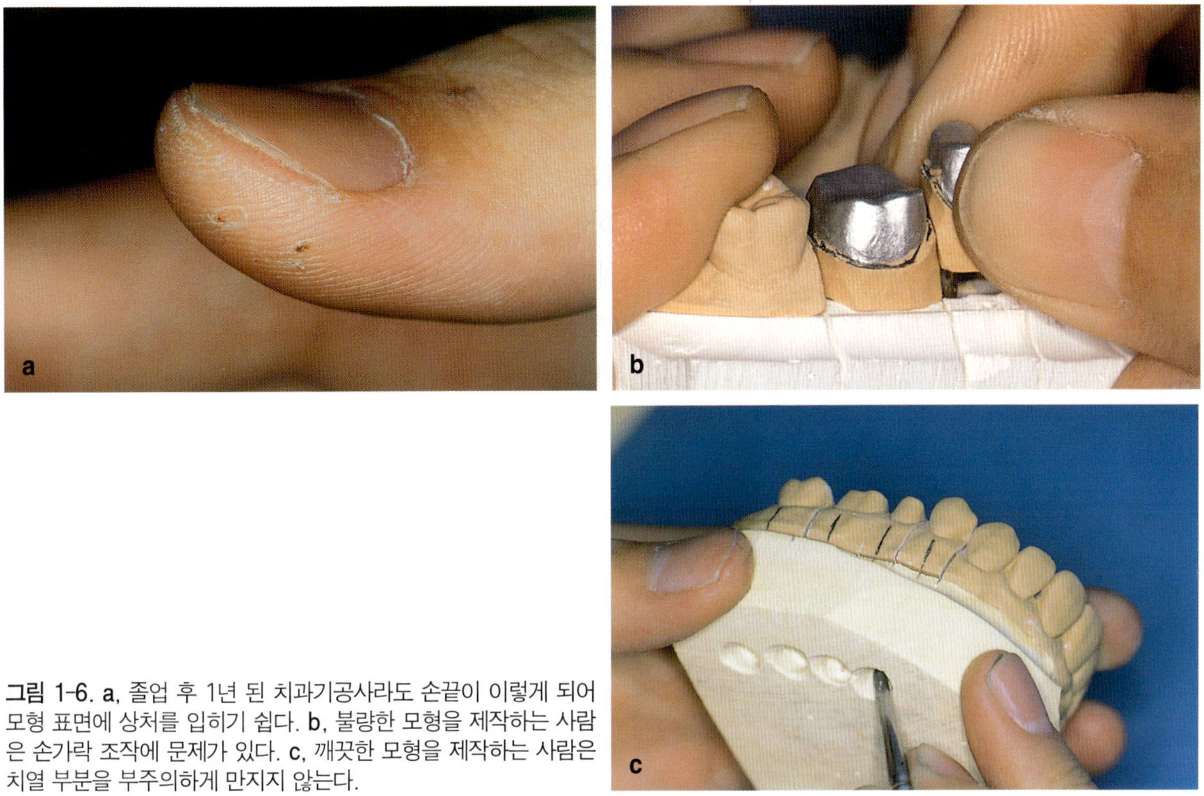

그림 1-6. **a**, 졸업 후 1년 된 치과기공사라도 손끝이 이렇게 되어 모형 표면에 상처를 입히기 쉽다. **b**, 불량한 모형을 제작하는 사람은 손가락 조작에 문제가 있다. **c**, 깨끗한 모형을 제작하는 사람은 치열 부분을 부주의하게 만지지 않는다.

모형 표면에 상처를 만들지 않는 방법

주조 후 매몰재에서 분리한 주조체 표면과 연마 작업 후 보철물 표면에 있는 오물 등을 제거하기 위해 고온·고압의 스팀(수증기)을 분사하는 경우가 있다. 청소 효율이 높고 목적을 쉽게 달성할 수 있는 이 기계조작 자체에는 문제가 없지만 스팀을 사용하는 대상이 작업용 모형 전체나 지대치 모형인 경우는 그 모형 표면이 어떻게 될지 상상해 보았으면 한다. 그림 1-7a는 지대치 모형의 치축 방향 순측면 원심 반쪽에 고압 스팀의 영향을 피하기 위해 테이프를 부착하고 동시에 고압 스팀을 10초 간 처리한 후에 테이프를 떼서 영향 정도를 비교한 것이다. 테이프를 부착한 면은 당연히 영향을 받지 않고 부착하지 않은 면은 거칠게 손상되어 깎여져 있다. 이것을 간과하고 보철물을 제작하면 chair side에서는 구강 내 지대치에 장착하기가 쉽지 않다.

또한 석고받침의 dowel pin 구멍 속에 왁스 찌꺼기가 들어가 지대치 모형이 치열 위치에 정확하게 들어가지 않을 때, 고압 스팀으로 왁스 찌꺼기를 제거하는 경우가 있다. 이 작업을 하면 결국 원래의 치열 위치로 돌아오는 것처럼 보이지만 실제는 그렇지 않다. 비슷한 예로 model trimmer 작업 시 모형을 흐르는 물에 노출시켰을 때의 영향도 있다. 이것을 피하려면 흐르는 물에 영향을 받지 않도록 sheet wax 등으로 지대치 모형 주변부를 덮으면 좋다(그림 1-7b). 어쩔 수 없이 작업용 모형에 고온 고압 스팀을 분사해야 하는 경우는 최소한으로 제한해야 하며 '무리하지 않고, 낭비하지 않고, 어렵지 않도록' 신경을 기울여 작업용 모형에 상처가 생기지 않도록 해야 한다.

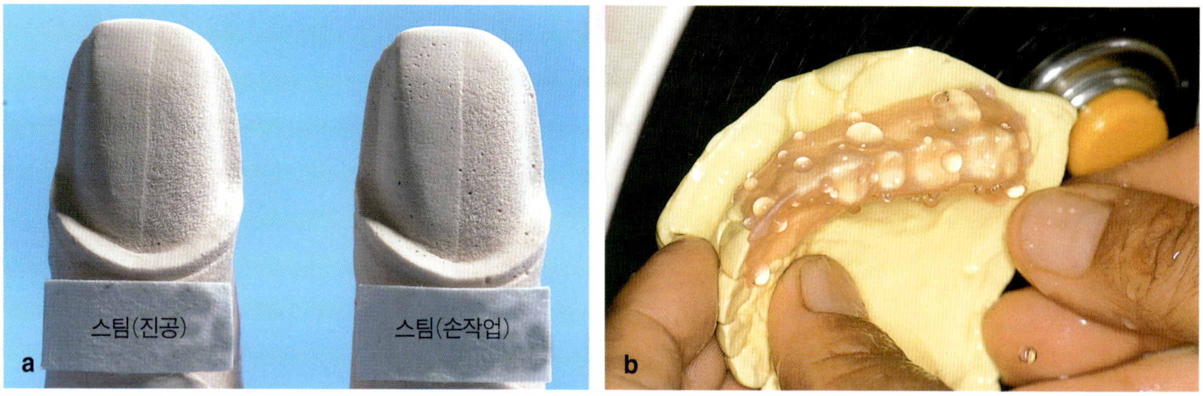

그림 1-7. **a**, 고압 스팀은 모형 표면을 거칠게 만들기 쉽다. **b**, 모형은 흐르는 물에 상처를 입기도 한다(愛齒기공전문학교 金井正行 선생 제공).

모형은 환자다

본 Part의 주제인 '모형 다루기' 란 '모형을 대접한다' 의 의미도 있는데, 대인관계에서 대충 대접을 하면 상대방에게 불쾌감을 줄 뿐만 아니라 다음에 이어지는 평가도 좋게 얻을 수 없을 것이다. 매일 하고 있는 기공 작업은 많은 환자와의 만남과 다르지 않으며, 그림 1-8a의 작업용 분할복위식 모형처럼 거칠게 다루어서는 다음의 만남을 기약할 수 없다. 그림 1-8b는 8a와 동일한 환자의 모형이지만 유사치은도 재현되어 있어 치과기공은 "이렇게 해야 한다"라는 담당 치과기공사의 생각을 느낄 수 있다. 제작 방법과 각 과정에서 그림 1-8a와 큰 차이를 볼 수 있고 좋은 결과를 예견할 수 있다. 이런 모형이 준비된다면 치과의사도 실제 환자의 구강 내에 들어가는 보철물에 자신감을 갖고 환자에게 보여줄 수 있을 것이다. 일반 상품을 소비자가 구매할 경우, 사고 싶은 물건을 손에 쥐고 충분히 관찰하고 더러운 부분이나 먼지 등이 없는지 확인하여 실제로 착용도 해보고, 만약 마음에 들지 않으면 대금을 지불하지 않는다. 치과의료 현장에서도 보철물을 강매할 수 없는 것이다.

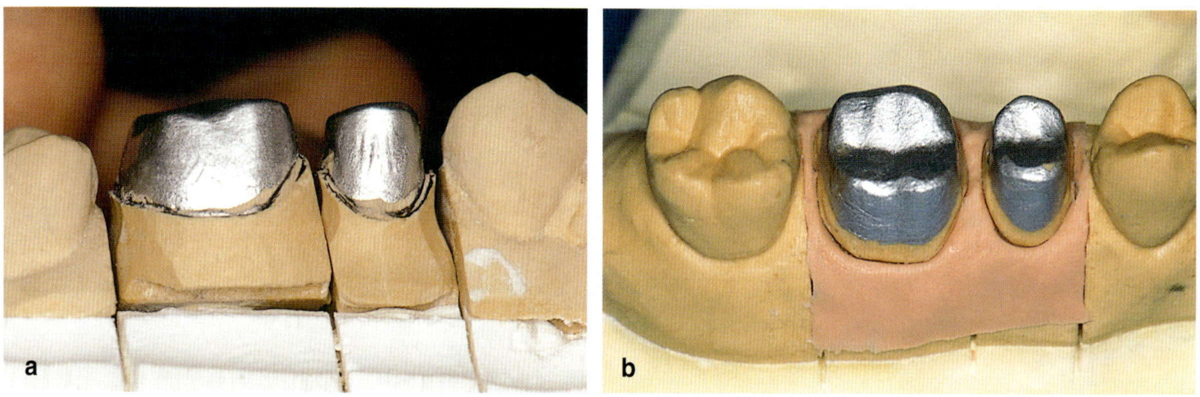

그림 1-8. **a**, 모형을 대충 다루는 것은 환자를 대충 다루는 것을 의미한다. **b**, 모형에는 치과기공사의 '자세' 가 반영된다.

분할복위식 모형

치과기공사는 치과의사가 보내준 인상으로 완성된 석고 모형에 대해 기공 작업을 쉽게 하고 보철물의 적합 정밀도를 올리기 위해 다양한 가공을 하는데 실제는 치과의사가 chair side에서 세심하게 주의해서 얻은 많은 정보를 lab. side에서 상실하는 경우도 많다. 치과기공사가 이 부분을 깨닫지 못하고 보철물을 제작하면 결과는 자명하다. 그래서 다음은 분할복위식 모형을 제작할 때 일어나기 쉬운 실패를 제작 과정에 따라 설명하겠다.

과정 1 Model trimmer를 이용한 모형 기저면의 삭제

이 과정은 지대치 모형과 인접치 모형을 치열 모형에서 철거하고 모형 치은부 형태를 트리밍한 후에 다시 치열 모형에 끼우는 일련의 조작을 확실하게 진행하기 위해 dowel pin을 식립하는 평면을 만드는 작업이다.

Model trimmer로 모형 기저면을 삭제해서 얻은 이 평면에 대해 직각 방향으로 dowel pin을 모두 식립할 수 있다면 dowel pin 간 평행관계를 얻을 수 있고 기공 조작이 쉬워진다.

그러나 구치부에서는 거의 직각 방향으로 평면을 구할 수 있지만(그림 1-9a), 전치부에서는 치관 장축과 평면이 직각을 이루기 어렵고(그림 1-9b), 그 상태에서 삭제한 면에 dowel pin을 식립하면 치열에서 착탈할 때 dowel pin이 빠지거나 지대치 모형을 파괴할 수도 있으므로 충분한 주의가 필요하다(그림 1-9c).

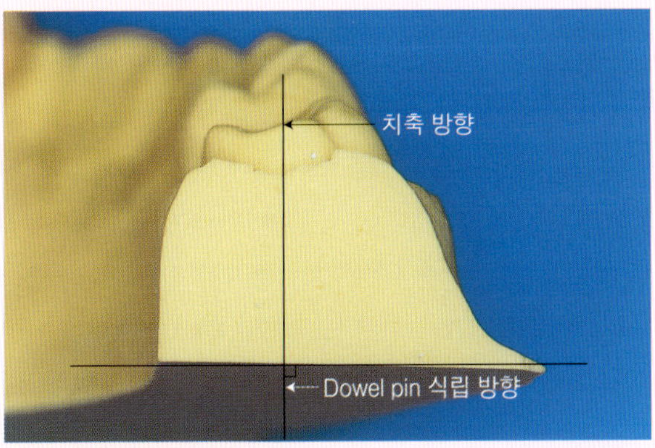

그림 1-9a. Trimmer에 의한 구치부 삭제면은 치축과 직각 방향이 된다.

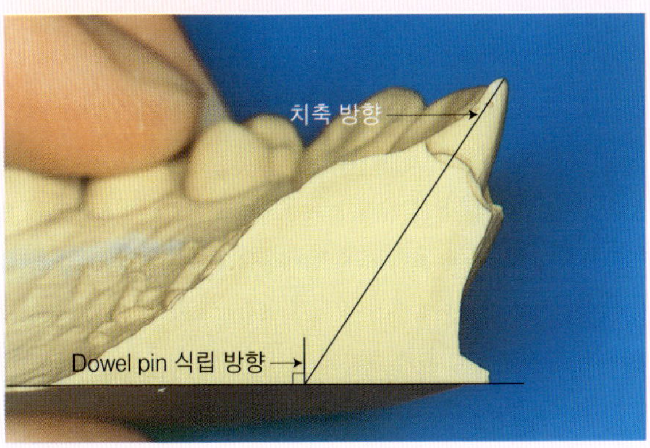

그림 1-9b. 전치부는 치축과 직각 방향의 삭제면을 얻기가 어렵다.

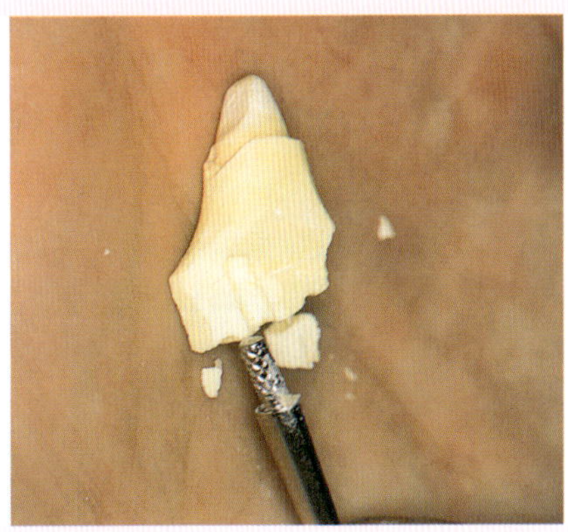

그림 1-9c. 치축과 dowel pin 식립 방향이 일치하지 않아 착탈 시에 파절되었다.

과정 2 모형 기저면의 활택도와 밀착 정도

Model trimmer로 삭제한 면은 주름처럼 생긴 상처가 있고 절삭 흔적 가장 깊은 곳으로 분리재가 들어가 석고 받침과 접합하는 면적이 감소하므로 높은 밀착도를 얻을 수 없다(그림 1-10a). 그래서 삭제된 기저면을 입자가 고운 샌드 페이퍼(거칠기 c800 정도)를 사용해 활택하게 다듬으면 좋다(그림 1-10b). 이는 유리에 점토가 붙는 이론과 같다.

치열 모형과 석고 받침의 접합부는 활택하면 할수록 밀착도가 향상되고 분할조작 후 치열 위치를 정확하게 재현하기 때문에 거꾸로 뒤집어도 분할된 치형이 치열에서 떨어지지 않는다(그림 1-10c).

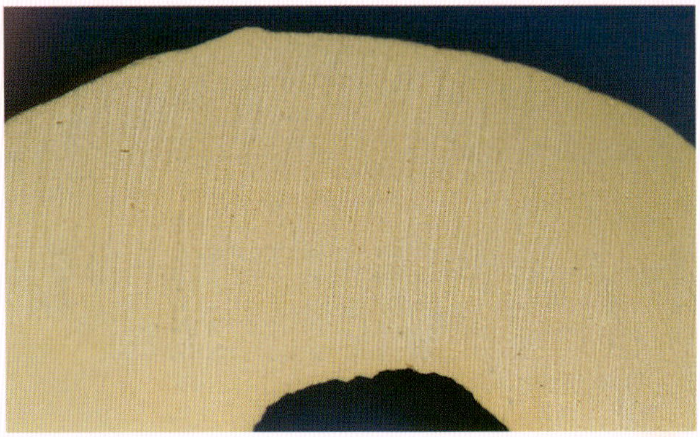

그림 1-10a. Model trimmer로 삭제한 면에 흔적이 남아 있다.

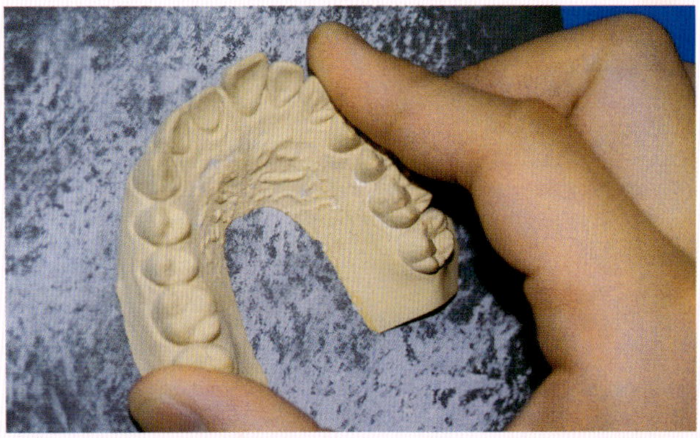

그림 1-10b. 샌드 페이퍼로 기저면을 활택하게 만든다.

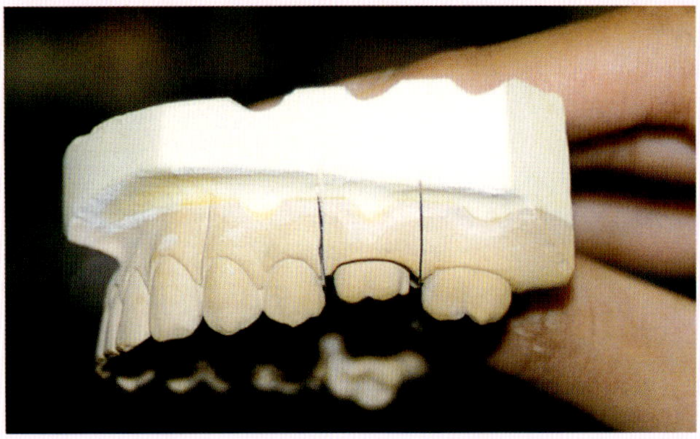

그림 1-10c. 모형과 석고 받침의 접합면이 활택할수록 잘 밀착한다.

과정 3 회전방지 구의 형태

Dowel pin에는 다양한 종류가 있는데 일반적으로 단일 핀을 사용하는 경우가 많다. 이때에는 지대치 모형부가 치열 위치에서 벗어나지 않도록, 또는 정확한 치열 위치에 오도록 기준이 되는 회전방지 구를 치열 모형 기저면에 형성한다. 회전방지 구의 형태는 작업하기 쉽고 재질 강도도 보장받아야 한다. 그림 1-11a의 형태는 삼각형이므로 예각형태 부분이 취약하며 작업 시 압력이 집중되어 파손되기 쉽다. 또한 분리재도 예각형태 부분에 고이기 쉽고 석고 받침과의 밀착관계도 떨어진다. 그림 1-11b의 형태는 예각형태가 없고 재질 강도도 보상받으며 분리재도 균등하게 도포하기 쉬우므로 석고 받침과 적절한 밀착을 기대할 수 있다.

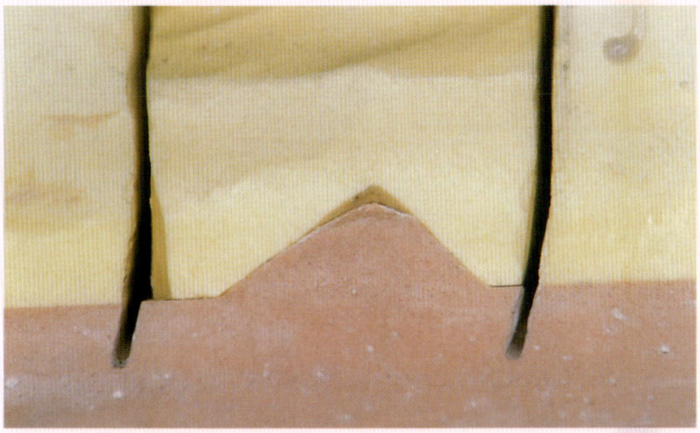

그림 1-11a. 밀착도도 낮고 회전방지구도 정확하게 재현되지 않았다.

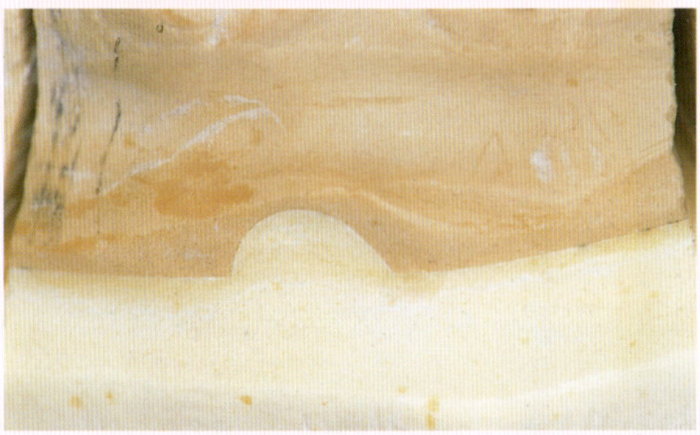

그림 1-11b. Boxing법으로 제작하면 밀착도는 높아진다.

과정 4 Dowel pin의 평행 식립

Dowel pin 식립기(그림 1–12a, 愛齒기공전문학교의 金井正行 선생이 고안)를 사용하면 누구나 실패 없이 dowel pin들을 평행하게 식립할 수 있는데, 문제는 model trimmer로 삭제된 전치부 기저면이 지대치 모형 치축에 직각이 되는 평면을 얻을 수 없다는 데에 있다(그림 1–9b).

치축을 우선할지, dowel pin을 우선할지를 생각해 보아야 하는데 문제의 원인을 줄이려면 카바이드 버로 지대치 모형과 직각이 되는 평면이 될 때까지 더 삭제하고(그림 1–12b) 치축에 dowel pin 식립 방향을 맞춰야 한다. 그러나 이때는 dowel pin 식립기를 사용할 수 없으므로 식립 구멍의 절삭과 식립 조작은 치과기공사가 free hand로 진행하게 된다. 또한 기공 작업 중에 복수의 지대치 모형을 동시에 치열 모형에서 착탈하려고 해도 dowel pin이 서로 평행하지 않아 빠지지 않으므로 주의를 요한다. 어떤 방법을 선택할지는 치과기공사가 판단한다.

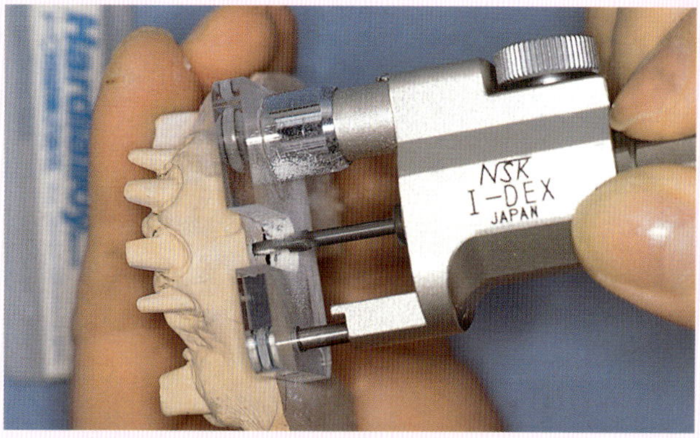

그림 1-12a. Dowel pin 식립기를 사용하면 dowel pin을 평행하게 식립하기 좋다.

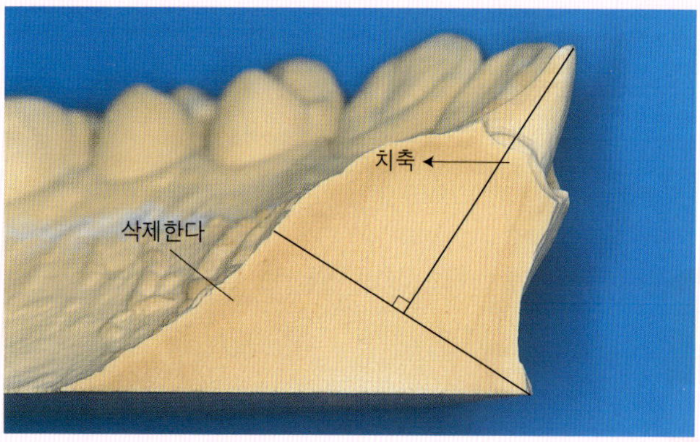

그림 1-12b. 치축과 직각이 되는 면을 그리면 dowel pin의 식립 방향이 일치한다.

과정 5 고무틀 사용법과 boxing법

연화된 석고 위에 치열 모형을 올려놓는 고무틀법은 연화된 석고를 고무틀에 주입하고 그 위에 치열 모형의 중량을 실으므로 물을 듬뿍 품은 사상누각과 같다. 작은 생활 진동에도 치열 모형과 석고 받침이 접합하는 면에 수분이 침투하기 때문에 확실한 적합을 얻을 수 없게 된다(그림 1-13a).

치열 모형 위에 연화 석고를 올리는 boxing법은 boxing하는 수고가 필요하지만 연화된 석고 받침의 중량이 치열 모형 전체에 실리므로 접합면의 밀착도가 향상되고, 수분의 침출도 접합면에서가 아니라 모형 기저면에 발생하므로 분할 후 치열 위치의 재현성이 매우 뛰어나다. 이 점을 고려하면 boxing법이 올바른 작업용 분할복위식 모형의 제작법이며, 고무틀법은 간이법이 된다. 어느 방법을 선택하느냐 하는 것도 치과기공사에게 책임이 있다(그림 1-13b, c).

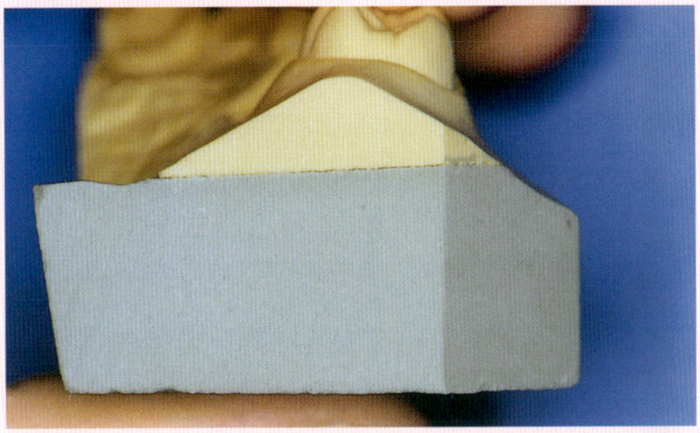

그림 1-13a. 고무틀법. 접합부분으로 수분이 스며 올라와 공간이 발생하였다.

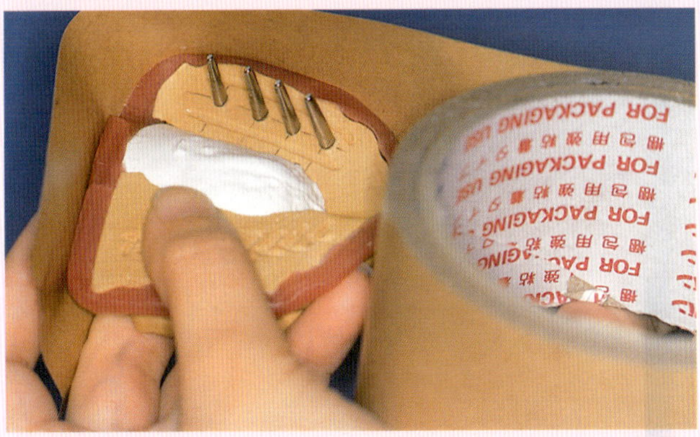

그림 1-13b. 치열 모형 위에 연화석고를 얹어 올려놓고 경화시키면 밀착도가 좋아진다.

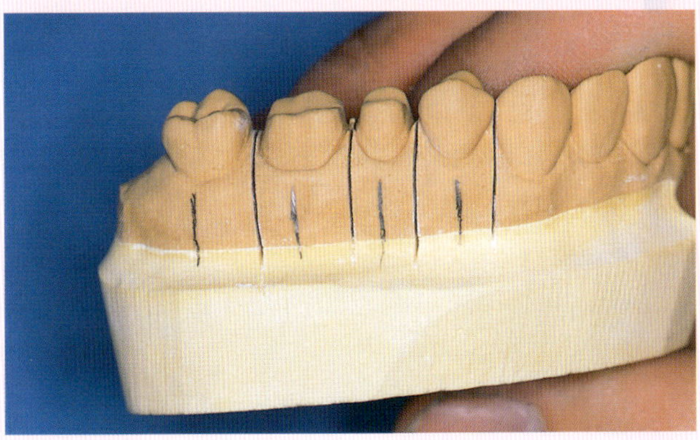

그림 1-13c. 눈에 보이는 공간이 없다.

유사치은(인공 치은)의 제작

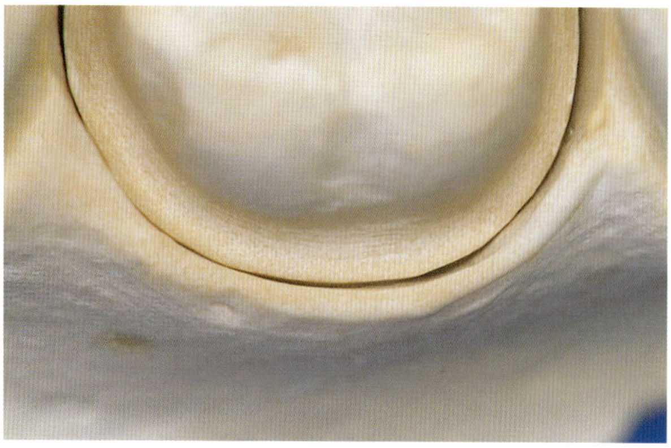

그림 1-14. 실패 없는 트리밍을 통해 좋은 출발을 기대한다.

모형 치은부를 트리밍하면 모형 치은부의 형태가 상실되므로 보철물 치관 형태부의 풍융과 연조직(치은연, gingival margin)에서 얼굴을 내밀고 있는 경조직 주변부 형태(emergence profile)의 재현이 곤란하다. 따라서 실제 임상에서는 분할 트리밍하기 전에 반드시 유사치은을 제작할 필요가 있다(그림 1-14).

과정 6 모형 치은부 형태에 분리재를 도포

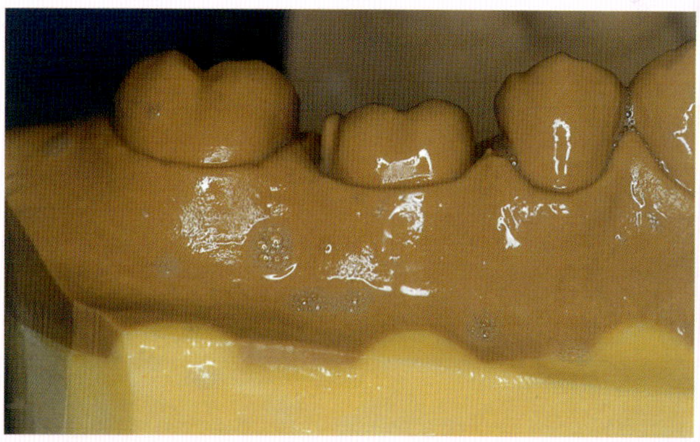

그림 1-15. 분리재를 과잉 도포하면 정밀도 높은 복제 인상을 얻을 수 없다.

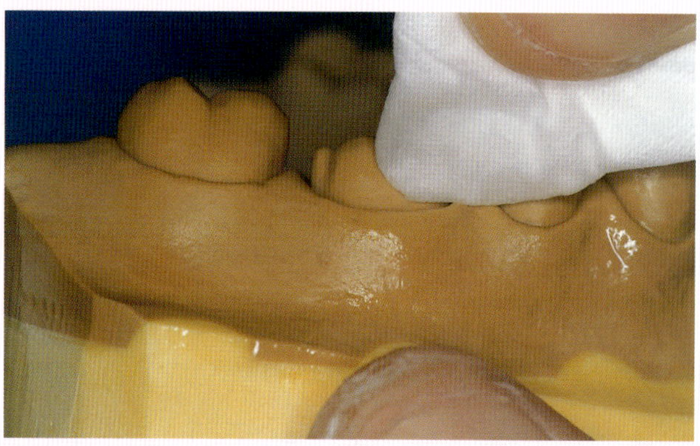

그림 1-16. 과잉 분리재를 공기 분사로 제거한다. 함몰된 면에 고여 있는 분리재는 흡습지 티슈로 흡수한다.

과정 7 모형 치은부 형태의 복제 인상채득

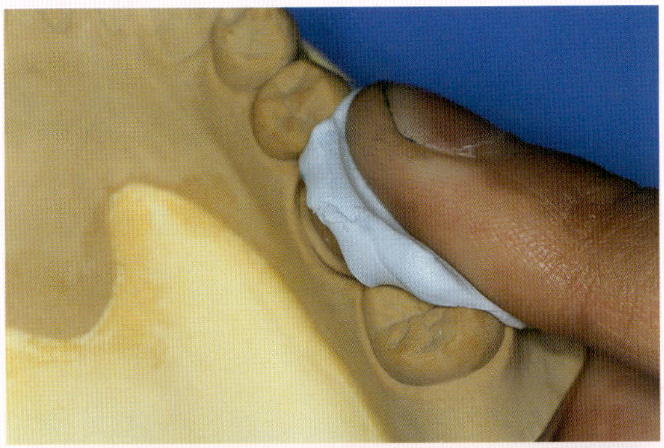

그림 1-17a. 손가락으로 신속하게 충분히 연화한 복제 인상재를 순협측면 방향에서 치은연 부근까지 손가락 끝을 사용해 가능한 양쪽 인접면을 지나 설측면 방향까지 압접해 준다(Labo Silicone, 松風).

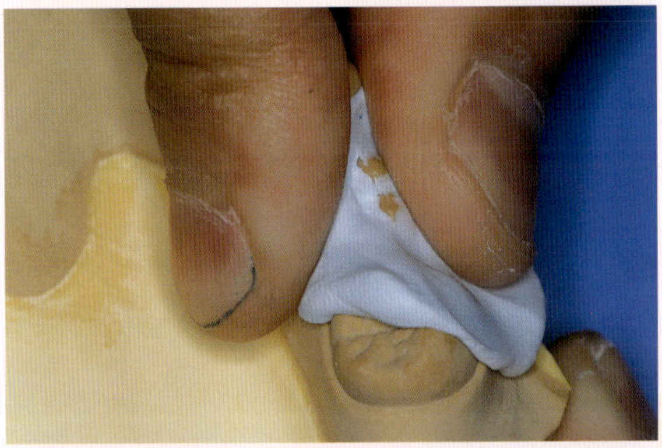

그림 1-17b. 복제 인상재를 설측면 방향까지 압접하고 복제 인상재가 들어가지 않은 설측면의 치은연도 눌러 주면서 지대치 전체를 감싸 준다.

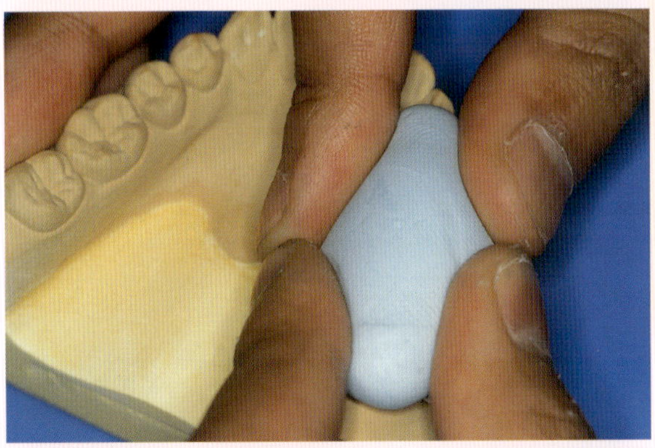

그림 1-17c. 남은 복제 인상재를 손바닥으로 둥글게 만들어 양쪽 인접치도 포함해 교합면 방향에서 순협설면을 감싸고 전체면이 치열 모형 표면에 밀착되도록 골고루 압접해 준다.

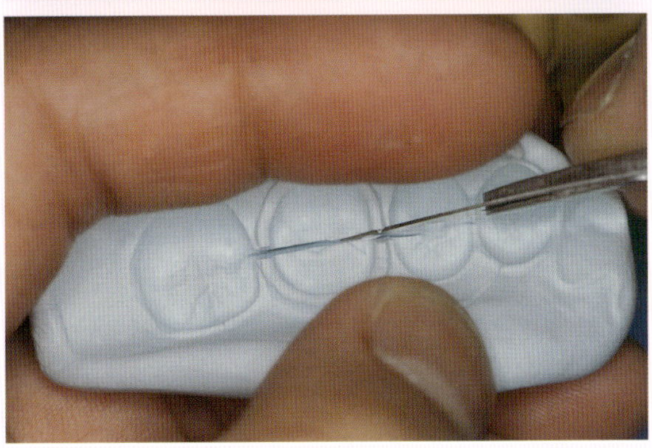

그림 1-17d. 복제 인상재가 충분히 경화된 후에 모형에서 꺼내 인상의 완성도를 확인한 후 design knife로 중앙와 부근을 근원심 방향으로 깔끔하게 분할한다.

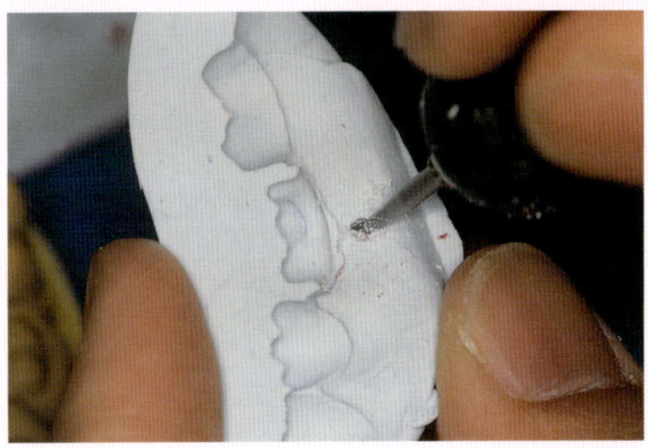

그림 1-17e. 복제 인상 내면의 치은 형태 부분에 인공 치은용 인상재가 흘러나올 구멍을 형성한다.

과정 8 작업용 분할복위식 모형의 분할

이상의 작업으로 분할조작이 종료되는데 처음부터 협설 방향에서 수평으로 분할하면 모형의 치은형태 두께가 톱니 전체 면에 접촉해 절삭효율이 떨어지고 분할 방향이 왜곡되기 쉽다.

협측 절반 정도만 부착 석고 경계까지 비스듬하게 분할한 후 톱을 세워 설측을 분할하면 삼각형의 분할되지 않은 곳이 남게 된다. 이후는 삼각형의 미분할 위치를 협설 방향과 수평으로 톱을 세워 경계위치 1mm 아래까지 분할한다.

이러면 1/3 정도의 부담으로 분할할 수 있고 원하는 위치에서 쉽게 분할할 수 있다. 다음은 지대치 모형의 트리밍 작업에 들어가는데 유사치은용 인상재의 강도도 고려해 트리밍이 필요하다.

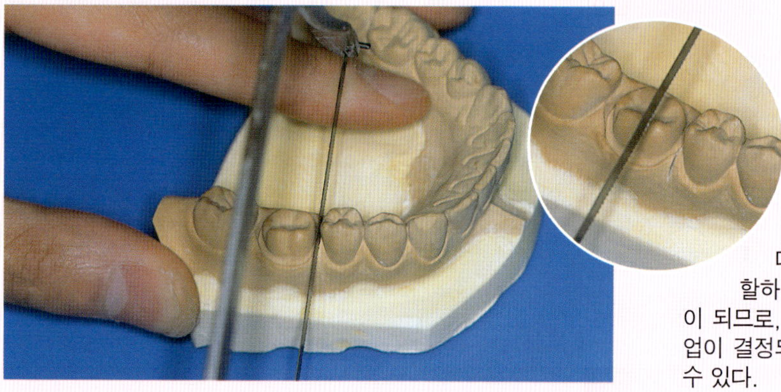

그림 1-18a. 먼저 치간유두의 협측 치경부 부근에 분할 방향을 유도하기 위해 톱날로 절삭 흔적을 가볍게 표시하는데, 분할톱날의 앞쪽 끝 부분에 검지를 대고 가볍게 받쳐주면서 흔들리지 않게 분할하면 된다. '최초 한 번의 톱날 표시'가 기준이 되므로, 처음의 이 조작으로 나머지 모든 분할 작업이 결정되기 때문에 매우 중요한 과정이라고 말할 수 있다.

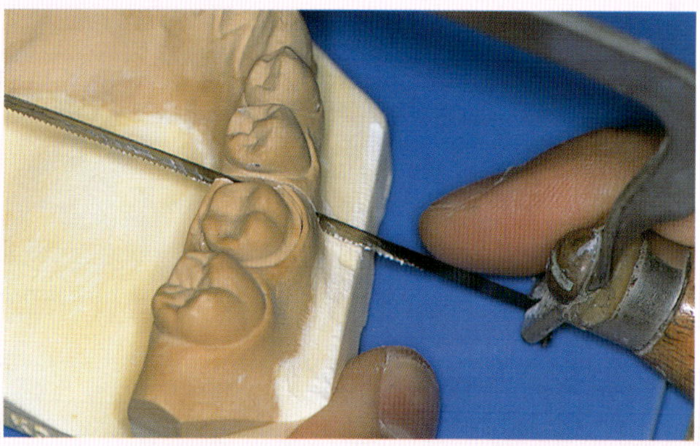

그림 1-18b. 기준이 되는 절삭 흔적을 따라 분할톱날을 위치시킨 협측면에 비스듬하게 1/2 가량 분할 절삭한다는 기분으로 석고 받침과 경계하는 면의 하방 1mm까지 몸 쪽으로 끌어당기듯이 힘을 주면서 톱질한다. 절삭력이 약한 톱날 방향에 힘을 실어 톱질하면 계획했던 방향으로 분할할 수 없으므로 주의를 요한다.

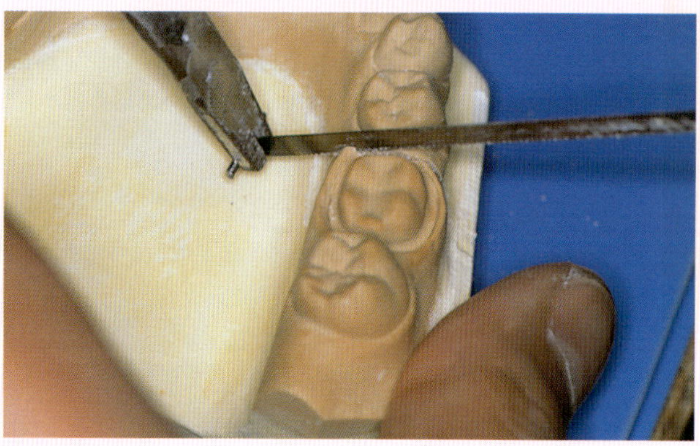

그림 1-18c. 이미 협측으로 비스듬하게 분할된 방향을 거스르지 않고 톱날을 설측으로 기울여 설측부 나머지 1/2을 경계면 하방 1mm까지 톱질한다. 이렇게 톱질하면 분할 효과가 향상된다.

트리밍의 실제

필요 없는 부분을 제거하는 것을 트리밍이라 하는데 작업모형 상에는 불필요한 부분 등이 본래 존재하지 않은데도 아무 의문도 갖지 않고 아무 생각 없이 트리밍하는 것이 현실이다. 트리밍이라는 행위는 wax up할 때 아무 방해를 받지 않고 형성기구가 형성해야 할 장소에 확실하게 도달할 것을 전제로 한 작업이다. 그리고 이 작업을 정확하게 진행하려면 누가 보아도 쉽게 판별할 수 있는 인상이 요구된다. "모형을 잘 보면 치경부 마진이 자동으로 보인다"고 말한 선배가 있었다. 구강 내에서 지대치 형성을 한 사람에게는 어쩌면 있을 수 있는 이야기일지 모르지만, 구강 내 상태를 직접 볼 기회가 거의 없는 치과기공사는 과연 어떨까……. 모형 상에서는 경조직(치아 등)이나 연조직(치은 등)이 모두 한 가지 색의 한 가지 소재로 재현되어 있기 때문에 명확한 형태의 차이가 없다면 식별하기 어렵고(모형상에서 치은부와 지대치 마진부가 명료하게 이개되어 있어야 함), 결과적으로 완성한 보철물의 마진부가 모형 상에서는 적합하지만 구강 내 지대치에는 부족하거나 과잉된 경우도 있다.

그림 1-19a, b는 치과의사와 치과위생사 및 치과기공사 중 누가 보아도 적합시킬 장소는 '여기' 라고 판단할 수 있을 것이다. 치과의료에 대해 초보자인 환자도 설명을 들으면 '여기' 의 의미를 바로 이해할 것이다. '여기' 가 없는 인상과 작업용 모형으로 보철물을 제작해서는 안 된다(그림 1-19c, d).

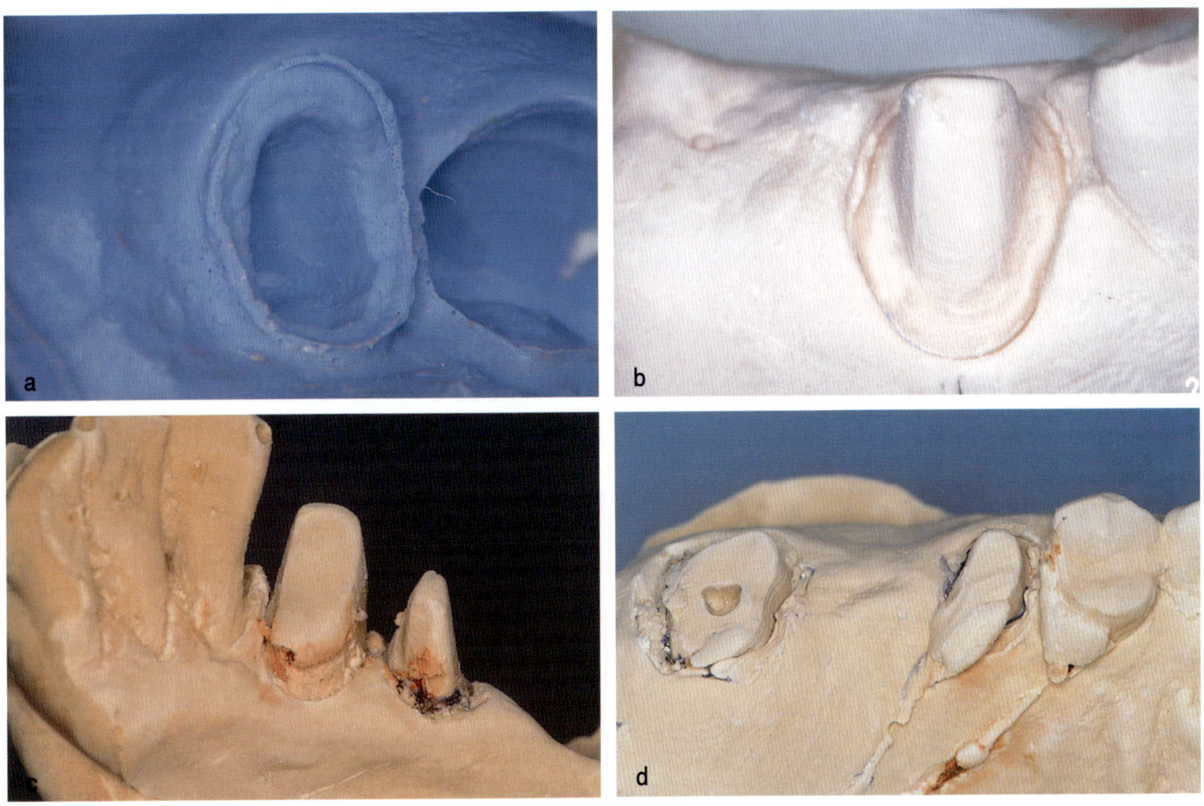

그림 1-19. **a**, 석고 주입 전의 인상체 내면. 적합시킬 부분이 눈에 보인다. **b**, 누가 보아도 적합시킬 곳은 '여기다' 라고 쉽게 판단할 수 있다. **c**, 지혈되지 않은 상태에서 인상을 채득했기 때문에 모형 표면이 거칠다. **d**, 인상재가 충분히 경화되기 전에 구강 내에서 꺼낸 상태.

과정 9 대치 모형의 트리밍 작업

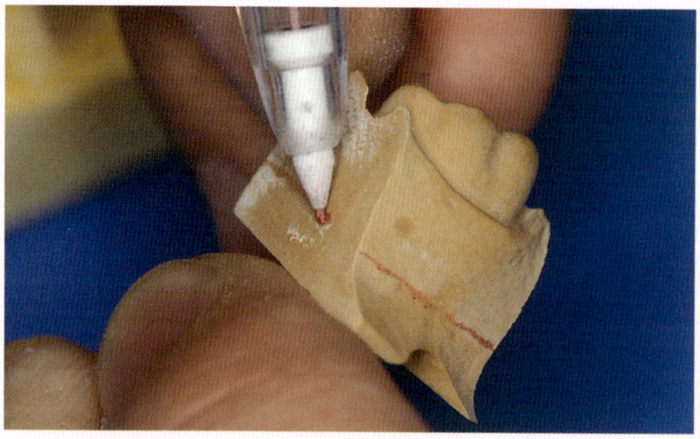

그림 1-20a. 어디를 어디까지 트리밍할지 모형 치은부의 순협설면에 연필로 표시하고 순설면선과 연결한 직선을 인접면으로 정한다.

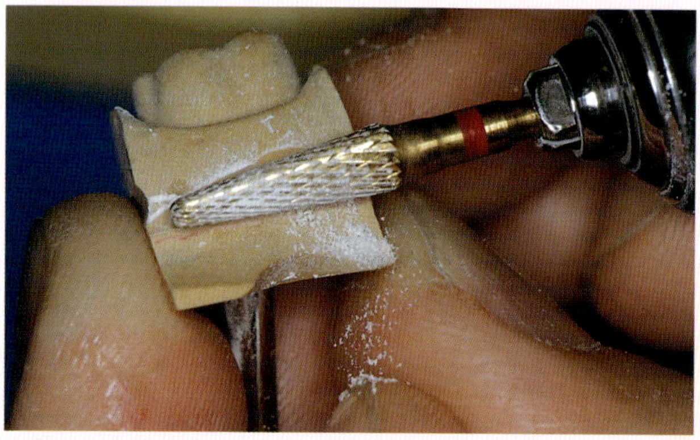

그림 1-20b. 기공용 카바이드 버(ORD1401, HORICO, 茂久田商會)를 사용해 선을 따라 트리밍할 범위를 표시한다.

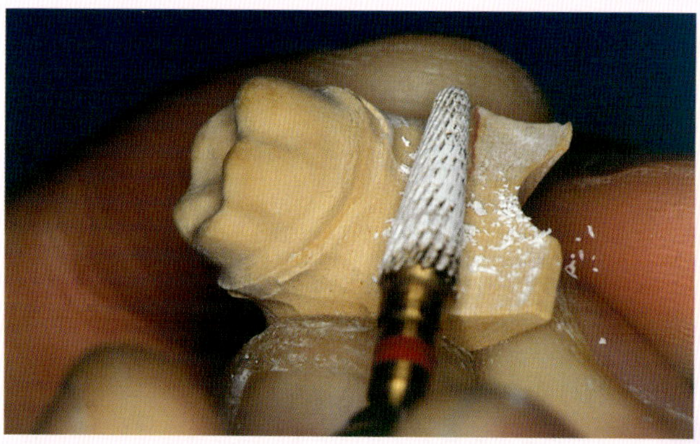

그림 1-20c. 지대치 모형 치경부 주변에서 그림 1-20b에서 표시한 곳까지 너무 좁아지지 않도록 주의하면서 형태를 정돈한다.

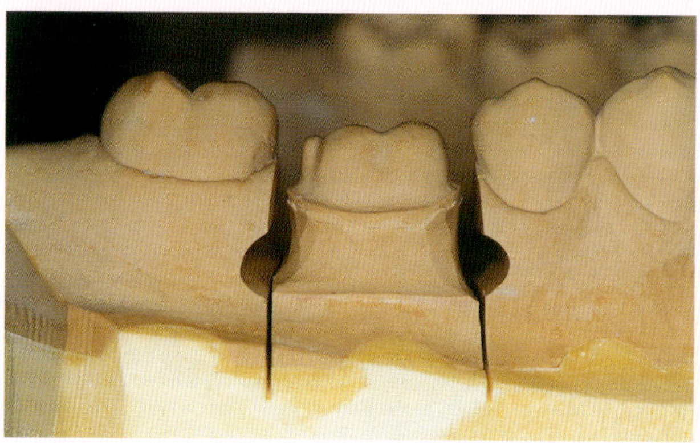

그림 1-20d. 인공 치은용 인상재의 강도를 부여하기 위해 양쪽 인접면에 순협설면 방향으로 반원형 구를 형성한다.

과정 10 유사치은용 인상재의 주입

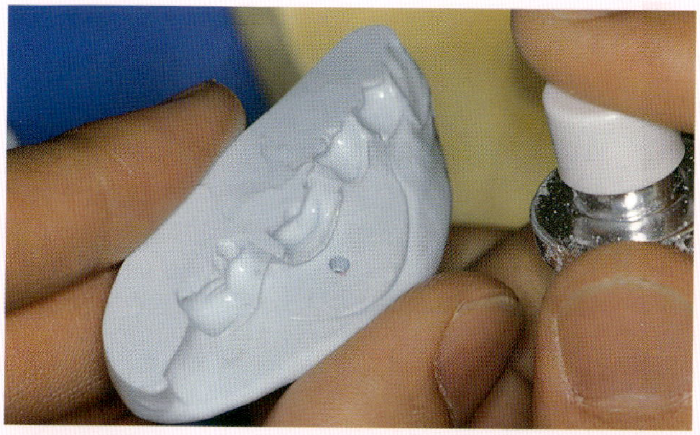

그림 1-21a. 복제 인상재 내면에 Esthetic Mask (Esthetic Mask, 茂久田商會)용 분리재를 스프레이 하고 30초 간 건조시킨다.

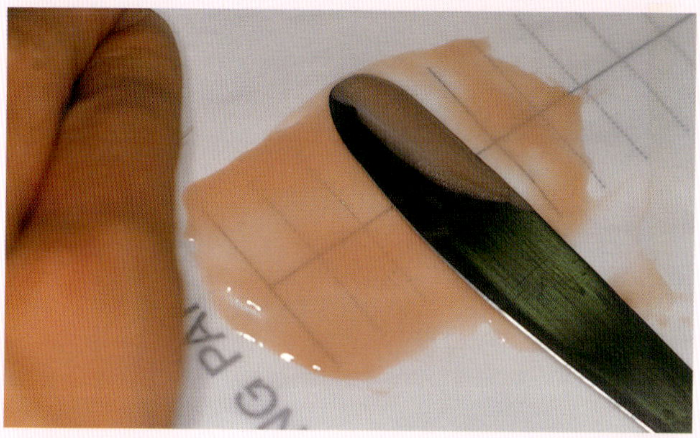

그림 1-21b. 연화지 위에 base와 catalyst를 동량 짜 놓고 스파튤라 선단부로 약 30초 간 연화한 후 스파튤라 평면부를 사용해 넓게 눌러 펴서 기포를 제거한다.

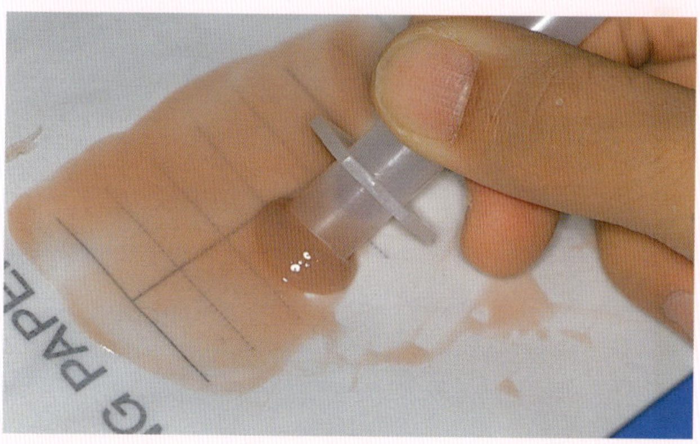

그림 1-21c. 연화지에 연화된 인상재에 대해 45° 각도로 시린지를 갖다 대고 신속하게 긁어 넣는 조작을 반복한다.

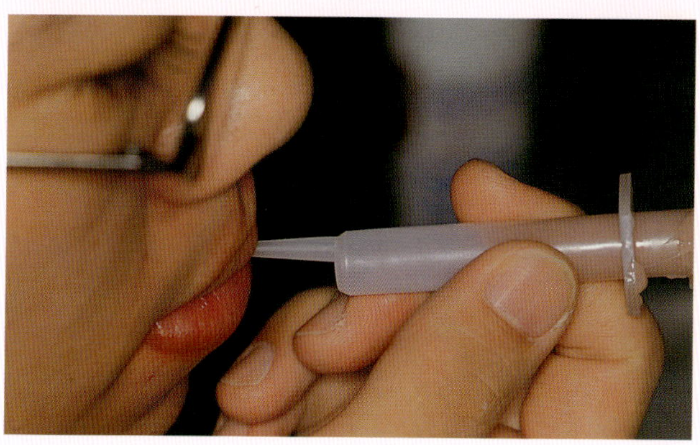

그림 1-21d. 배출 구멍을 입에 물고 가볍게 흡입하면 인상재가 시린지 배출구 방향으로 이동한다.

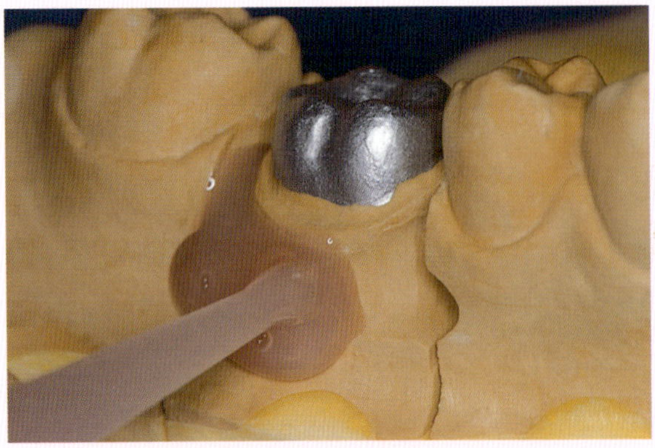

그림 1-21e. 모형 치은부 순협측면과 silicone core 내면에 인상재를 주입한다. 그때 배출구 끝부분에서 인상재가 밀려 나오는 힘에 순응하면서 모형 치은부를 이동해 가면 인상재 내부에 기포가 발생되는 것을 억제할 수 있다.

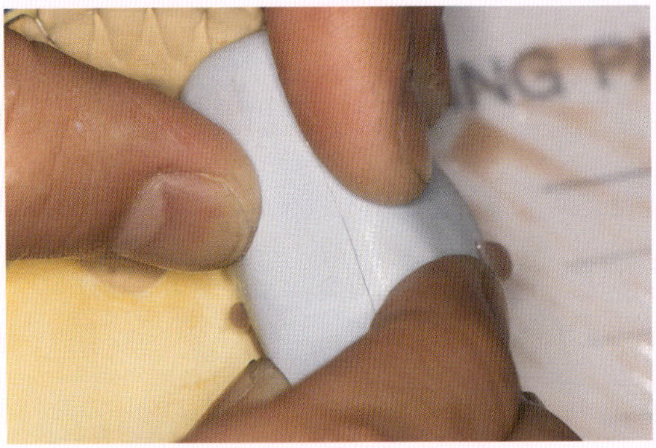

그림 1-21f. 순협설로 양분된 silicone core를 협측면부터 지대치 모형을 따라 소정의 위치에 맞추어 끼운다. 설측 core도 반대쪽에서 똑같이 맞추어 협측 core와 밀착시킨다.

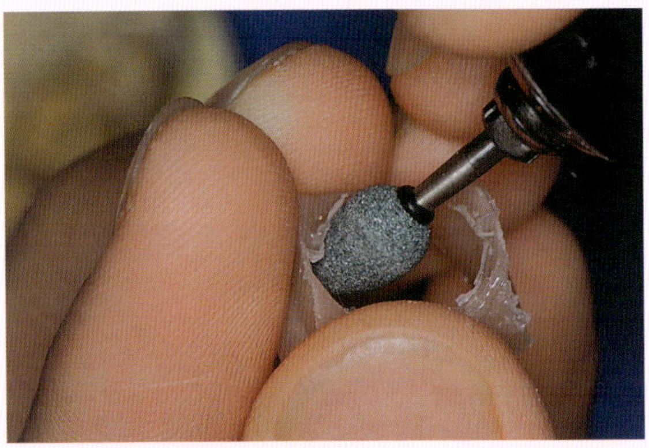

그림 1-21g. 경화(8~10분) 후 복제 인상재를 분리해서 인공 치은용 인상재의 과잉 부분을 가위와 카보랜덤포인트로 삭제하여 형태를 정돈한다. 삭제할 면의 뒤쪽에 손가락의 배 부분을 밀착시켜 받쳐주고 있으면 삭제 효율이 향상된다.

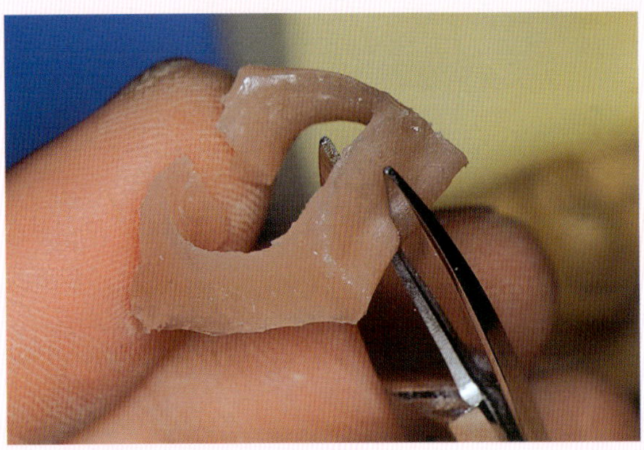

그림 1-21h. 가위로 인접면의 순협설면 중앙 부근을 치축 방향으로 절단하여 협설로 양분해 놓으면 착탈 조작이 편해진다.

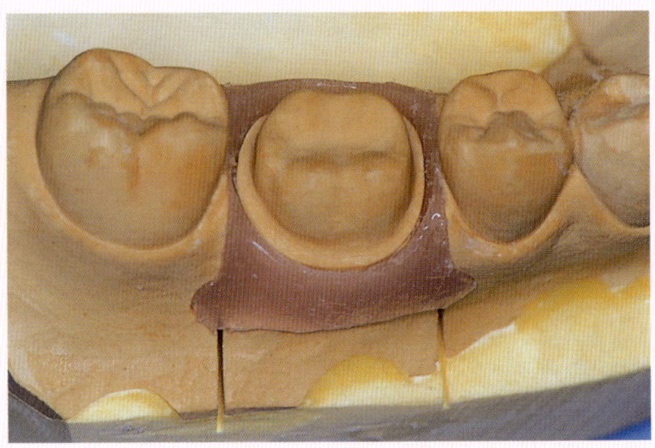

그림 1-21i. 적절한 치관부 풍융과 치은연의 시작 형태를 쉽게 재현할 수 있는 정보가 작업용 모형에 복원되었다.

Cement spacer의 효용

Full cast crown 보철물은 구강 내 지대치에 합착할 때에 시멘트(치과용 특수 시멘트)를 사용한다. 시멘트는 보철물 내면에 얇게 덮여서 보철물을 지대치에 안정적으로 고정하게 되는데, 이 시멘트의 얇은 두께로 인해 실제로는 보철물을 본래 있어야 할 위치에서 살짝 들뜨게 하는 결과를 초래한다. 그것을 보상하기 위해 지대치 모형에 스페이서(cement spacer)를 도포하게 되는데, 그래도 임상 현장에서는 약 100㎛ 정도는 들뜬다고 한다.

미크론(micron, ㎛)이라는 단위는 매우 작게 느껴지지만 100만분의 1미터, 즉 0.001mm라고 표현하면 어떻게 느껴질까? 이것은 애써 힘들게 제작한 보철물의 치경부 마진의 적합과 대합치의 교합 접촉 관계를 틀어지게 만든다. 실제 금속 core와 porcelain fused to metal(이하 P.F.M.)을 동시에 제작해 지대치에 동시에 장착한 증례를 살펴보자(그림 1-22).

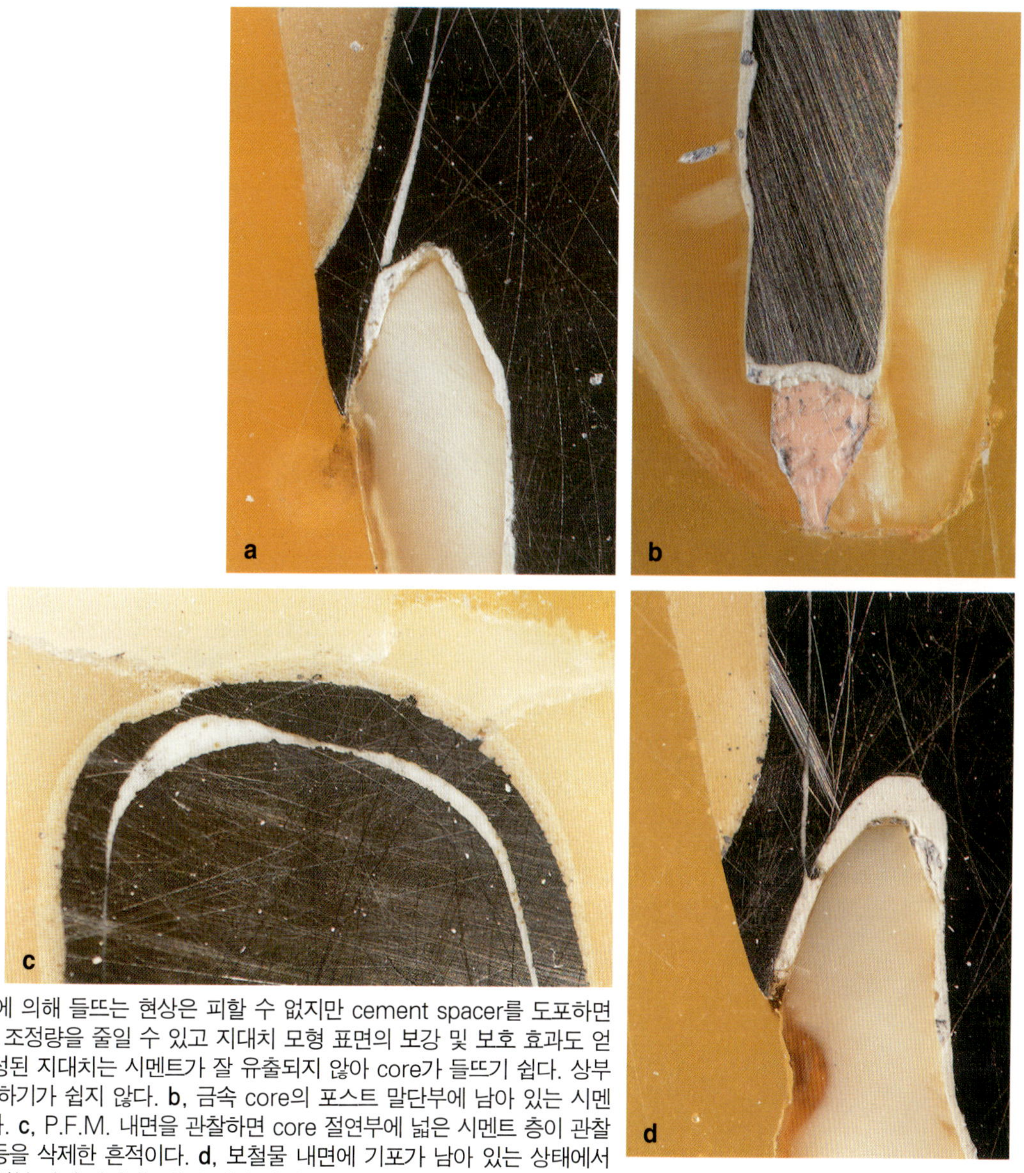

그림 1-22. 시멘트에 의해 들뜨는 현상은 피할 수 없지만 cement spacer를 도포하면 치과의사의 구강 내 조정량을 줄일 수 있고 지대치 모형 표면의 보강 및 보호 효과도 얻어진다. **a**, 근면 형성된 지대치는 시멘트가 잘 유출되지 않아 core가 들뜨기 쉽다. 상부 구조와 동시에 장착하기가 쉽지 않다. **b**, 금속 core의 포스트 말단부에 남아 있는 시멘트의 양이 적지 않다. **c**, P.F.M. 내면을 관찰하면 core 절연부에 넓은 시멘트 층이 관찰된다. 이것은 기포 등을 삭제한 흔적이다. **d**, 보철물 내면에 기포가 남아 있는 상태에서 장착되어 들뜨고 치경부 마진 하방에 2차 우식이 발생하여 결국 발치된 증례.

과정 11 Cement spacer의 도포

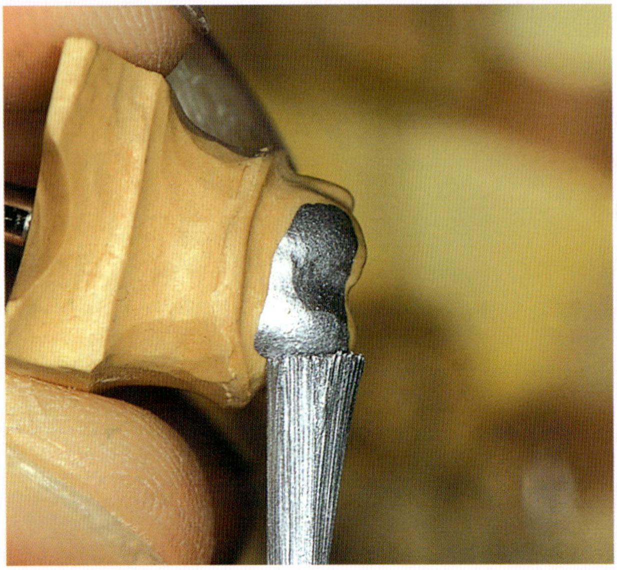

그림 1-23a. 지대치 모형의 순협측면에서 지대치 모형을 시계 반대 방향으로 돌리면서 모든 축면(인접면, 설측면)을 도포한다. 치경 마진부는 도포하지 않는다.

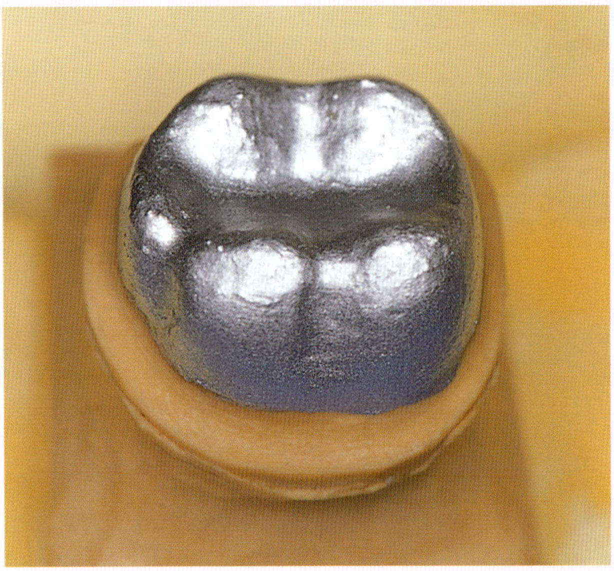

그림 1-23b. 치관 축면 부분 다음으로 교합면을 도포하는데, 함몰된 부위에 cement spacer가 고여 두꺼운 층을 만들기 쉬우므로 주의가 필요하다. 시간적 여유를 두지 말고 신속하게 전체 면을 도포하지 않으면 균일한 공간을 얻을 수 없다.

그림 1-23a, b. 지대치와 보철물 내면에는 적절한 공간이 필요하다. 이 공간은 균일해야 하므로 균일하게 도포할 수 있는 재료인 cement spacer가 필요하다. 빡빡하다, 헐겁다 등 과거 보철물 평가에 대해서도 대응해야 하는데, 즉 도포 횟수의 증감에 의해 조절해 줄 필요도 있다.

지대치 모형에 분리재 도포와 적합

연화시킨 왁스를 지대치 모형 위에 축성하는 것은 지대치 모형을 인상채득하는 것과 똑같다. 가능하다면 지대치 모형과 녹인 왁스 사이에 공기가 존재하지 않는 것이 이상적이지만 그렇게 되면 지대치 모형에 길게 붙어 있는 왁스 패턴이 분리되지 않는다.

무리하게 벗기려고 하면 패턴이 파절되어 지대치 모형까지 훼손할 수도 있다. 그것들을 미연에 방지하고 패턴을 지대치 모형에서 쉽게 분리하기 위해 왁스 분리재가 필요하다.

그러나 왁스 분리재를 적절하고 균등하게 도포하지 않으면 지대치 모형과 패턴 내면 사이에 적절하고 균등한 공간을 얻을 수 없게 된다. 그래서 왁스 분리재를 많이 도포한 경우와 적절하게 도포한 경우 양쪽에 wax up을 하고 패턴 내면에 석고를 주입해 지대치 모형 원형을 얼마나 재현할 수 있었는지 비교해 보았다(그림 1-24a~d).

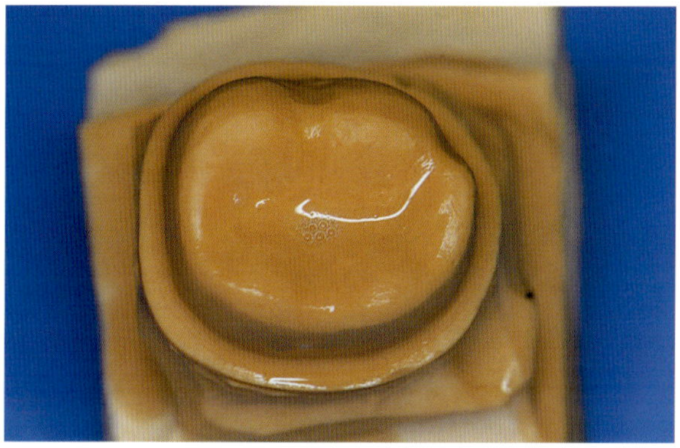

그림 1-24a. 왁스 분리재를 많이 도포하면 지대치 모형과 왁스 패턴 내면에 적절하고 균등한 공간을 확보할 수 없다.

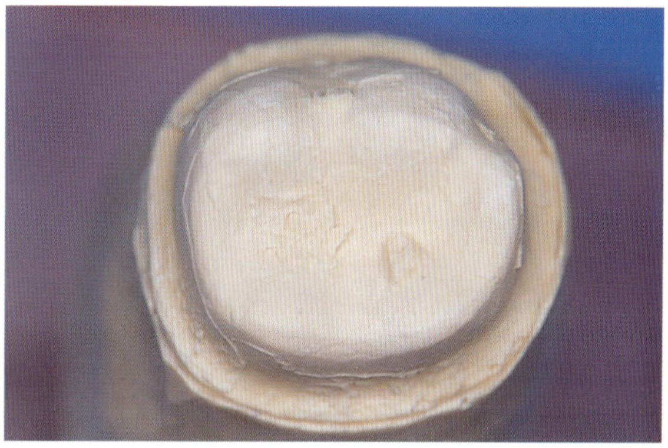

그림 1-24b. 과잉 도포된 상태에서 완성된 패턴 내면.

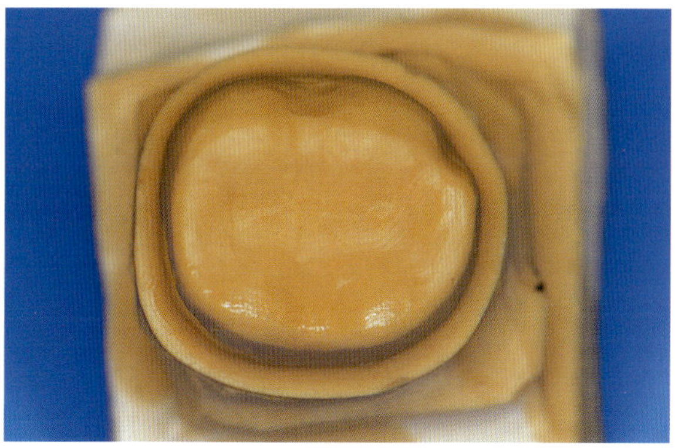

그림 1-24c. 적절한 습윤 상태는 지대치 모형과 적절하고 균등하게 밀착시켜 준다.

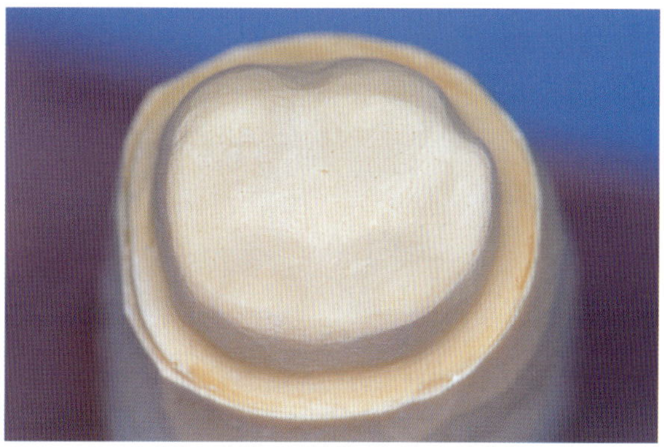

그림 1-24d. 적절한 도포 상태에서 완성된 패턴 내면.

제2장 Wax up

모형의 보호와 활주경로의 설정

모형은 초경석고로 제작되지만 기공 작업 과정에서 상하악이 서로 반복적으로 접촉활주하면 마모하고 활주경로는 변화한다. 특히, 상하악 6전치는 상악치열에 대해 하악치열의 활주경로를 결정짓는 중요한 역할을 하며 그만큼 마모 위험에 노출될 확률도 높으므로 보호 대책이 필요하다.

임상 현장에서는 절약을 내세워 대합 모형을 일반석고로 제작하는 경우도 많은데 이렇게 되면 wax up 시 목표 설정을 기대할 수 없다.

목표 설정

많은 양의 왁스를 축성하면 수축이 커지고 그 상태에서 교합시키면 교합압에 의해 눌리고 변형된다. 따라서 많은 양의 축성작업은 자제하는 것이 좋다.

작업용 모형과 대합 모형을 교합기 상에서 교합시키고 주변 인접치군이 어떻게 관여하는지 관찰하고 수복 부위에 어떤 교합 관계와 치아 형태를 구축할지부터 먼저 생각하도록 한다. 이것은 wax up을 최단거리로 마무리 짓는 것으로 이어진다.

과정 1 Anterior guide table(전방유도판)의 제작

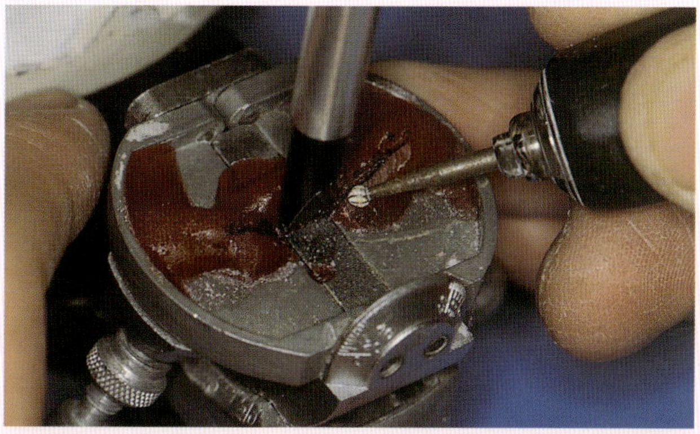

그림 2-1. 교합기의 anterior guide table 위에 패턴 레진을 축성하여 incisal pin 선단을 패턴 레진 표면에 접촉시키면서 좌우측방 운동 및 전방 운동의 경로를 기록하고 과잉 부분은 삭제해서 운동 경로만 남기도록 한다. 이것으로 환자 고유의 절치운동로가 anterior guide table에 재현되고 석고 모형의 교합면 마모를 방지할 수 있어 작업 중 운동 경로는 항상 그대로 유지된다(P.Dawson: Anterior group function).

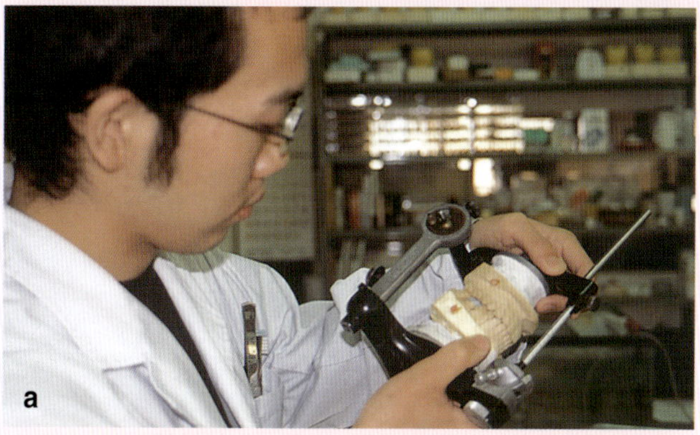

a

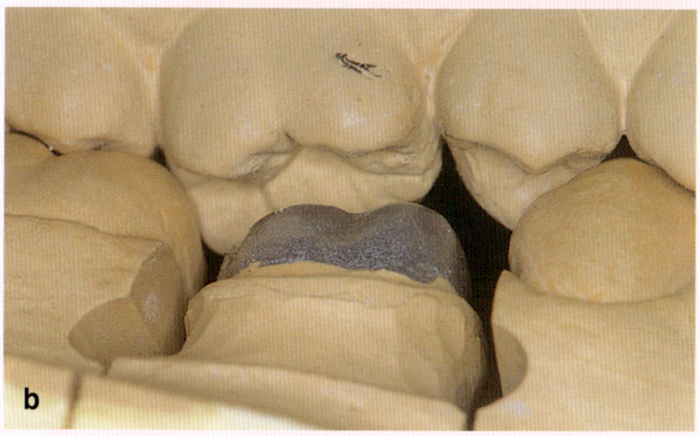

b

그림 2-2a, b. 반복 관찰하면 기공 의뢰서에 표현되지 않은 정보가 점점 보이게 된다. 그렇게 되면 치과기공사는 재현해야 할 형태에 대한 이미지가 순간적으로 넘쳐나게 된다.

과정 2 대합 모형 교합면과의 관계

주변 인접치군 등의 상하악 관계를 관찰한 후 하악골의 운동 경로와 수복 부위의 모습과 형태를 재현하기 쉬운 교합 접촉 위치를 대합 모형의 교합면 위에 표시(목표 설정)하고 그곳을 향해 wax cone(E. Payne; Cusp ridge waxing technique, P.K. Thomas; Cusp cone technique) 또는 wax rod를 식립한다(M. Kuwata; Skeletal technique · 골격기법).

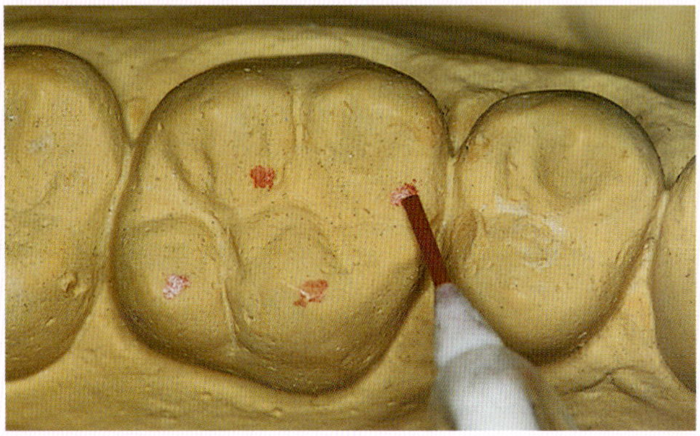

그림 2-3. Cone의 선단부와 가능한 직각 관계를 이루고 전 · 측방 운동 시에 순간적으로 이개(disclusion)하여 과도한 접촉(측방압)이 발생하지 않는 장소를 정한다.

과정 3 지대치 모형 soft wax coating

지대치 모형 표면을 soft wax로 가능한 한 얇고 균등하며 확실하게 피복하는 것이 보철물 제작의 성패를 결정짓는다. 왜냐하면 이 조작은 지대치 모형을 인상하는 것과 같으며 치관 외형이 아무리 뛰어나더라도 내면에 주름이 생기면 균등한 공간을 확보할 수 없고 적합정밀도에 문제가 남기 때문이다. 또한 soft wax는 치관형성용 왁스의 무른 성질을 흡수해 파절 등을 방지해 준다.

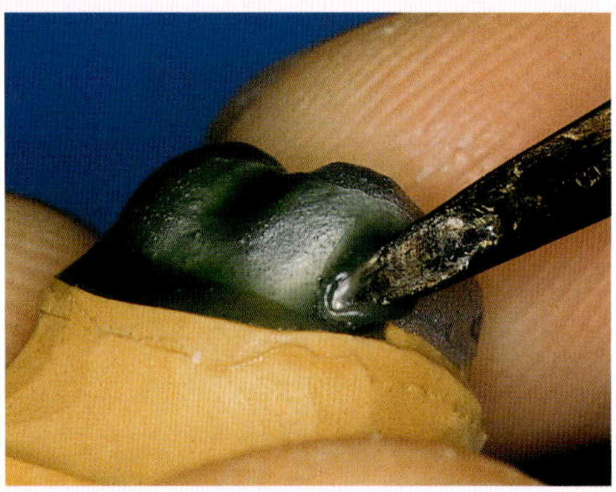

그림 2-4a. 다소 고온에서 녹인 soft wax를 지대치 모형 축면을 따라 도포해 준다.

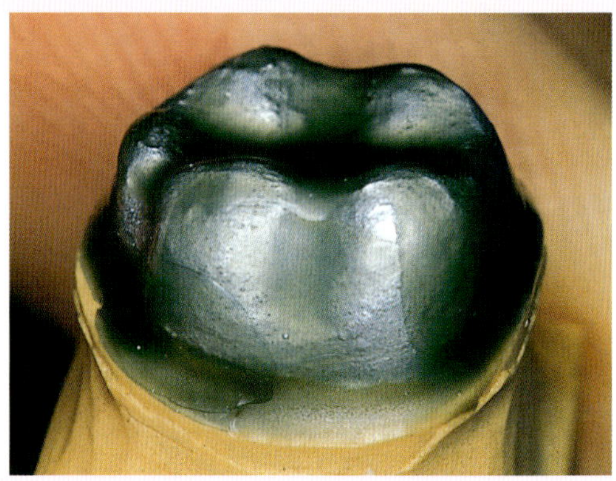

그림 2-4b. 처음에 도포한 soft wax에 겹쳐 바르는 조작을 반복하고 지대치 모형 전체를 얇고 균등하게 도포한다.

과정 4 치관형성용 왁스에 의한 double coating

Soft wax 위에 치관형성용 왁스를 사용해 전체적인 치관 형태를 double coating하는데 형성기구 선단부가 soft wax에 접촉하면 치관형성용 왁스와 섞여 형성이 곤란해지거나 과정 3에서 얻은 지대치 모형 표면의 soft wax에 의한 재현 정밀도가 상실되므로 치관형성용 왁스만 soft wax 위에 올리도록 신경을 쓴다. 이때 대합 모형과 교합 접촉시키지 않는다.

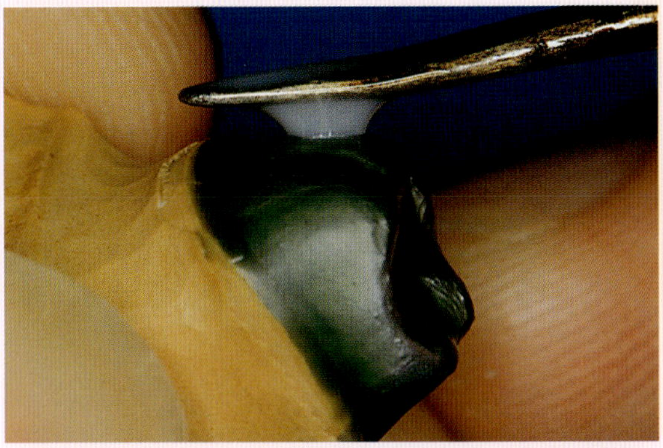

그림 2-5a. 왁스 형성 도구는 soft wax에 닿지 않도록 주의한다.

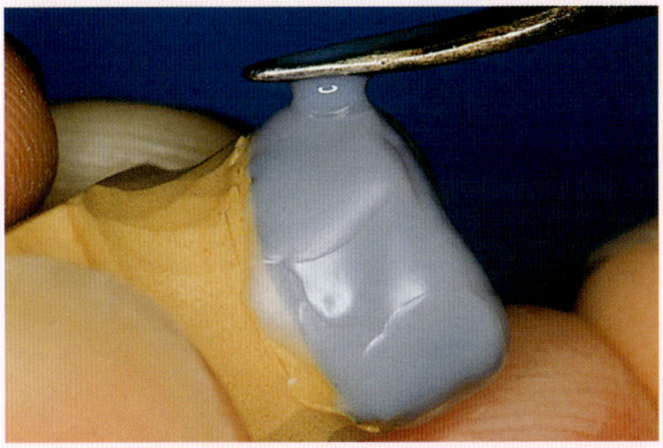

그림 2-5b. Soft wax가 치관형성용 왁스 표면에 녹아 올라오지 않았다.

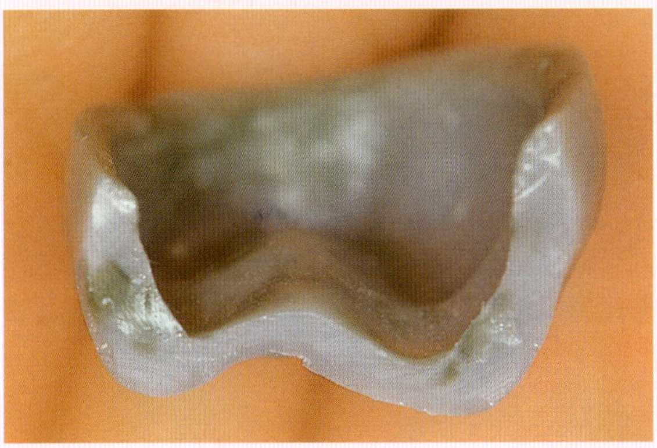

그림 2-5c. 왁스 형성 도구 선단부가 soft wax에 접촉하면 치관형성용 왁스와 섞여지기 때문에 형성면의 경도에 오차가 생겨서 형성하기 어려워진다.

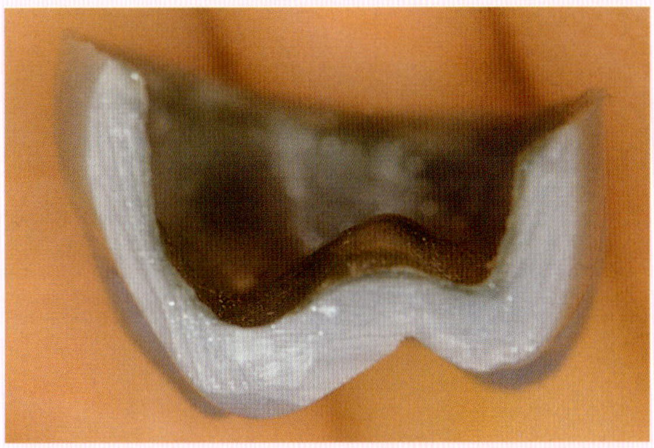

그림 2-5d. 왁스 형성 도구가 soft wax에 접촉하지 않도록 주의하면서 치관 외형을 축성하면 soft wax를 녹이거나 이동시키지 않고 왁스가 형성면에 균일하게 존재하므로 형성하기 좋다.

과정 5 Wax rod와 wax cone의 식립

【Wax rod의 경우】(대합 모형 교합면 상에 식립)(Sprue wax · R-07, 東洋化學)

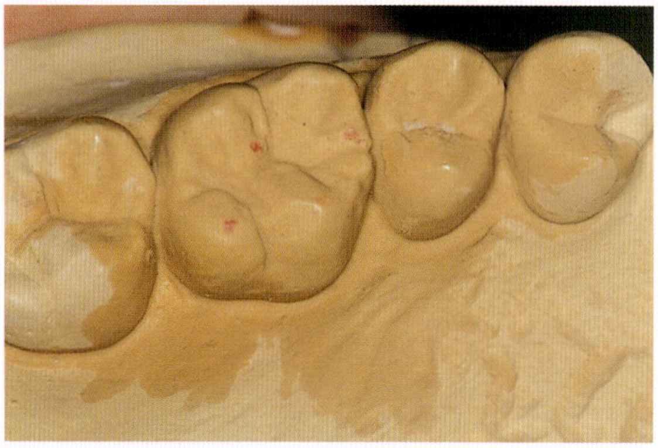

그림 2-6a. 대합 모형의 교합면 상에 rod를 세워 붙이기 때문에 왁스 분리재를 대합 모형의 교합면 상에 미리 도포해 놓는다. Rod가 교합면 상에 확실하게 자리잡으면서도 나중에 쉽게 분리될 수 있도록 분리재를 도포해야 한다.

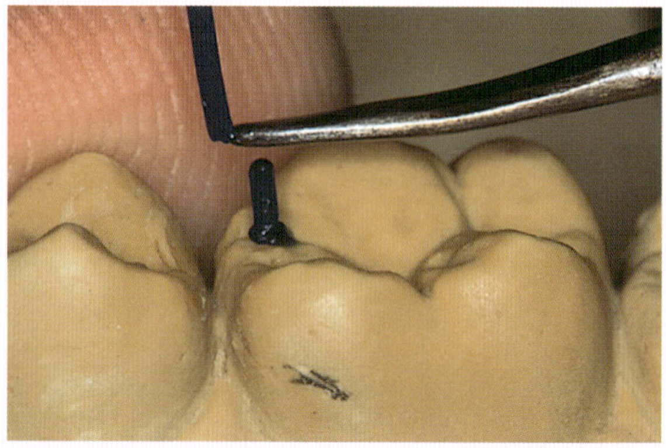

그림 2-6b. Rod를 1개씩 세워 붙이는데, 미리 대합 모형 교합면 상에 식립된 rod의 길이를 조정하고 soft wax 위에 이식될 장소를 왁스 형성 도구 끝으로 가볍게 연화한다.

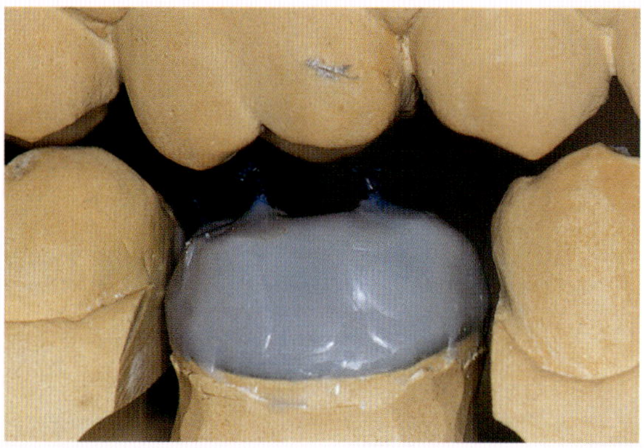

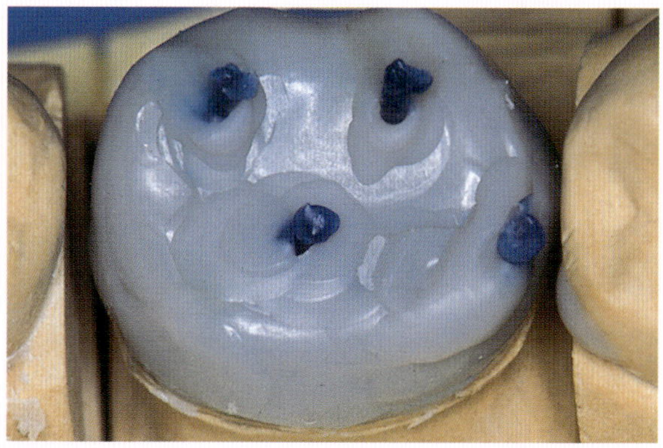

그림 2-6c, d. 1개씩 세워 붙이기를 반복하여 필요한 개수의 rod가 세워지면 교합기를 운동시켜 조기 접촉 등이 없는지 확인한다.

【Wax cone의 경우】(교합면 상에 축성하여 올린다)

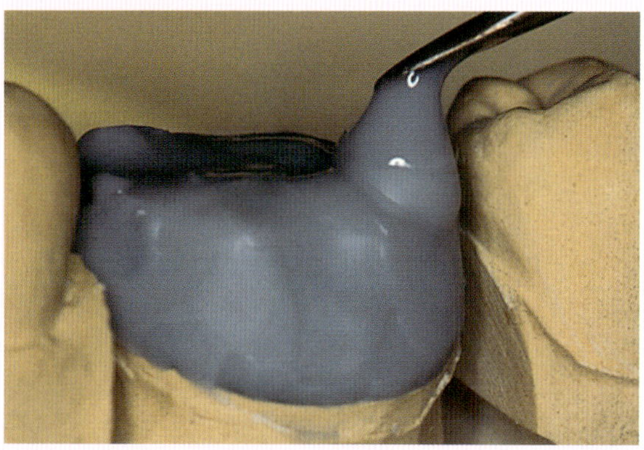

그림 2-7a. 왁스 형성 도구를 불에 달구어 왁스를 소량 녹여서 채취하여 치관형성용 왁스에 접촉시킨 후 미리 목표 설정한 대합치 교합면 상의 교합 접촉 위치를 향해 상방으로 천천히 입김으로 식혀 가면서 왁스 형성 도구를 이동시켜 cone을 세운다.

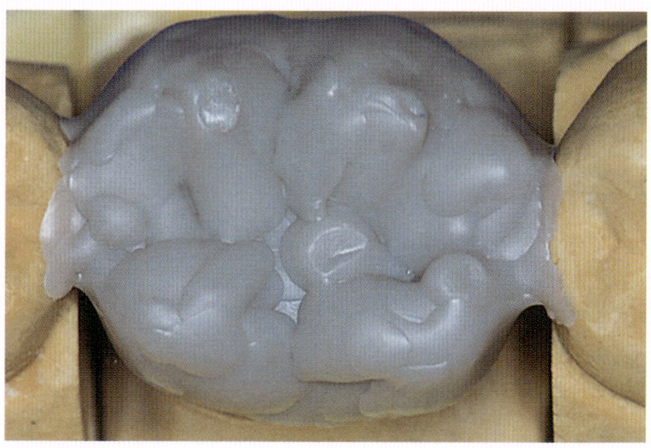

그림 2-7b. 왁스가 경화되기 전에 대합 모형을 교합시켜 목표 설정 위치에 도달했는지 검사하고 부족하거나 위치가 틀어진 경우는 같은 조작을 반복하면서 수정한다.

식립 위치의 변경

Wax rod 및 wax cone이 식립된 위치는 대합치와 유일하게 접촉하는 장소가 되는데 이것은 불변하는 것이 아니라 교합기를 움직여 상하악 좌우 견치에 의해 접촉활주시켜 보았을 때 견치보다 먼저 접촉하면 그것은 조기접촉이 되므로, 하악골 운동 경로 및 치관 형태와 조화를 이루는 위치로 변경한다.

이렇게 하여 수복 부위 교합면 위에 협측 교두정과 대합치의 작업 교두정의 위치가 표시되고 그것들을 연결하듯이 왁스를 축성하면 융선이 형성된다. 축성할 때마다 대합 모형을 교합시키는 것이 아니라 축성작업에 집중하면 축성한 왁스 전체의 온도분포가 유사해진다. 이것은 작업시간을 단축하며 수축하는 왁스의 단점을 장점으로 바꿀 수 있기 때문이다.

즉, wax up 작업이 지체되면 처음에 축성한 왁스의 온도가 내려가면서 다음에 축성한 왁스와 큰 온도 차이가 생기고 이것이 반복되면 왁스 패턴이 변형한다. 특히 치관장이 짧은 증례에서 변형을 많이 볼 수 있다. 이것을

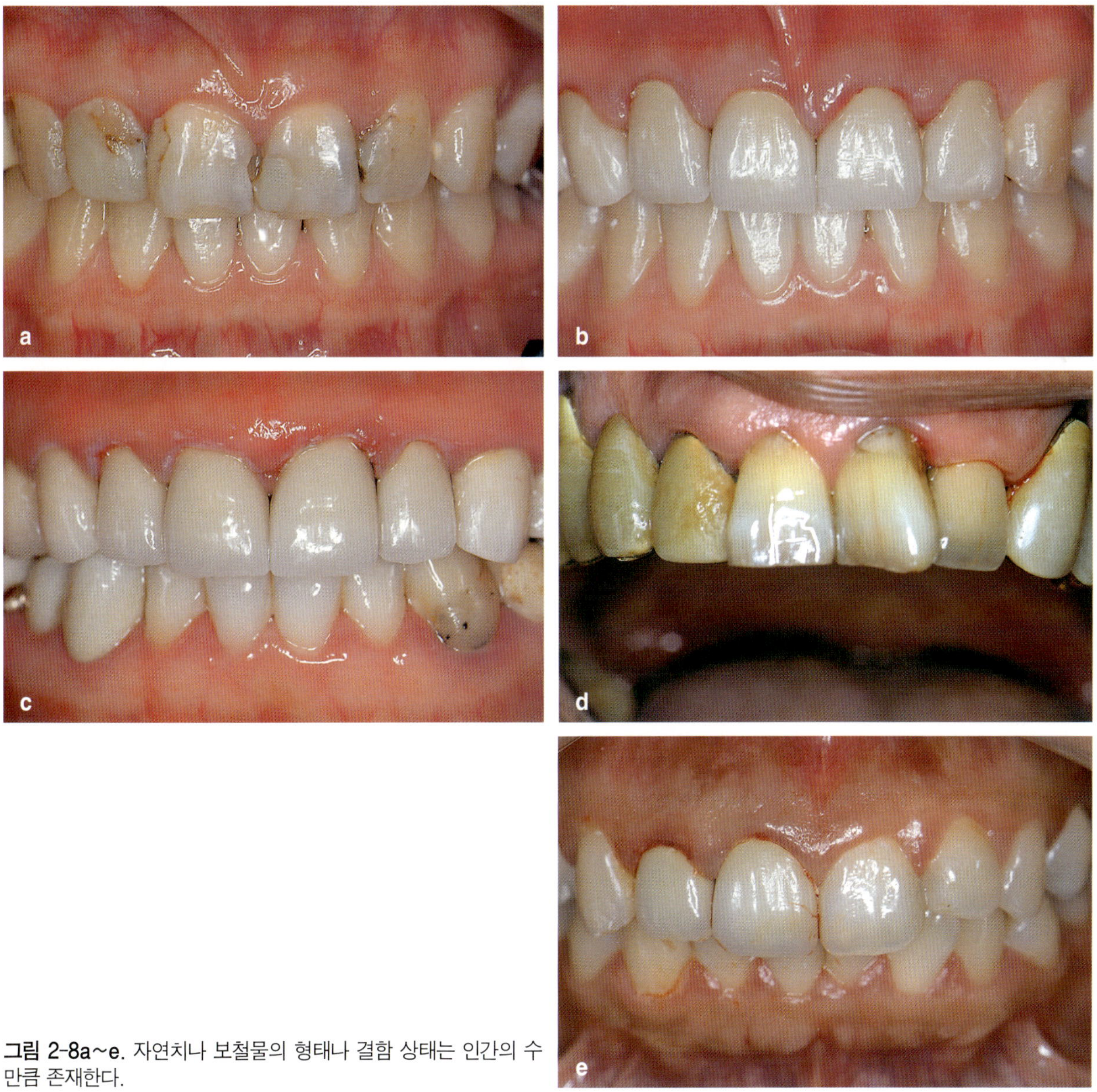

그림 2-8a~e. 자연치나 보철물의 형태나 결함 상태는 인간의 수만큼 존재한다.

피하려면 기본적인 치아 형태를 알고 환자의 고유한 형태를 관찰해서 얻을 수 있는 다양한 형태적인 변화와 다양성(variation)을 읽어서 보철물에 그 형태를 재현할 수 있도록 신속하게 축성하고, 그 결과 적합 정밀도와 심미적 요건을 만족시킬 수 있어야 한다. 대개의 경우 학창시절 치과기공학교에서 배운 치관 형태와 실제 임상에서의 치관 형태가 다르다는 것을 발견하게 된다. 왜냐하면 학교에서 배우는 치관 형태는 기초적인 형태이며 임상에서 요구되는 것은 응용 형태이기 때문이다. 그리고 임상적으로 치관의 형태들은 환자(증례)마다 다르다(그림 2-8a~e).

대합치 교합면과 교합 접촉(occlusal contact)하는 곳은 수복 부위 교합면에서 형태적으로 가장 높은 곳에 있다. 또는 양측 인접치와 접촉하는 영역까지가 수복 부위에 부여되어야 할 근원심 폭이 된다. 그래서 그 외의 융선들은 기본적으로 교합 접촉 부위보다 낮은 위치에서 형태가 만들어진다. 즉, 교합 접촉 부위를 피하면서 인접치와 주변치군을 관찰하고 왁스 축성에 집중하면 비교적 신속하게 개략적인 왁스 패턴을 얻을 수 있고 수직악간 거리를 거상시키는 일도 적다. 이 제작 과정에서 대합 모형은 필요 없다고 말할 수도 있지만 이 과정을 성공시키기 위해서는 상하악 28개의 치관 형태와 상하 관계(xi~xxii쪽 참조)를 이해하지 않으면 치아에 필요 없는 형태까지 wax up하는 잘못을 범하기 쉽다는 것을 기억했으면 좋겠다.

과정 6 교합면 각 융선과 치관부 풍융의 축성

과정 5에서 결정한 대합치와의 접촉 위치 그대로 교합면 각 융선과 치관부 풍융을 축성하는데 이때에도 주변 인접치군과 대합치의 관계를 계속 관찰하면서 wax up을 단시간에 종료하는 것이 중요하다. 협측교두를 축성할 때는 인접치의 협측교두 상하악 교합 관계가 어떻게 구축되는지, 시선을 바꿔 환자의 고유한 정보를 보면서 조작해 간다. 즉, 작업하는 장소와 동일한 형태부위를 관찰하면서 수복 부위에 왁스를 축성하면 된다. 통법이라 할 수 있는 wax cone 식립법으로 작업을 진행한다.

목표 설정된 교합 접촉 부위 그대로 wax up하면 되고 대합 모형을 사용할 필요는 없다.

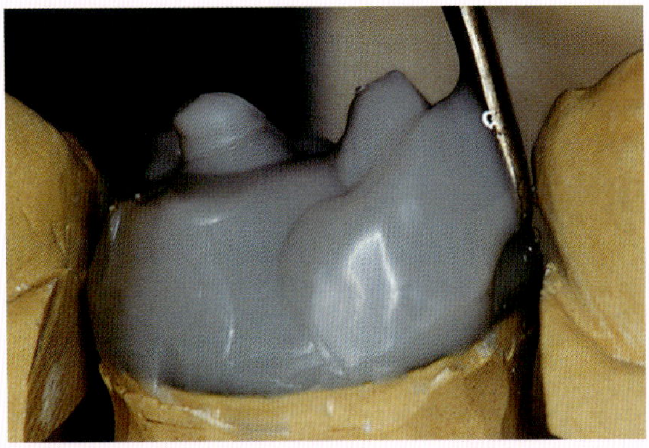

그림 2-9a. 이미 대합 모형 교합면의 어디와 접촉시킬지 결정되었으므로 접촉 관계를 유지하면서 그 주변부를 관찰해 얻은 형태로 재현하고 왁스 형성 도구를 옮겨 왁스를 올린다.

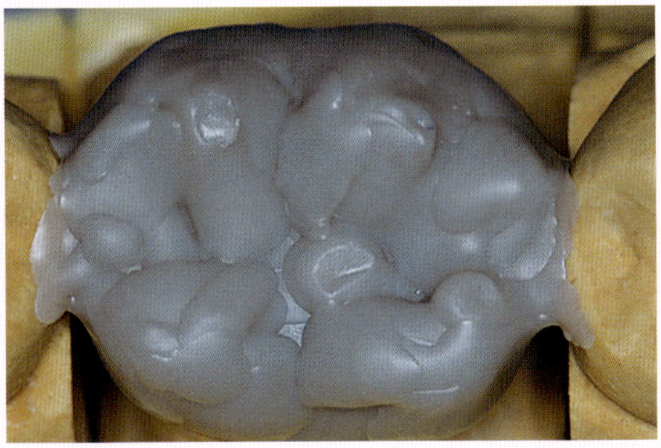

그림 2-9b. 왁스의 표면 장력을 이용해 교합면 형태를 따라 위치해야 할 구조들을 입김으로 식혀 가면서 왁스로 축성해 올린다.

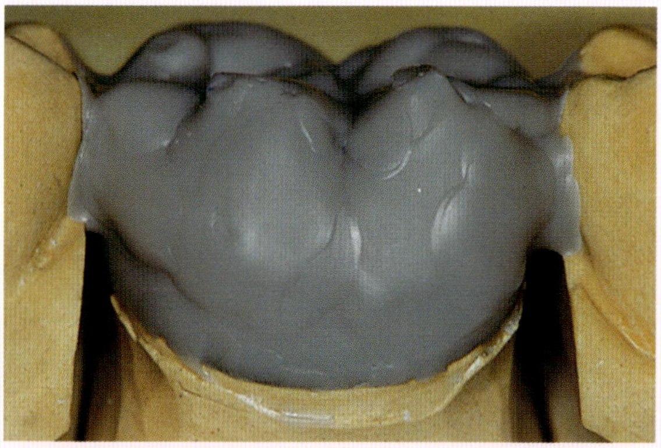

그림 2-9c. 인접면 형태도 교합면 각 융선과 똑같이 축성한다. 그러나 양쪽 인접면부는 왁스 형성 도구가 도달하기 곤란하므로 치열 모형에서 지대치 모형만을 분리할 필요가 생긴다. 축성한 왁스가 경화하기 전까지는 패턴이 변형되기 쉬우므로 주의를 요한다.

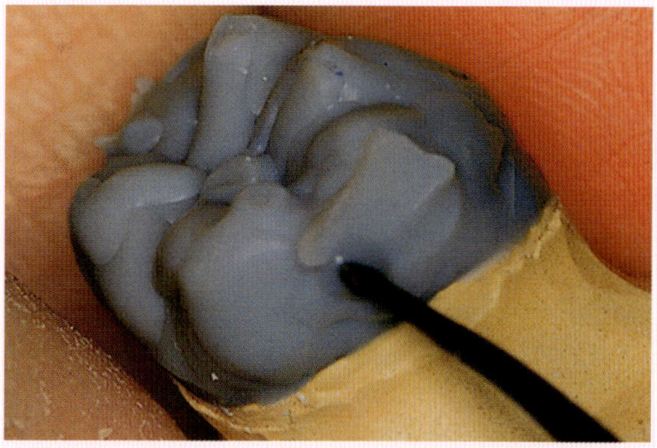

그림 2-9d. 왁스의 표면 장력을 이용하면서 인접면 형태를 구축하는데 지대치 치경 마진부의 적합은 마무리 형성 단계에서 최종 마무리를 하므로 이 단계에서는 크게 의식할 필요가 없다.

과정 7 왁스 패턴의 착탈

왁스 분리재의 도포와 wax up이 적절하게 시행되었다면 지대치 모형의 착탈을 쉽게 할 수 있는데 종종 착탈이 불가능한 경우도 있으므로 치관의 전체적인 형태가 완성되면 한번 쯤 착탈을 시도해 보도록 한다. 그리고 그 타이밍을 같게 하면 적합 정밀도의 차이가 적은 보철물을 얻을 수 있다.

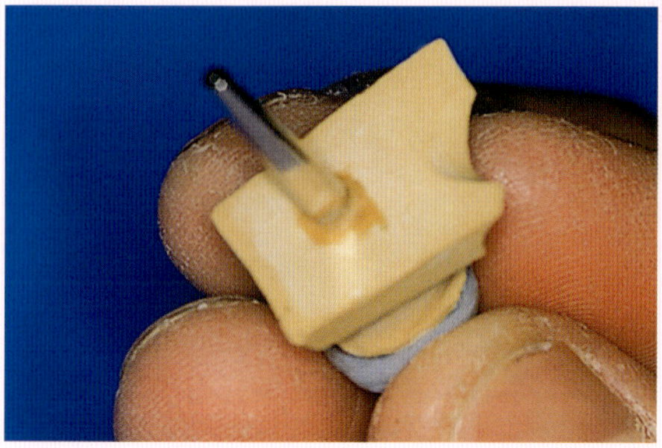

그림 2-10a. 오른손 손가락(엄지 · 검지 · 중지 · 약지)으로 왁스 패턴을 감싸 쥐듯이 위치시키고 새끼손가락은 4개의 손가락을 보조하듯이 약지에 갖다 댄다.

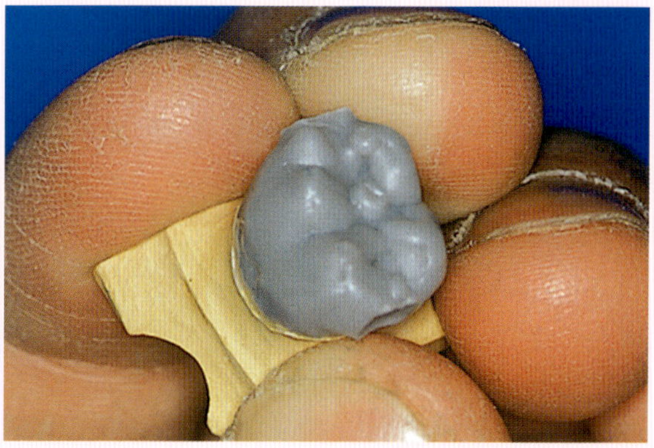

그림 2-10b. 왼손 엄지를 지대치 모형 인접면 치은부 부근에 갖다 대고 검지와 중지는 다른 쪽 지대치 모형 인접면 치은부 부근에 위치시켜 모형을 확실하게 잡는다. 힘을 줄 때는 동요하지 않도록 약지와 새끼손가락은 지대치 모형 설측면 부근에 갖다 대고 부목을 대듯이 쥔다.

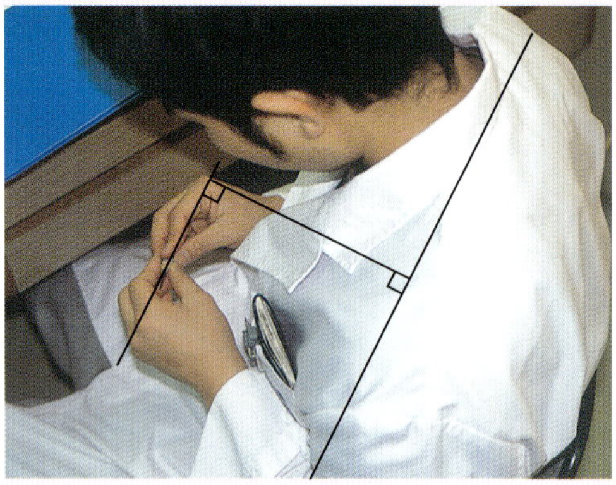

그림 2-10c. 지대치 모형과 왁스 패턴을 잡는 방향이 자신의 좌우 어깨를 연결한 선과 평행하면 지대치 모형 축 방향과 같은 방향으로 착탈하기 쉽고 왁스 패턴이 쉽게 변형 · 파절하지 않는다.

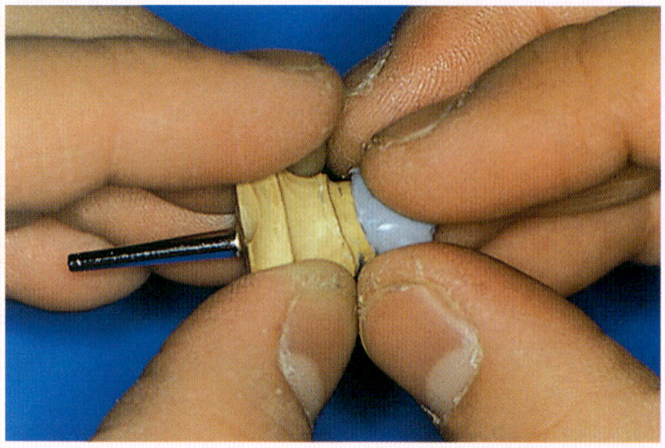

그림 2-10d. 지대치 모형을 잡은 손가락에 힘을 주고 왁스 패턴을 쥔 손은 착탈한 순간 힘을 빼야 하므로(그 상태에서는 파절되거나 변형될 수 있다), 근원심 인접면에 엄지와 중지를 거는 기분으로 잡고 검지는 양 손가락에 밀착시켜 거는 힘을 조절하면서 치축 방향 교합면 부근으로 당기면 쉽게 분리된다. 지대치 모형에서 분리된 왁스 패턴의 내면을 검사하고 신속하게 지대치 모형에 끼운다.

과정 8 대합 모형으로 확인

보철물 교합면에서 대합 모형 교합면과 접촉하는 부위는 교합면을 형성하는 다양한 형태 중에서도 가장 높은 위치에 존재한다. 따라서 이들 접촉 부위보다 낮은 위치에 각 융선 형태를 만들면 악간 거리가 변하는 일은 일어나지 않는다.

다만 그것은 이상적인 치열 내에 모든 치아가 있는 경우로 제한되므로 이 단계에는 자연치열과 치관 형태에 쉽게 볼 수 있는 irregular(비정상은 아니지만 불규칙한) 상태에서 일어날 수 있는 불완전성을 제거하기 위한 작업이 치과기공사에게 요구된다.

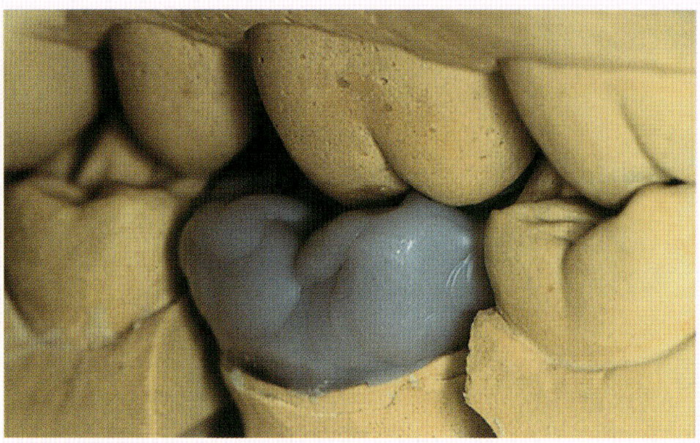

그림 2-11. 상악 대합 모형을 주의 깊게 하악 작업용 모형에 교합시켜서 원하는 교합 접촉 관계가 상실되었는지 협측 외사면이나 협측 교두내사면 등에 교합 접촉이 적절한지 등에 대하여 교합기 뒤쪽에서 눈으로 확인하고 incisal pin이 뜨지 않았는지도 확인한다.

과정 9 교합지의 역할 (HANEL 교합지, 붉은 색 40마이크론, 茂久田商會)

Wax up에 과부족이 없는지 눈으로 확인한 다음 교합지를 사용해서 추가로 확인한다. 교합지 색이 왁스 패턴이나 대합 모형에 착색된다고 해서 반드시 교합 접촉한다고는 볼 수 없다. 일반적으로 기복이 심한 교합면 형태가 상하로 겹쳐진 곳에 교합지를 끼우고 교합기를 위아래로 탁탁 때려 귀에 거슬리는 소리를 내게 하는 경우가 많을 것이다. 교합면에는 복수의 접촉 부위(대구치 상하 교합면부에 10곳 이상)가 있으며 한곳 한곳 모두 같은 강도로 대합치와 접촉시킬 것을 요구하는데, 이것을 한 번에 확인하고 검사를 진행하는 것은 불가능하다. 교합지란 먼저 눈으로 목표 설정한 접촉 부위에 대하여 교합지를 물렸을 때에도 그 지점에 그대로 접촉 관계가 재현되었는지 확인하는 도구이며, "여기가 접촉하는구나!"라고 처음으로 깨닫게 되는 사용법은 올바르지 않다.

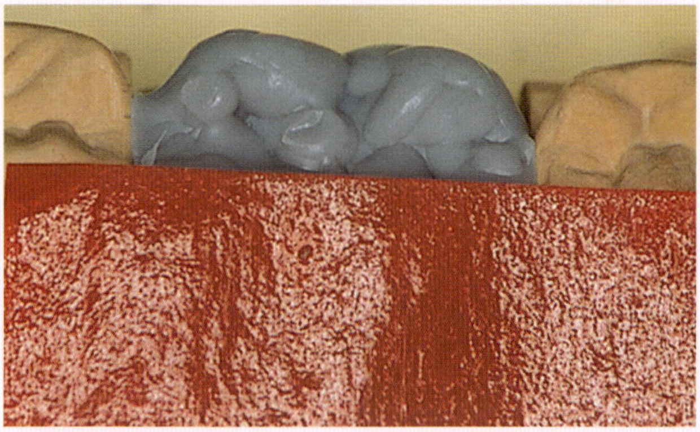

그림 2-12a. 교합지는 적절한 위치에 끼우면 착색되어 치과기공사에게 접촉 관계를 시각 정보로 전해주는 편리한 치과 재료이다. 그러나 폭넓은 교합지를 치열 전체에 끼워 사용하면 대합 모형이나 왁스 패턴을 오염시킬 뿐 본래의 목적을 달성하기가 곤란해진다.

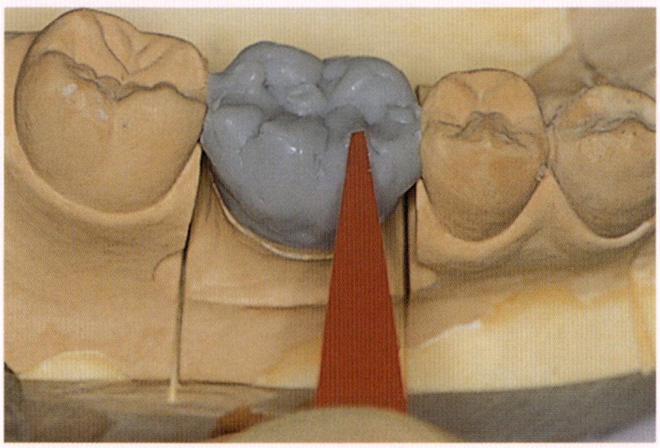

그림 2-12b. 그래서 교합지를 삼각형으로 자르면 교합면 상의 모든 접촉 교두 하나하나를 개별적으로 검사할 수 있다. 앞으로 가볍게 잡아 빼면 착색은 물론 접촉도를 손끝으로 느낄 수 있지만, 확실성이 떨어지므로 주조 후에 더 섬세한 교합 조정이 요구된다.

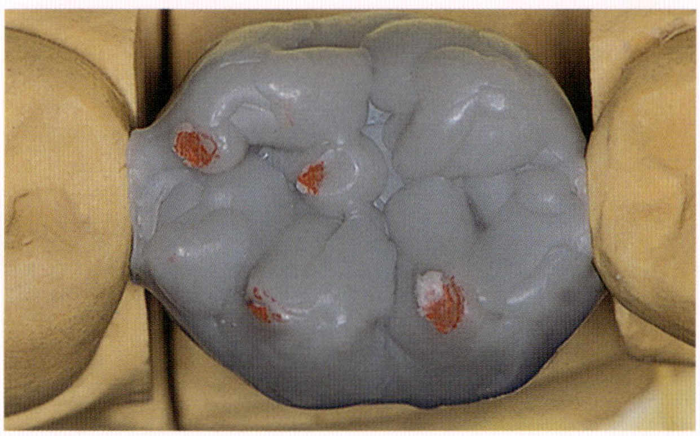

그림 2-12c. 미리 대합치 교합면 상에 목표가 설정되고, 그곳에 일치하도록 wax up된 것을 교합지로 확인할 수 있었다. 교합지를 삼각형으로 재단해서 물렸기 때문에 왁스 패턴 교합면 상에 필요 없는 기록이 남지 않는다.

구 및 소와열구의 위치

구 및 소와열구의 위치는 대합치와의 관계(교합 접촉 부위)가 결정되고 치관 외형과 교합면 각 융선의 주변치군이 조화를 이룬 후에 '결과적으로' 떠오르는 듯이 보이는 것이다.

그러나 경험이 부족한 젊은 치과기공사 중에는 치관 형태를 구로 파악하는 사람도 많고 전체적인 치관 외형이 결정되지 않았는데도 일찍부터 구(groove)를 형성하는 경우를 자주 볼 수 있다. 이것은 주변치군과 조화를 이루는 단독 형태를 실현할 수 없을 뿐만 아니라 상하악치열에 적합한 배열도 얻을 수 없다. 가령, 그림을 그릴 때 데생부터 시작하고 의도한 위치에 그릴 수 있는 기본설계가 완성된 후에 세밀한 필치로 다양한 색조를 부여해 그림을 완성하듯이, 구(groove)도 결과적으로 얻을 수 있는 형태일 뿐이다.

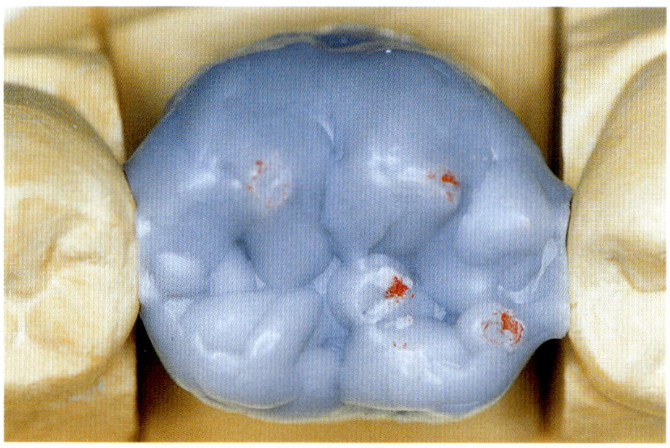

그림 2-13. 축성이 종료된 단계의 wax up. 구(groove)는 일체 형성하지 않았지만 구나 소와(pit), 열구(fissure)가 형성될 위치가 떠오르듯이 나타나 보인다.

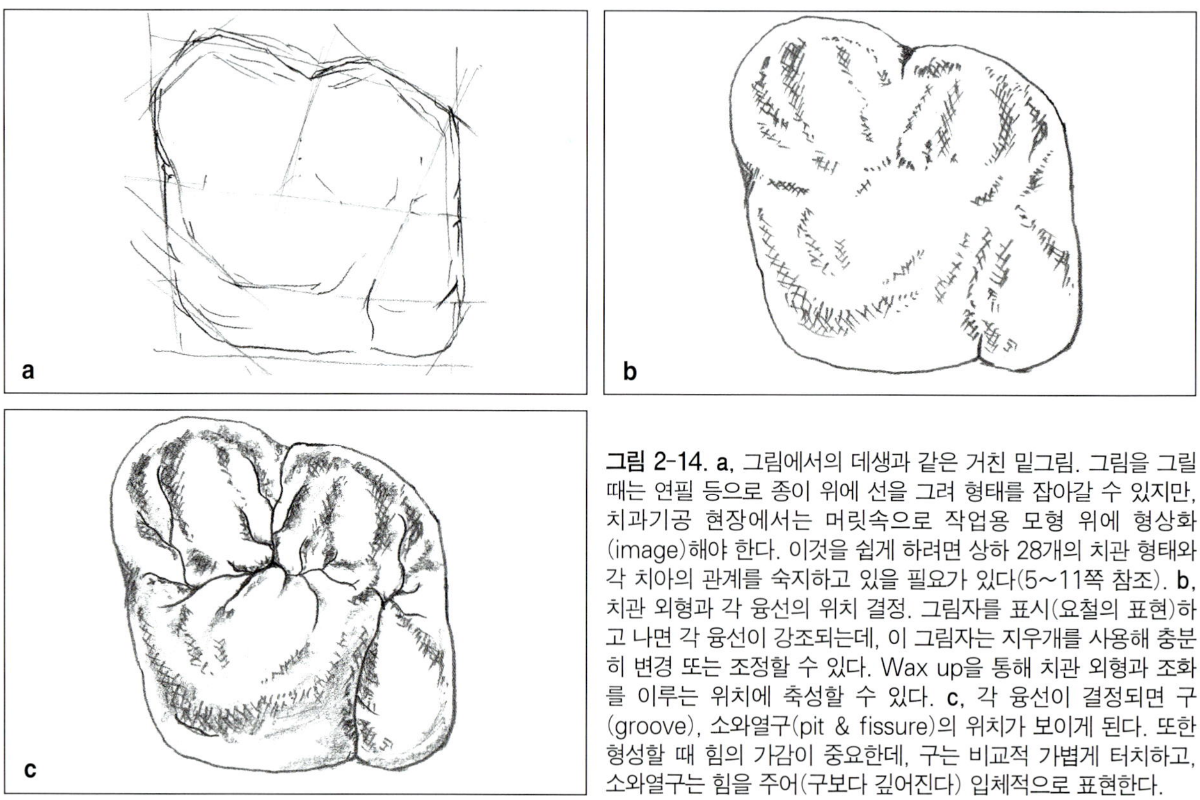

그림 2-14. a, 그림에서의 데생과 같은 거친 밑그림. 그림을 그릴 때는 연필 등으로 종이 위에 선을 그려 형태를 잡아갈 수 있지만, 치과기공 현장에서는 머릿속으로 작업용 모형 위에 형상화(image)해야 한다. 이것을 쉽게 하려면 상하 28개의 치관 형태와 각 치아의 관계를 숙지하고 있을 필요가 있다(5~11쪽 참조). **b,** 치관 외형과 각 융선의 위치 결정. 그림자를 표시(요철의 표현)하고 나면 각 융선이 강조되는데, 이 그림자는 지우개를 사용해 충분히 변경 또는 조정할 수 있다. Wax up을 통해 치관 외형과 조화를 이루는 위치에 축성할 수 있다. **c,** 각 융선이 결정되면 구(groove), 소와열구(pit & fissure)의 위치가 보이게 된다. 또한 형성할 때 힘의 가감이 중요한데, 구는 비교적 가볍게 터치하고, 소와열구는 힘을 주어(구보다 깊어진다) 입체적으로 표현한다.

형성기구의 형태와 종류

Wax up할 때는 '쌓다', '깎다', '파다' 등의 조작이 있으며, 이 조작들을 1개의 형성기구로 표현하면 좋겠지만 실제는 그렇게 되지 않는다.

요리용 칼에도 많은 종류가 있어 생선용 칼로 사과를 깎는 사람은 없을 것이다. 작업에 적합한 형성기구의 선택이라는 의미에서 치과기공도 똑같다고 할 수 있다. 필자는 직접 개량한 4종류의 형성기구(그림 2-15a~d)를 사용해 왁스를 형성하는데 판매되고 있는 형성기구 중에 자신에게 맞는 제품이 있다면 그것을 사용해도 좋다고 생각한다. 어쨌든 오랫동안 사용하면 절삭력이 둔해져 그때마다 조정할 필요가 있다. 치과기공에 쓰이는 모든 기구나 재료에 대해 최상의 상태를 유지하는 것이 성공으로 가는 지름길이다.

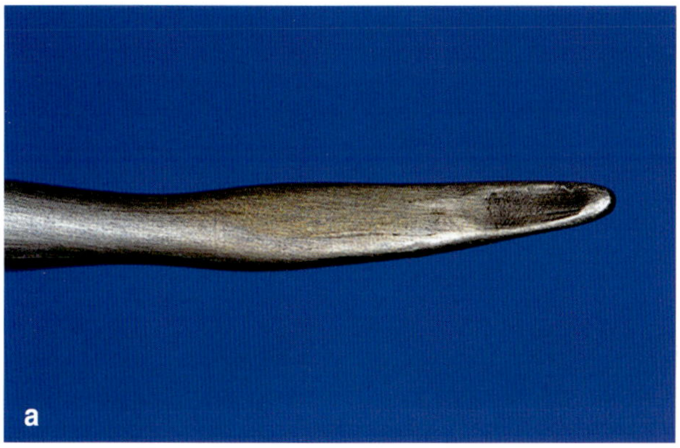

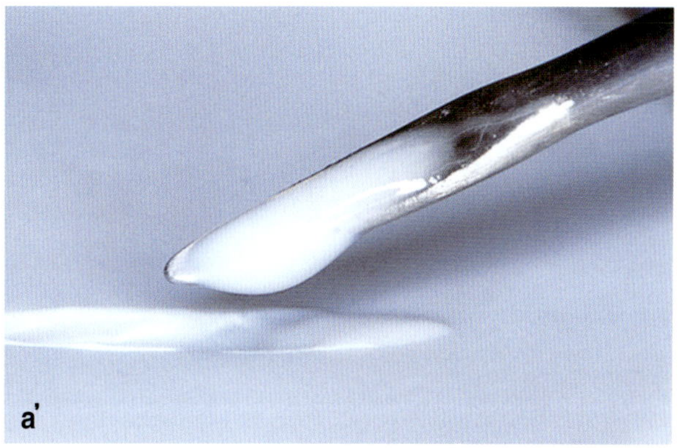

그림 2-15a, a'. 축성용. 교두 1개 정도의 왁스를 녹여 뜨기 위해 한쪽을 오목하게 만들고 왁스 표면에 효율적으로 접촉하기 쉬운 각도를 부여하였다.

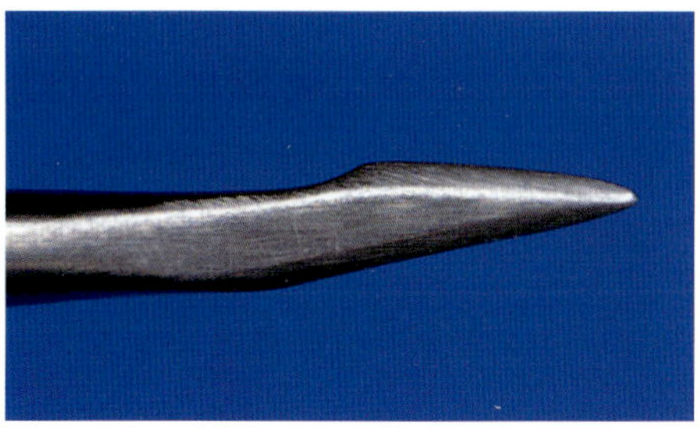

그림 2-15b. 삭제용. 자연치는 볼록한 형태의 연속으로 되어 있다. 왁스 형성 도구의 기능면이 볼록하면 오목한 형태가 연속되므로 삭제용 왁스 기구는 이렇게 직선 형태로 되어 있다.

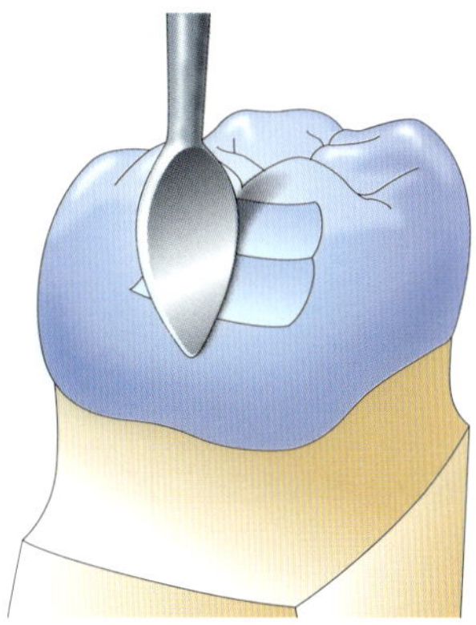

그림 2-15b'. 볼록한 왁스 형성 도구는 오목한 면의 연속 형태를 만든다.

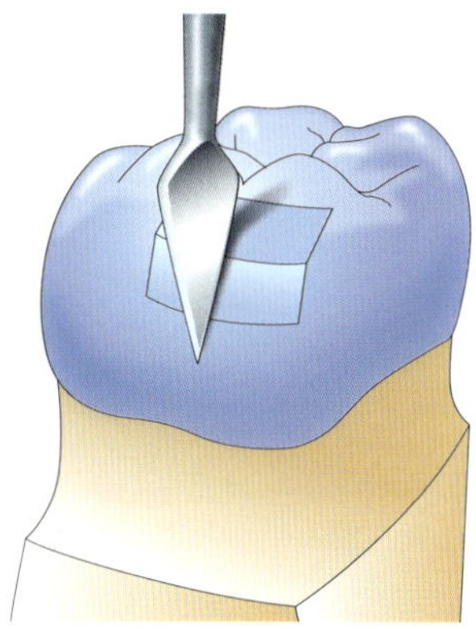

그림 2-15b". 직선의 왁스 형성 도구는 볼록한 면의 연속 형태를 만들 수 있다.

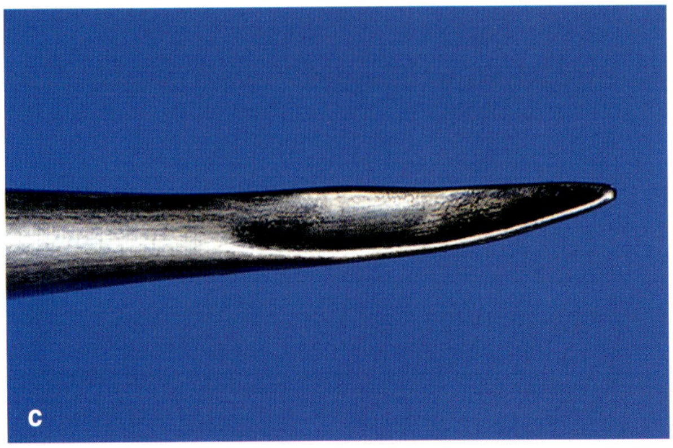

c

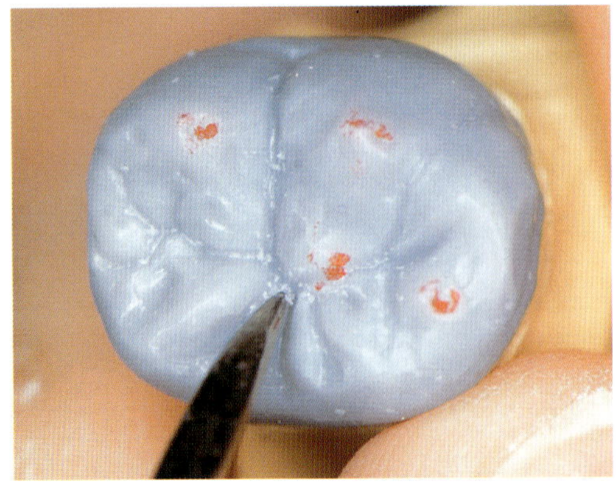

c'

그림 2-15c, c'. Groove용. 인간이 창조한 수복물은 자연치의 구(groove)와 다르며 연마(구강 내에서는 양치질)하기 쉬워야 하므로 연마재나 칫솔모가 잘 들어가 접촉할 수 있는 구를 형성할 수 있는 형태로 가공되었다.

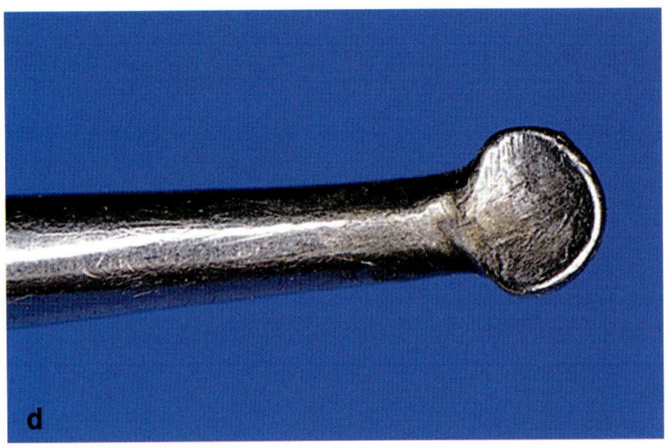

d

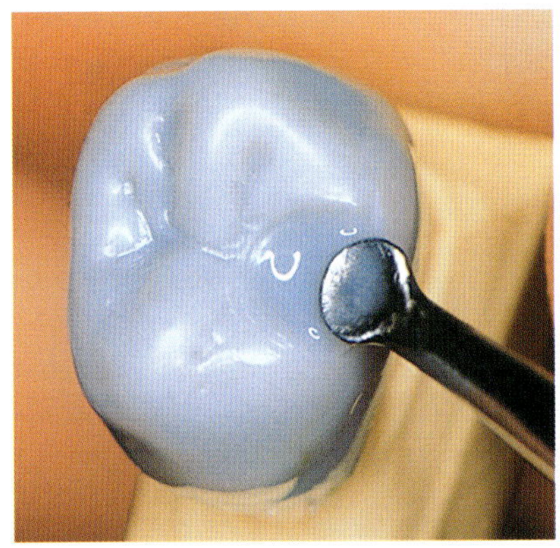

d'

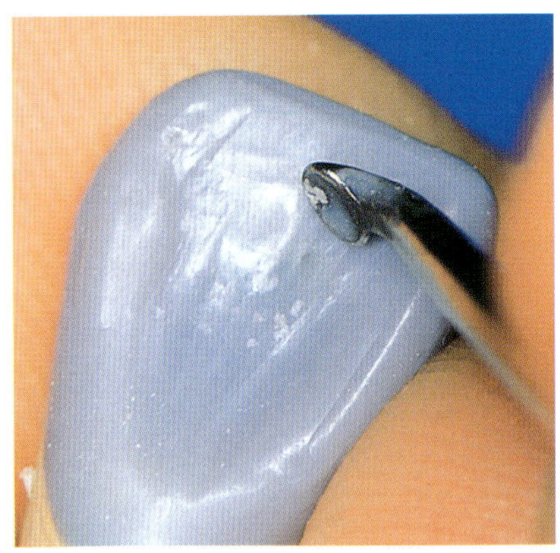

d''

그림 2-15d, d', d''. 전치부 설측면과 rest seat용. 전치부 설측면은 오목하므로 직선 형성기보다 둥근 제품이 형성하기 좋다. Rest 부분에는 왁스 형성 도구를 약하게 가열해 원하는 위치에 갖다 대고 왁스를 녹여주면서 rest seat을 형성한다.

과정 10 치관부의 wax carving

애써 축성한 왁스 패턴을 삭제하는 일은 제작 과정을 뒤로 돌리는 것과 같다. 여분의 wax up이 없었다면 삭제 작업은 필요 없겠지만 생각처럼 되지는 않으므로 그것을 최소화할 수 있다면 작업 효율은 크게 올라간다. 형성기구의 위치는 형성면에 대해 항상 일정하게 유지하고 왁스 패턴을 형성 방향으로 회전시키듯이 작업을 진행한다.

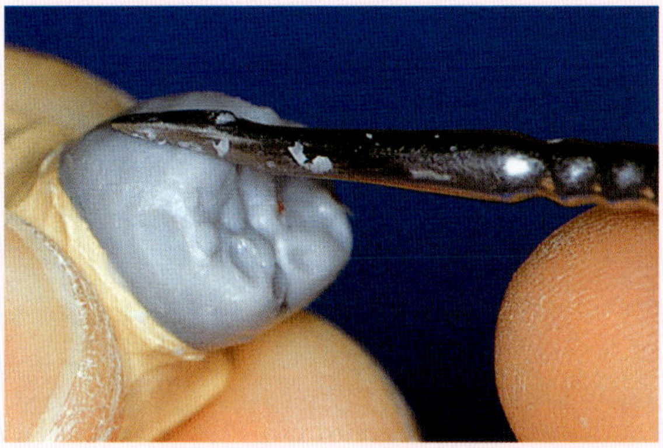

그림 2-16a. 왁스 형성 도구와 손가락의 위치. 형성하는 면에 대해 왁스 형성 도구는 항상 일정한 각도를 유지하고 왁스 형성 도구가 안정적으로 고정되도록 사용하는데, 그때 왁스 패턴 등에 손가락이 접촉하지 않는 위치를 선택한다.

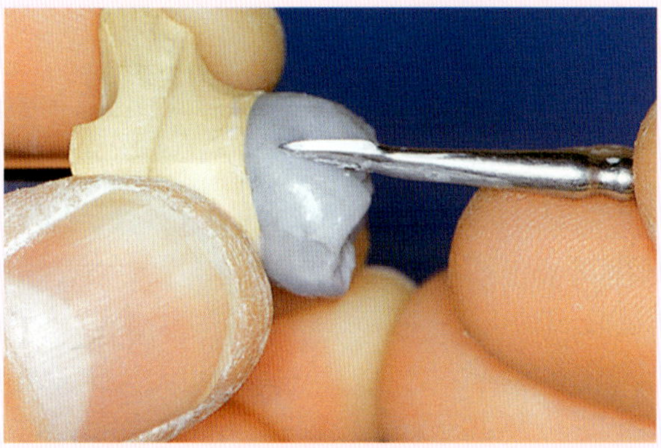

그림 2-16b. 왁스 패턴을 돌린다. 왁스 형성 도구나 손가락의 위치는 그 상태에서 왁스 패턴을 형성하고 싶은 방향으로 기울이면 형성이 용이해진다.

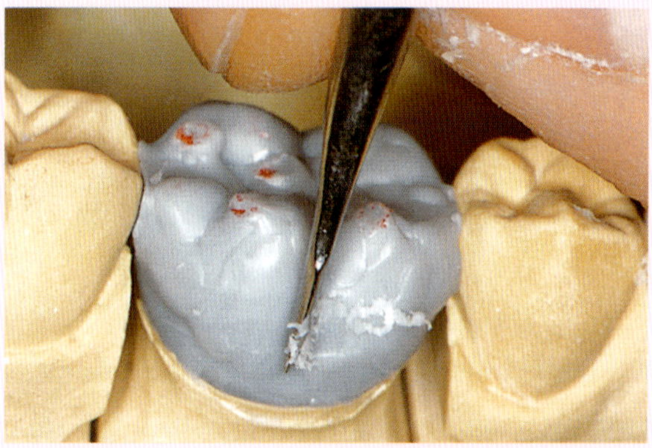

그림 2-16c. 왁스 형성 도구와 치관축의 관계. 왁스 형성 도구의 작업 방향은 항상 치관축과 동일하지 않으면 치관축을 왜곡할 수 있다.

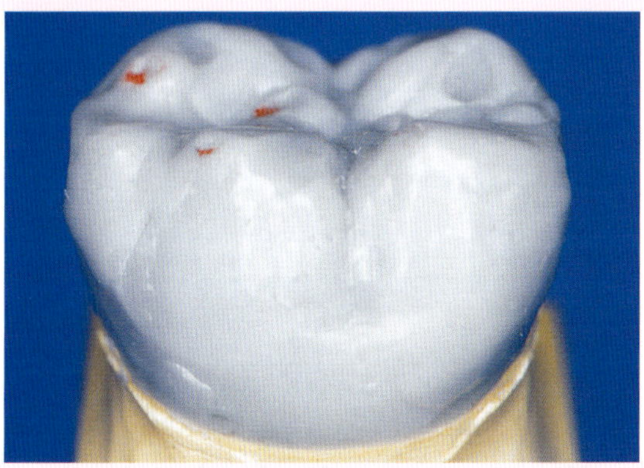

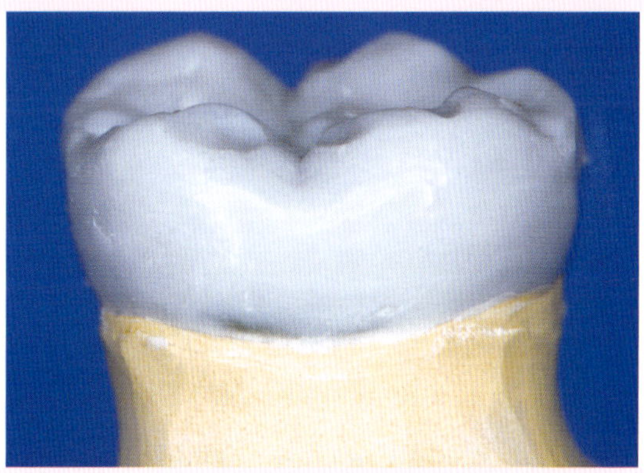

그림 2-17a, b. 치관 외형의 wax carving이 종료되었다. 이제부터 구(groove) 및 소와열구(pit & fissure)를 형성할 수 있다.

구 및 소와열구

교합면 이외의 치관 형태 외측이 거의 결정되면 교합면부의 각 융선 형태를 조각할 수 있다. 이때 치관 외형의 전체적인 형태가 결정되면 교합면부 각 융선을 조각할 때 기준이 되므로 교합면부터 조각을 시작하거나 대합치 모형과 교합 접촉하는 부위를 만져서는 안 된다.

자연치 교합면을 관찰하면 주융선은 하악골 운동 경로를 이끄는 위치(융선의 사면을 따라)에 배열되고 그에 대해 부구(accessory groove)는 저작 효율을 높이는 위치, 즉 운동 경로에 대해 직각 방향으로 배열되고 융선을 횡단하고 있는 것을 알 수 있다. 또한 구와 소와열구의 경계는 애매하며 근원심과 중앙에 깊게 파인 와를 열구라 부르고, 교합면 중앙에서 점점 치관부를 향해 얕아지도록 구를 형성하고 있다.

치과기공사는 자연치를 모방해 치아를 배우고 배운 지식을 보철물 형태에 표현해 기능시켜 결과적으로 환자의 심미적 요구를 만족시켜야 한다.

모방하는 데는 한계가 있고 보철물은 자연치를 능가하지 못하지만, 자연치는 우식(caries)되는 소재인 반면, 치과기공사가 사용하는 소재인 치과 재료는 우식되지 않는다. 따라서 지대치 모형에 대한 적합이 좋지 못하거나 부적합한 형태, 즉 우식을 유발할 수 있는 요인을 부지불식중에 치과기공사가 간과하는 일이 없도록 해야 한다.

그림 2-18c에는 상악 6전치 설측면과 상악 구치 교합면 상에서 하악 치아의 운동 경로를 소개하고 있는데, 화살표 방향으로 직선적으로 지속적으로 접촉 활주하는 것이 아니라 중심위 또는 교두감합위에서 측방운동을 시작한 순간부터 이개가 진행된다고 한다. 또한 하루 24시간 중에 상하악 치아가 접촉하는 시간은 겨우 10~12분이라고 하는데, 이것을 보면 "교합이란 이개(disclusion)의 학문이다"라고도 말할 수 있다. 이 내용을 이해하려면 상하악 28개의 치아를 wax up할 수 있어야 한다. 왜냐하면 wax up하는 기술이 있어야 비로소 자신이 지금까지 배운 다양한 지식이 형태(치관 형태)로 살아나기 때문이다.

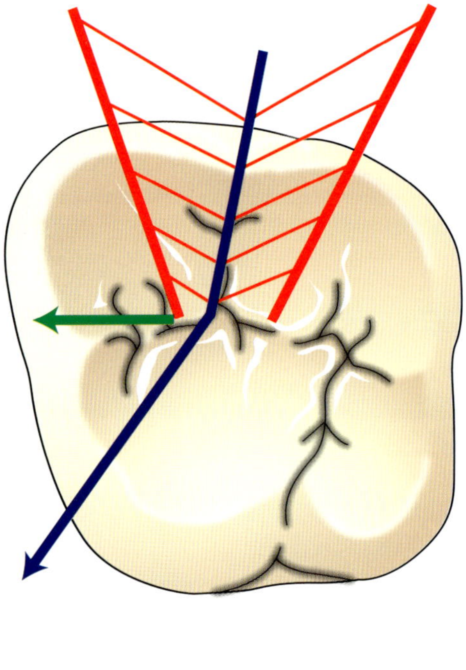

그림 2-18a. 교합면 상에서 작업 교두의 저작 운동 경로. 협측 교두의 근원심 융선(—)에 만들어진 사면에 하악 작업 교두가 유도되고, 협측 원심 부근에서 근심 설측 방향(→)으로 하악 작업 교두가 통과한다. 이들이 반복되어 저작 운동 경로(→전방운동 경로)가 된다.

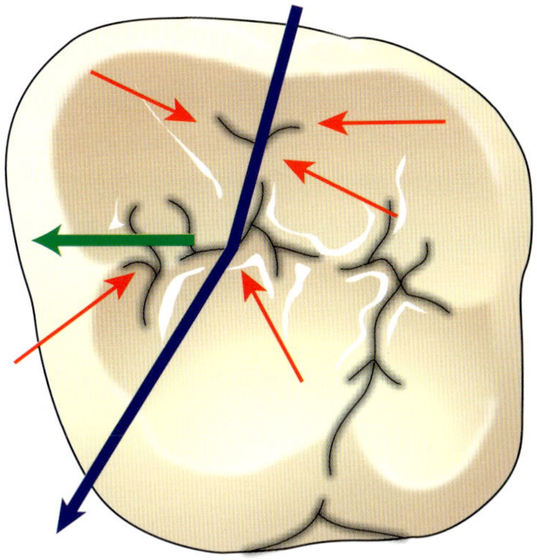

그림 2-18b. 기능적 교합면. 저작 운동 경로(→)에 대해 직각 방향으로 부구(accessory groove)가 형성되고, 하악 작업 교두가 횡단(→)하여 저작 효율이 향상된다.

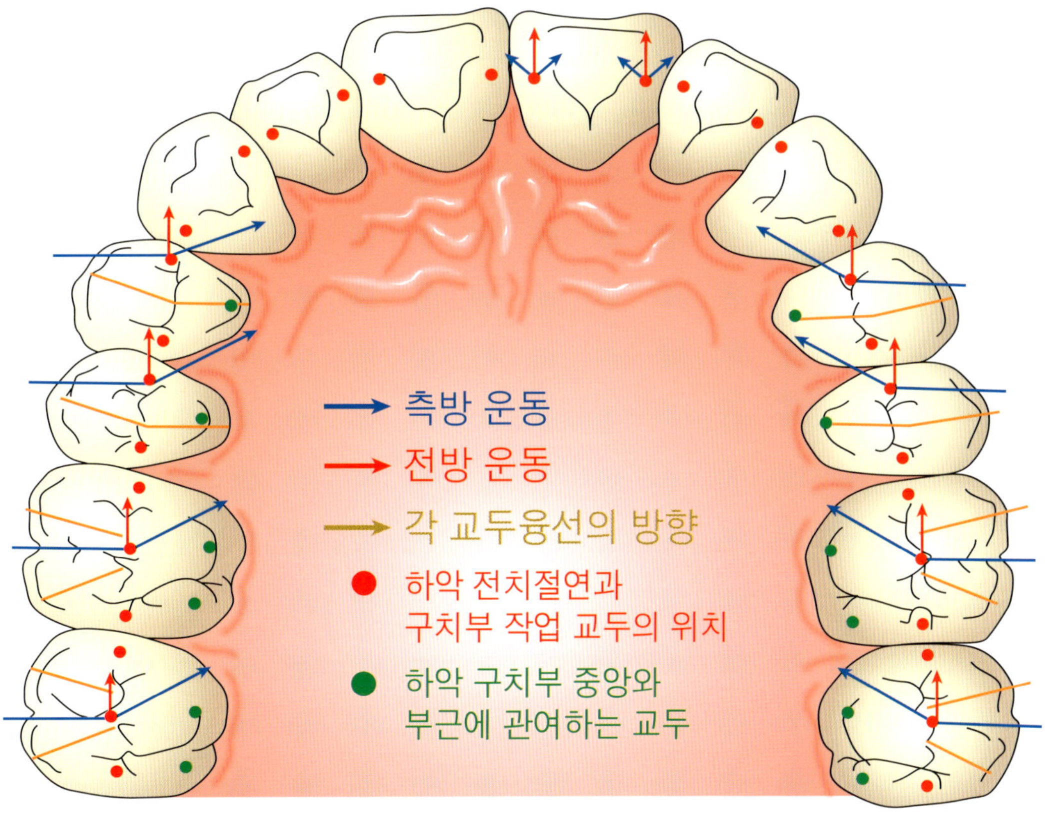

그림 2-18c. 상악 교합면에서 하악 치아의 운동 경로. 상악 치아는 두개골에, 하악 치아는 하악골에 식립해 있다. 서로 골에 식립되어 있다는 것은 연동하면서 움직인다는 것을 의미하며 개별적으로 1개의 치아가 독립해 개별적인 운동 경로를 만들 수는 없다. 특히 하악골은 양측 과두에 관절원판을 매개로 하면서 공중에 매달린 상태라고 볼 수 있다.

과정 11 교합면부의 wax carving(trace=덧그리다)

상하악 교합면 각 융선과 구에 의해 부서진 음식 조각의 대부분은 저작 운동과 함께 설측으로 유도되며, 나머지 일부 음식편은 유도된다기보다 상악에 대해 하악치열이 접근해 협측 부근으로 밀려나오게 되어 있다. 이렇게 협측으로 밀려 나온 음식편은 협점막에 의해 차단되고, 설측으로 유도된 음식편은 혀에 의해 차단되어 모두 교합면 위에 다시 올려지는 구조로 되어 있다. 따라서 구의 trace는 교합면 중앙에서 바깥쪽을 향해 형성기구를 사용하고 구와 구가 교차하는 장소는 인접 구에서 중복하듯이 trace하면 높이 차이가 발생하지 않는다.

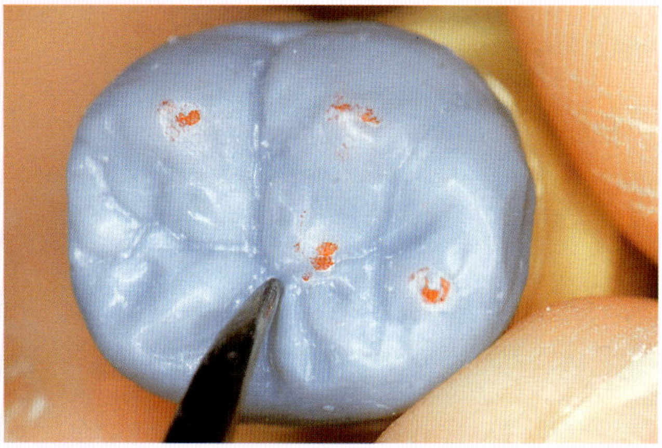

그림 2-19a. 구의 trace. 항상 바깥을 향해 왁스 형성 도구를 사용하는데, 그때 구의 최심부 요철 형태가 왁스 형성 도구 말단부에 전해져 손가락 끝으로 느낄 수 있는 기구 사용법이 요구된다. 왁스 형성 도구에 가하는 힘은 요철을 없앨 정도의 힘이면 된다. 또한 근원심 또는 중앙와(central pit) 부근은 다소 힘을 강하게 주고 바깥으로 갈수록 힘을 약화시켜 구가 얕아지도록 힘을 조절하는데, 자연치의 소와열구처럼 깊게 파인 구를 수복물에 부여해서는 안 된다. 연마가 곤란한 수복물은 구강 내에서 충분한 양치질이 불가능하기 때문이다.

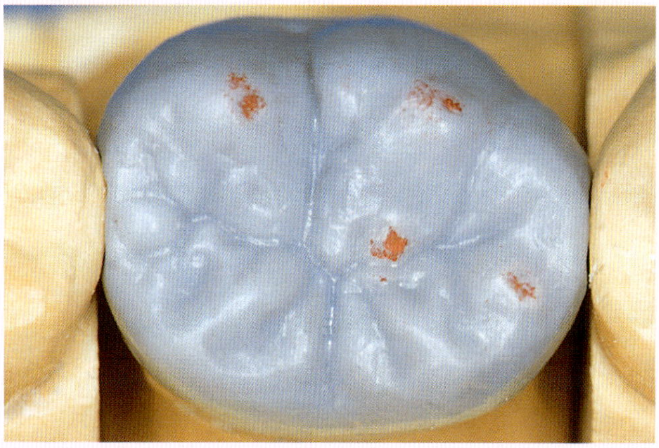

그림 2-19b. Trace 종료. 왁스 형성 도구가 형성면을 trace할 때에 형성면의 요철을 손가락 끝으로 읽는 섬세함과 조작상의 강약 조절이 중요하다. 이때에는 이미 금속 연마가 시작되었다고 생각하면서 형성을 진행하면 된다.

과정 12 치관 외형의 마무리

젖은 솜으로 왁스 패턴 표면을 가볍게 닦는 방법이 일반적인데 닦을 때 힘 조절을 잘못하면 교합 접촉 부위를 낮게 만들 수 있으므로 주의해야 한다. 또한 둥근 솜은 마무리하려고 하는 장소에 대해서만 선택적으로 작업하기가 곤란하며 형태를 훼손하지 말아야 할 부분(대합 접촉 부위)까지 영향을 미칠 수 있다는 것도 기억했으면 한다.

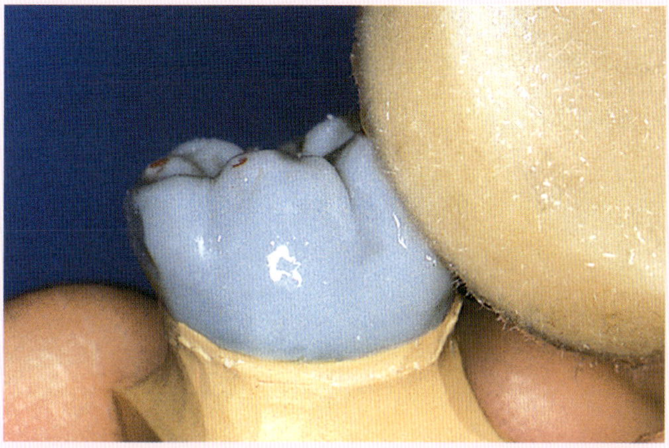

그림 2-20a. 치관부 마무리. 필자는 펠트(felt, 모직이나 털을 압축해서 만든 부드럽고 두꺼운 천)콘에 왁스 분리재를 묻혀 펠트콘의 평평한 부분으로 치관 외형을, edge 부분은 교합면 등의 세부 마무리에 사용한다. 이 소재는 경도가 적절하여 작업 조절이 용이하다.

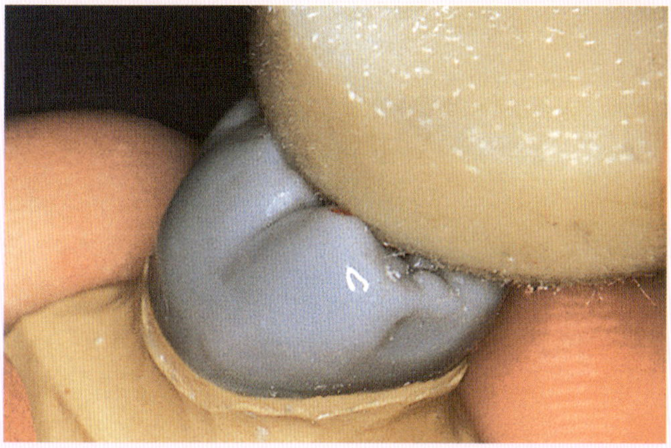

그림 2-20b. 교합면부 마무리. 대합치와 접촉하는 부위에 대하여 edge 부분을 사용하면 접촉 관계를 상실하게 된다. 또한 세부 마무리할 때는 면봉을 사용하면 좋다.

과정 13 마진부 마무리

지금까지 마진부 형성은 크게 의식하지 않았다. 왜냐하면 치관을 형성하는 중에는 왁스를 축성하거나 삭제하는 작업이 반복되어 변화하기 쉬우므로 섬세하게 확정하기가 곤란한 마진의 최종 형성은 마지막으로 미루었다.

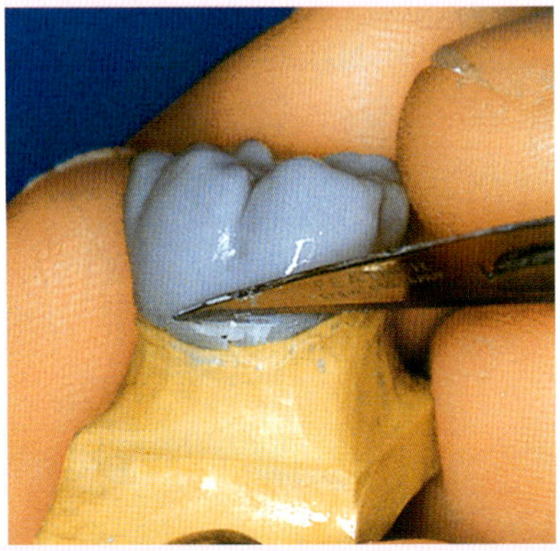

그림 2-21a. 자른다기보다 분할한다는 감각으로, 갈라진 순간 힘을 빼면 지대치 모형 표면에 상처를 만들지 않는다.

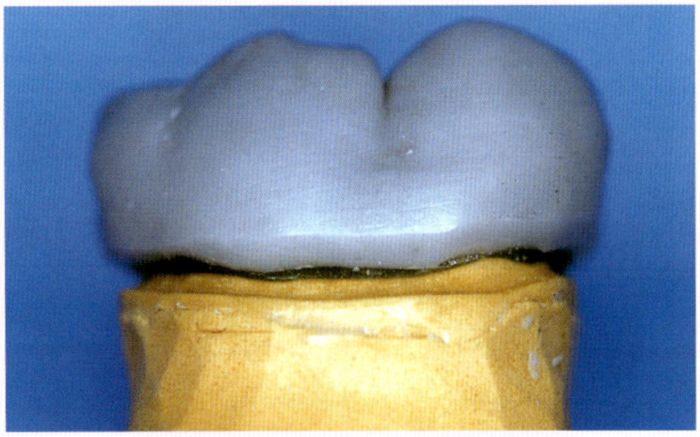

그림 2-21b. 갈라진 부위를 부드러운 면이 되도록 정리하면 내면에 주름이 잡히지 않는다.

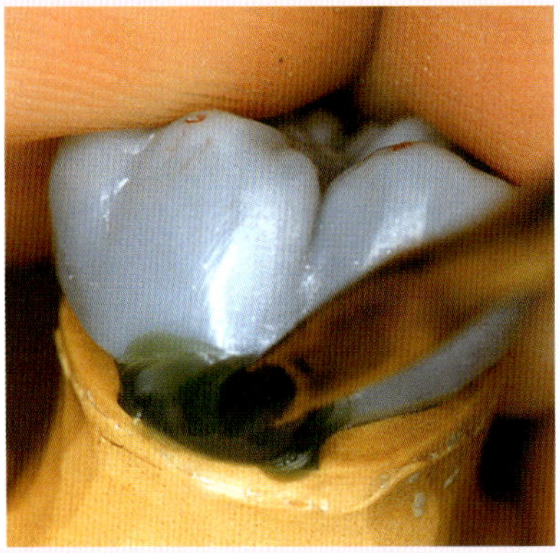

그림 2-21c. Soft wax를 높은 온도에서 녹여 주입하듯이 조작한다. 조작이 종료된 후에 면을 활택하게 정리하고 젖은 솜으로 눌러가면서 닦는다.

그림 2-21a~c. 마진부의 분할.

과정 14 마진부 마무리의 최종 확인

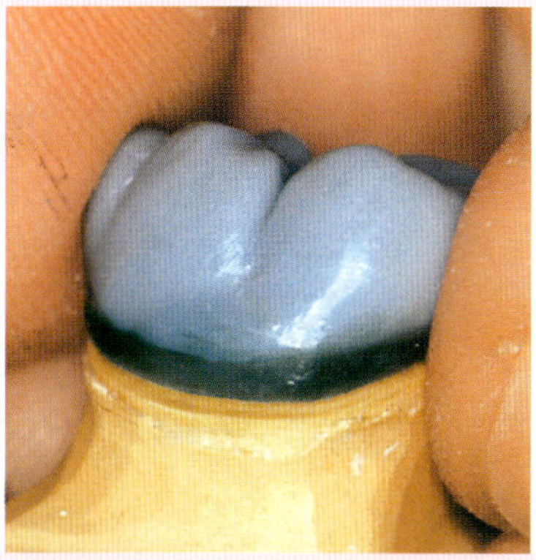

그림 2-22a. 지대치 모형에서 살짝 분리하여 과부족이 없는지 검사한다.

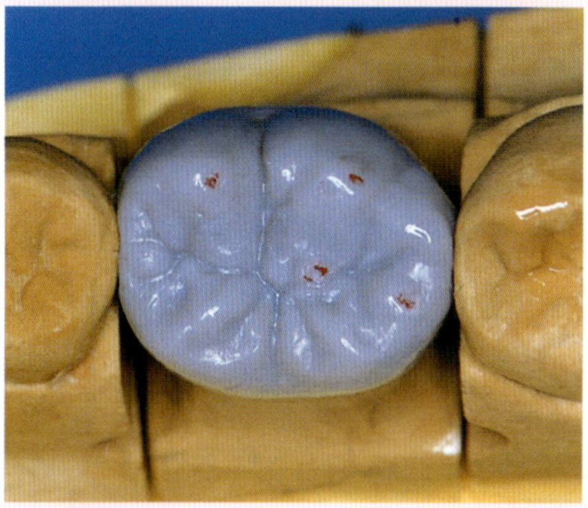

그림 2-22b. 최종 확인 단계에서도 접촉 관계는 상실되지 않았다.

제3장
실패는 없다! 매몰 및 가열 테크닉

적절한 치관 형태

인접치 인접면과의 간격이 떨어지면 떨어질수록 왁스를 추가해야 하므로 기공 조작이 어려워지며 형태를 훼손할 수도 있다. 그러나 인접치와 접촉하는 관계가 적절하게 치관 형태를 만들었다면 추가하는 왁스의 양은 적을 것이고 주조 후 접촉 영역의 조정도 쉬워진다. 여기에서 말하는 '적절한 치관 형태'란 협설 치경 마진부에서 대합치와 접촉하는 부위까지와 수복 부위 인접면에서 인접치 접촉 영역까지를 말한다. 즉, 치관부 풍융(crown contour)이란 순협설면에만 존재하는 것이 아니라 인접면 풍융(interproximal contour)도 함께 포함한 형태를 말하기 때문에 단순히 인접치와 접촉만 하면 끝나는 것이 아니다.

과정 1 인접치 접촉 영역에 wax 추가

왁스 패턴에서 인접치 접촉 영역은 치관 형태에서 인접치 접촉 영역과 확실하게 접촉해야 한다(그림 3-1a). 인접치와 치관 형태에 공간이 존재하는 증례에 왁스를 추가해도 주조 후 contact 조정할 때 접촉 관계를 재현할 수는 있어도 순설협측의 이상적인 우각의 특징을 얻을 수는 없다. 그렇게 되면 인접면에서 food impaction이 발생하리라 예상된다(그림 3-1b).

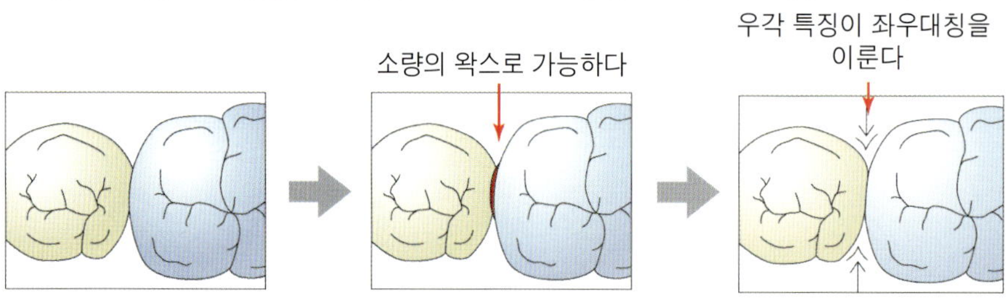

그림 3-1a. 형태적으로 접촉하는 경우. 인접치와 치관 형태상의 접촉 관계가 달성되었으므로 소량의 왁스로 충분하다. 따라서 이상적인 우각 특징을 재현하기 쉽다.

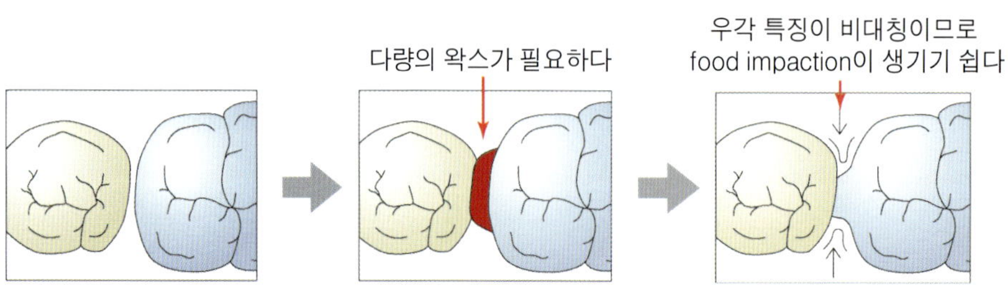

그림 3-1b. 형태적으로 접촉하지 않는 경우. 왁스를 추가하는 것만으로는 인접치와 접촉하는 정상적인 관계를 얻을 수 없으므로 이상적인 우각 특징은 기대하기 어렵다.

Removable knob(크라운 제거용 돌기, 돌출된 손잡이, 고리, hook)의 형성

Removable knob이란 완성한 보철물이 구강 내에 시적될 때에 치과의사가 보철물을 쉽게 착탈할 수 있도록 하는 작은 돌기물이다. 끝이 둥글고 협점막에 대해 직각 방향으로 향하면 상처를 입힐 수 있으므로 embrasure 쪽으로 방향을 기울여 설치한다.

또한 removable knob에는 요구되는 형태가 있으므로 항상 같은 형태로 형성할 필요가 있다는 것을 잊어서는 안 된다.

치과의사의 지시로 협설 대각선 방향 2곳에 removable knob을 부여하기도 하는데, 여기에서는 협측-근심-인접면 부근에 설치하는 일반적인 증례와 기공 조작 상의 주의사항에 대해 소개하겠다.

과정 2 Removable knob의 위치

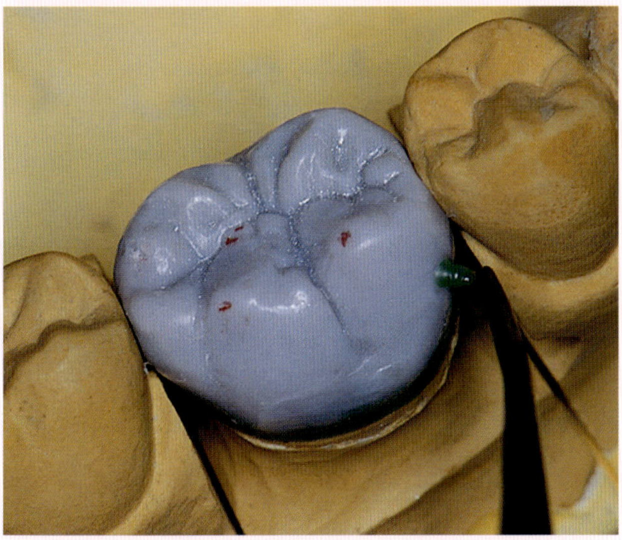

그림 3-2a. 제거용 hook은 방해되지 않는 위치에 설치. 왁스 형성 도구로 소량의 왁스를 패턴 표면에 살짝 연결하고 숨을 불어가면서 왁스 형성 도구를 패턴에서 천천히 멀리하면 녹은 왁스가 굳으면서 고드름처럼 기둥으로 남게 된다. 치과의사는 보철물의 접촉도를 계측하기 위해 contact gauge를 인접면에 삽입하는데 이때 제거용 hook이 방해되지 않는 위치와 방향으로 설치되어 있어야 한다.

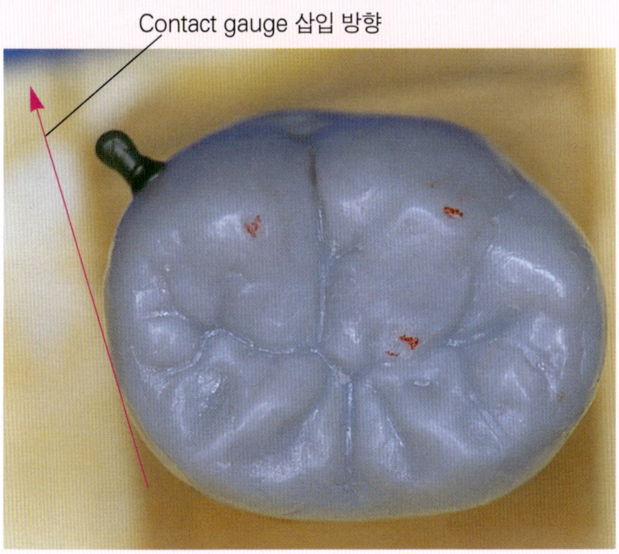

그림 3-2b. Contact gauge의 방향. 완성한 보철물의 접촉도를 계측하기 위해 contact gauge를 사용하는데 삽입 방향에 제거용 hook이 걸리게 되면 gauge를 사용할 수 없다. 삽입 방향에서 떨어진 위치에 설치하고 끝부분은 둥글게 가공한다.

왁스의 선택

치과기공소마다 다양한 색의 왁스를 사용하리라 추측이 되는데, "왜 이렇게 비싼 왁스를 사용할까?"라는 생각이 드는 경우도 많다. 왁스의 선택에 있어 재료비도 한 가지 중요한 요소가 되겠지만, 치과기공을 진행할 때 보기 편하고 조작이 쉽다는 것은 길게 보면 재료비를 상회하는 작업 효율의 향상이 있으며 결과적으로 이는 비용의 절감으로 이어질 것이다. 지금 스스로 내 눈앞에 있는 왁스를 한번 살펴보자.

과정 3 보기 편한 왁스

치과기공사는 하루의 절반 이상을 왁스 조작에 소모하는 만큼 사용하기 편리할 뿐만 아니라 보기 쉽고 눈에 편한 왁스의 선택이 요구된다.

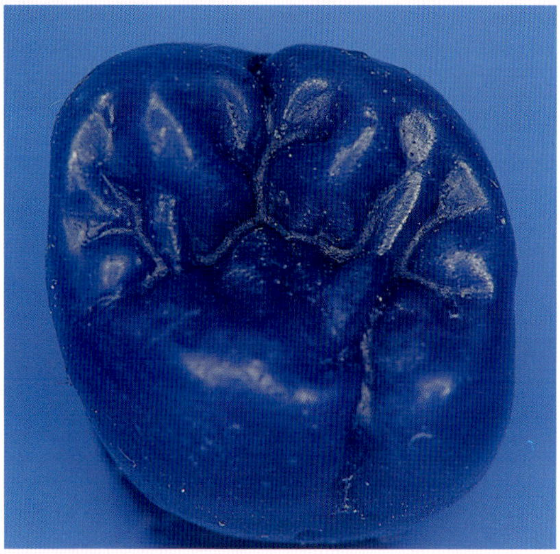

그림 3-3a. Blue. 명도가 낮으므로 세부형태가 잘 보이지 않는다. 장시간 작업하면 눈이 피로하다.

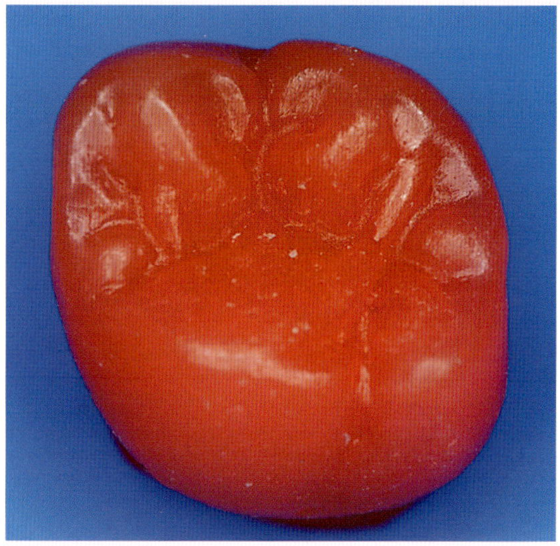

그림 3-3b. Red. 이것도 어두운 색이 강한 붉은 색으로 세부형태를 보기가 어렵다.

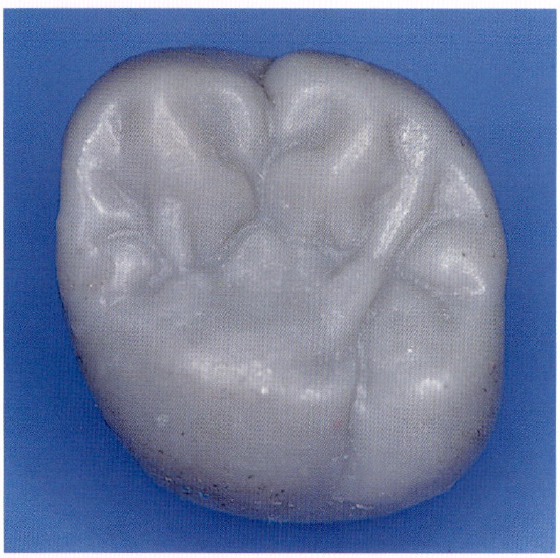

그림 3-3c. Gray. 명도가 높고 세부형태를 판단하기 좋다.

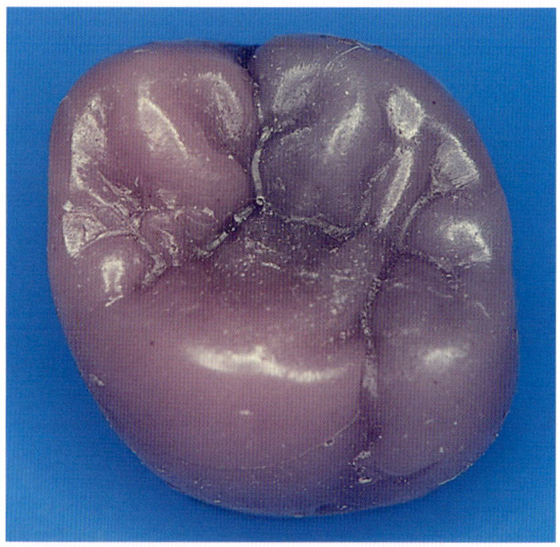

그림 3-3d. Spot. 색조가 다르면 삭제 작업에 차이가 생긴다.

그림 3-3a~d. 왁스 색조에 따라 결과가 다르게 보인다.

주조 전 준비

주조는 눈으로 직접 확인할 수 없는 주형 내에서 이루어지는 작업으로, 금속이 녹기 전까지는 눈으로 쉽게 확인할 수 있지만 주조압을 가한 순간부터는 눈에 보이지 않고 매몰재에서 꺼내기 전까지 확인할 수도 없다.

그만큼 주조 전후 준비(원추대의 형태와 상태 및 가열 스케줄 등)가 결과에 큰 영향을 미친다.

과정 4 원추대(crucible former, 도가니 형성용 원추)의 형상과 선택

치과기공사에 의한 주조 방법에는 '원심 주조'와 '압박 주조'로 크게 대별되고 있는데, 원심 주조에는 원추대 양형(뿔)에 의해 만들어진 매몰 링 한쪽 끝의 도가니 형상 위에서 직접 용해하는 방법과 다른 도가니 상에서 용해하는 방법이 있어 선택하는 주조법에 따라 원추대 형상과 sprue선의 직경에 차이가 있다.

원심주조의 경우

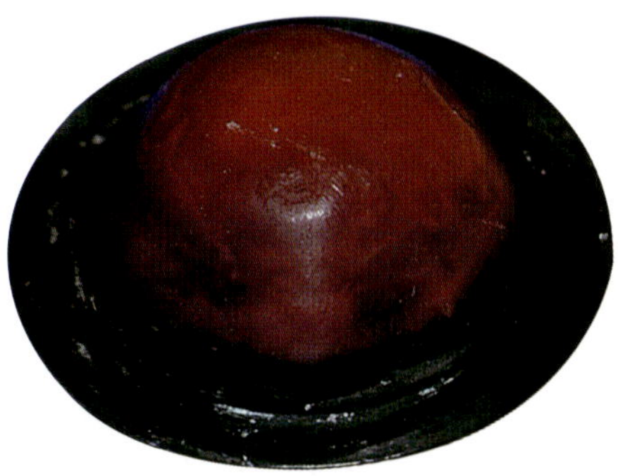

그림 3-4a. 매몰 링(investment ring) 위에서 직접 금속을 융해한다. (예; 단독 inlay나 core 등). 열효율 등을 고려해 원추대의 돌출부 형상은 둔각으로 처리하는데 너무 얕으면 원심압이 가해졌을 때 융해된 금속이 외부로 튈 수 있다.

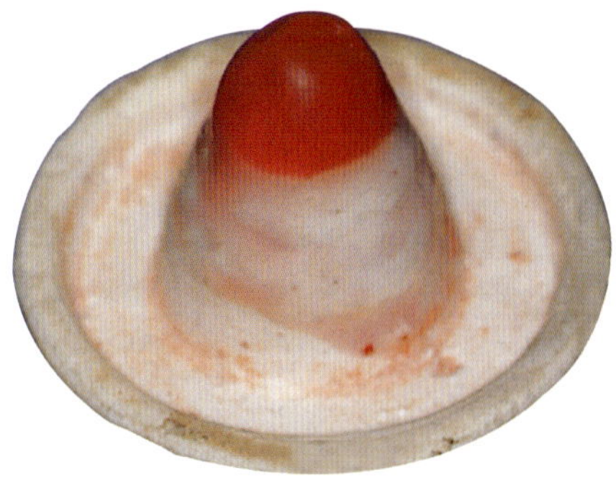

그림 3-4b. 다른 접시에서 녹인다. (예; 두께가 있는 주조관 등). 원심압이 가해짐과 동시에 주입구에 융해된 금속이 집중된다. 매몰 링 상에서 융해되는 경우와 비교하면 예각의 원추대 돌출부 형상이 필요하며 융해되는 금속량이 많은 증례에 유리하다. 두꺼운 sprue 선을 사용한다.

압박 주조의 경우

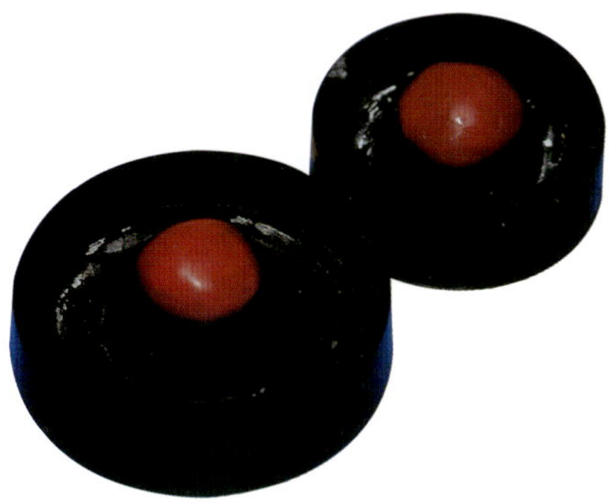

그림 3-4c. 탄소 도가니나 세라믹 도가니 상에서 금속을 녹인다.(예; 모든 증례에 대응 가능). 금속이 융해되면 머플(muffle)이 반전되어 주조 음형에 금속이 주입된다. 동시에 공기가 머플 내에 주입되고 주조압이 금속 전체에 균등하게 작용한다고 한다.

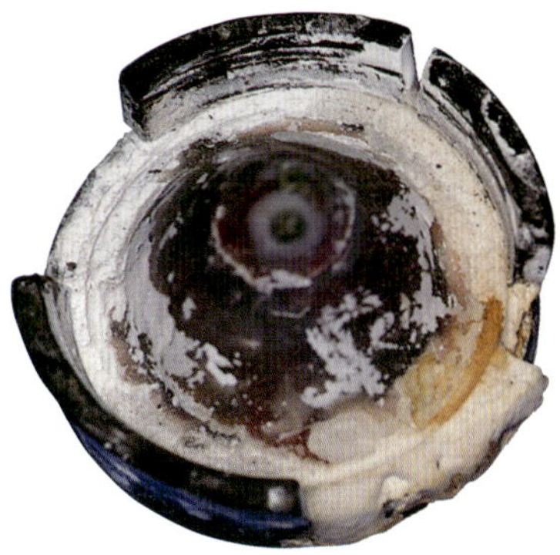

그림 3-4d. 사용할 수 없는 원추대. 사용한 후에 청소를 게을리 하면 매몰재가 표면에 들러붙는다. 매몰재가 원추대(고무)에 달라붙어 사용할 수 없다. 치과 재료나 기구를 소중하게 다루면 비용이 크게 절감된다.

그림 3-4a~d. 주입 방법이 다르면 원추대 형상도 다르다.

과정 5 Sprue 선택

자갈길과 아스팔트 포장된 길 중에서 어떤 길이 운전하기 쉬울까 생각해 보자. 비포장도로 운전을 즐기는 사람이라면 자갈길을 고르겠지만, 보철물을 제작할 때의 주조 장면으로 바꿔 생각해 보면 과연 어떨까? 용해된 금속을 차에 비유하면 달리는 길(sprue선, 주입로)이 아스팔트로 잘 포장되어 목적지(주형)에 가능한 한 빠르게 도달하는 것이 좋은 결과를 얻을 수 있을 것이다.

또한 넓은 수영장에 물을 넣을 때 가정용 작은 수도꼭지를 사용하는 사람은 없을 것이며, 반대로 컵에 물을 담을 때 수영장용 큰 수도꼭지를 사용하는 사람도 없다. 즉, 주조체 음형의 체적에 따라 sprue 직경을 선택하게 되는데, 필자는 기본적으로 두꺼운 편이 유리하다고 생각한다.

Sprue의 접합 후에는 왁스 표면 전체를 토치 불로 살짝 열을 가하여 활택하게 만든다. 용해된 금속은 매몰재 crucible 표면에 흠집을 만들지 않고 주입로를 통과해 주조체 음형에 도달할 것이다.

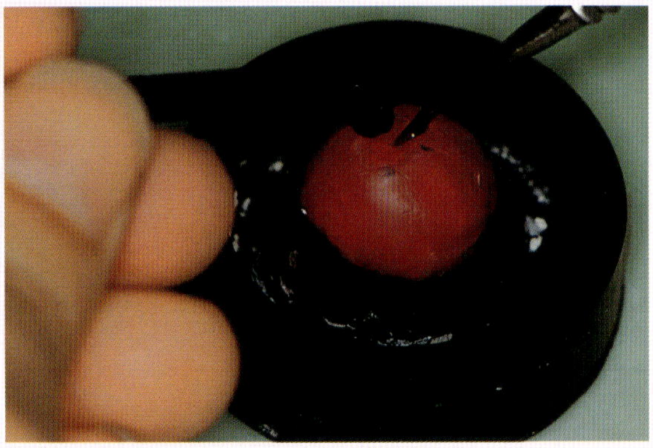

그림 3-5a. 왼손으로 sprue wax R40을 잡고 원추대 위의 식립할 방향에 근접시킨 후 원추대 상의 왁스를 왁스 형성 도구로 녹인다.

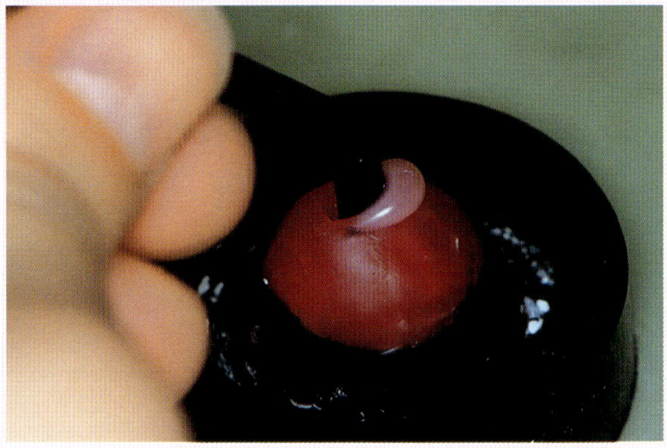

그림 3-5b. 원추대 상의 왁스가 경화하기 전에 sprue wax R40을 끼운다.

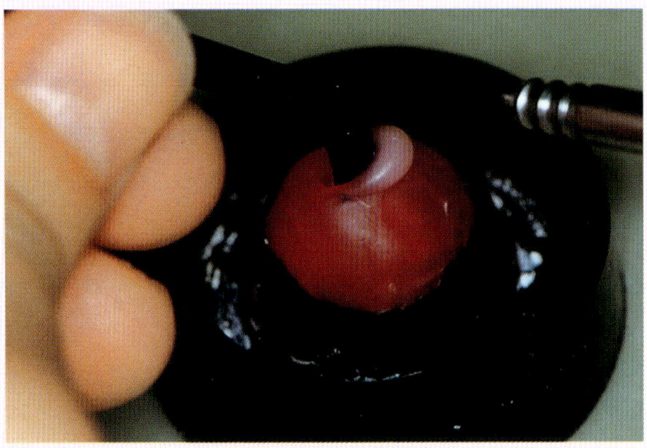

그림 3-5c. 접합부 주변을 왁스 형성 도구로 녹여가면서 자연스럽게 정리한다.

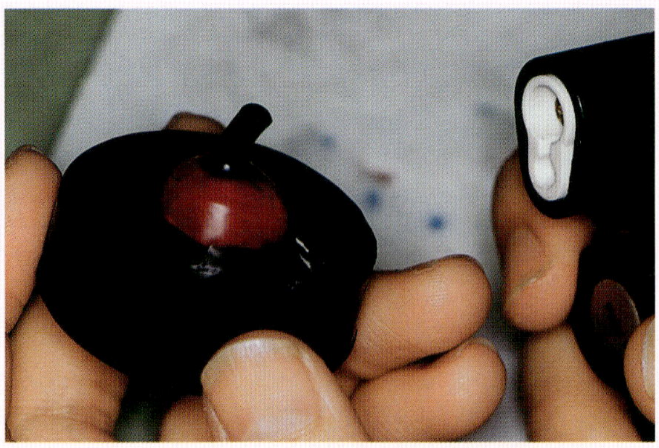

그림 3-5d. 토치를 사용해 표면 전체를 매끄럽게 정리하여 나중에 융해된 금속이 잘 미끄러져 흘러가도록 한다.

그림 3-5a~d. 원추대 돌출부에 두꺼운 sprue 선
(Sprue wax R40, 동양화학연구소)

과정 6 왁스 패턴에 sprue 선 설치

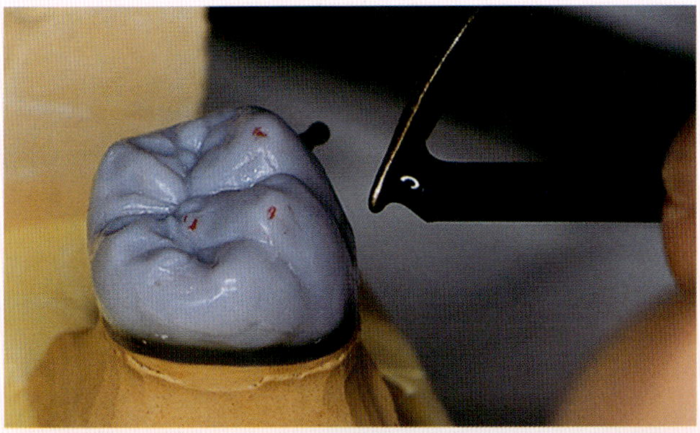

그림 3-6a. Sprue 선을 접합부분에 근접시키고 끝부분을 가볍게 녹인다.

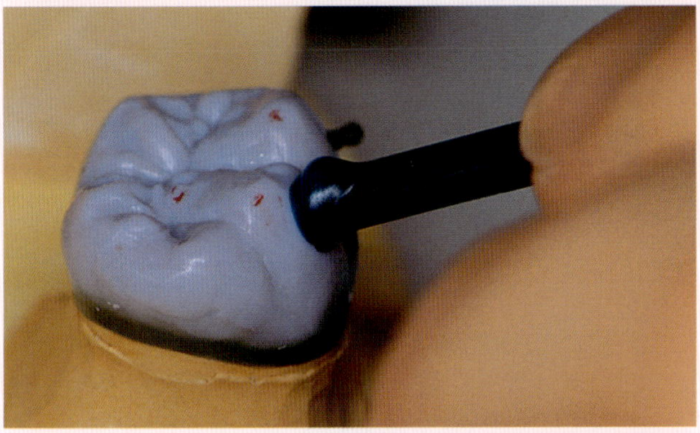

그림 3-6b. 녹은 상태에서 왁스 패턴 접합부에 접촉시켜 가착한다.

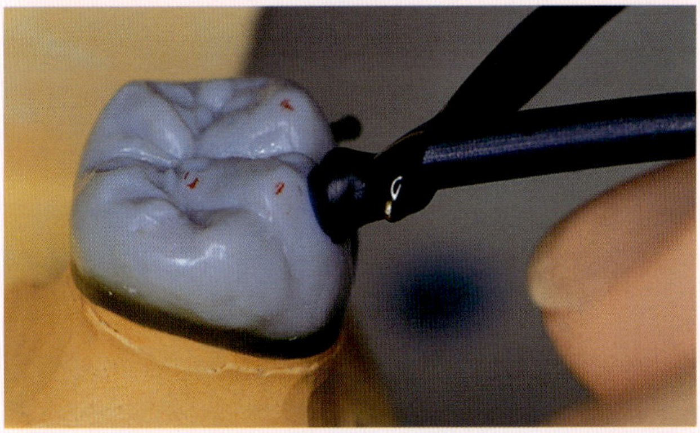

그림 3-6c. 왁스 형성 도구를 가열해 sprue 선을 3mm 정도 길이로 녹여 자른다.

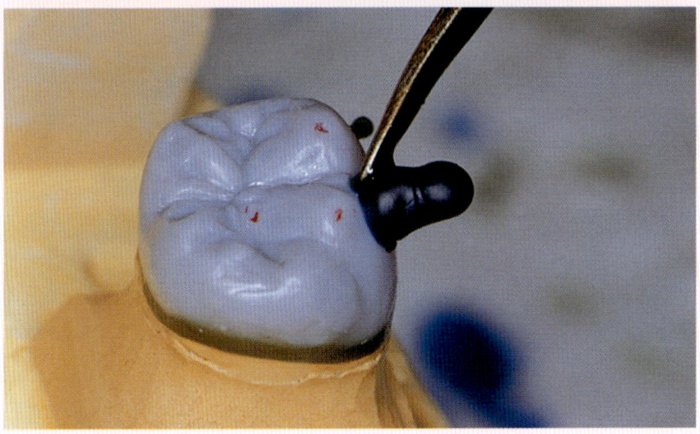

그림 3-6d. 왁스 형성 도구를 다시 가열해 가착부를 녹인 왁스 패턴과 일체화한다.

그림 3-6a~d. 왁스 패턴과 sprue 선의 접합(Sprue wax R25, 동양화학연구소). 주조체 음형에 융해된 금속이 주조압에 의해 성공적으로 주입되는 데 중요한 장소이므로 확실하고 신중하게 조작해야 한다. 또한 왁스 패턴에서 가장 두꺼운 부분을 선택하고 주조압 방향을 고려해 교합면 부근에 설치한다.

과정 7 원추대(crucible former)에 왁스 패턴 설치

모든 치과 재료는 일정한 두께와 체적을 갖고 각 제작 과정에 요구되는 성능을 발휘한다.

매몰재가 가열되면 팽창하게 되는데, 매몰재 내에서 왁스 패턴의 위치 설정이 잘못되면 fin이 발생하거나 적절한 팽창이 이루어지지 못해 결국 부적합 주조체를 만들게 되어 실패를 초래한다는 것을 잊어서는 안 된다.

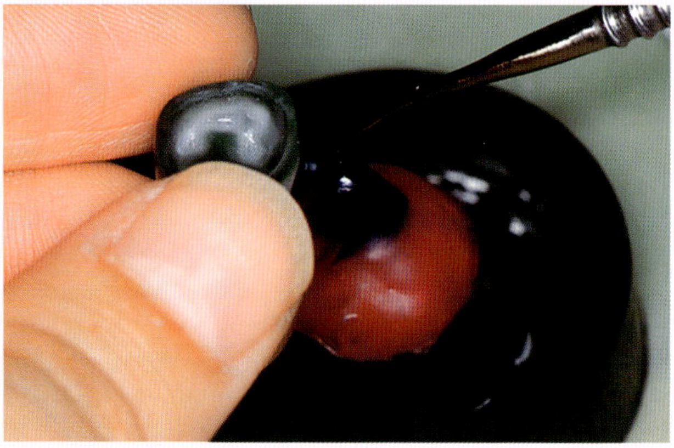

그림 3-7a. 원추대 상의 sprue 선 끝을 왁스 형성 도구로 녹이고 그곳에 왁스 패턴의 sprue 끝을 연결해 위치를 결정한다.

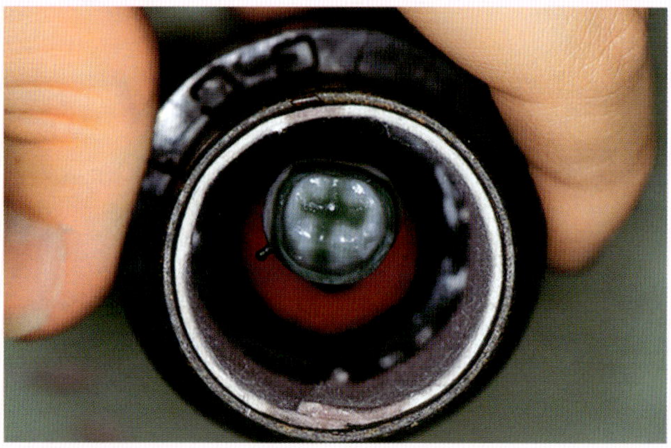

그림 3-7b. 매몰 링을 장착하고 왁스 패턴의 위치를 확인한다.

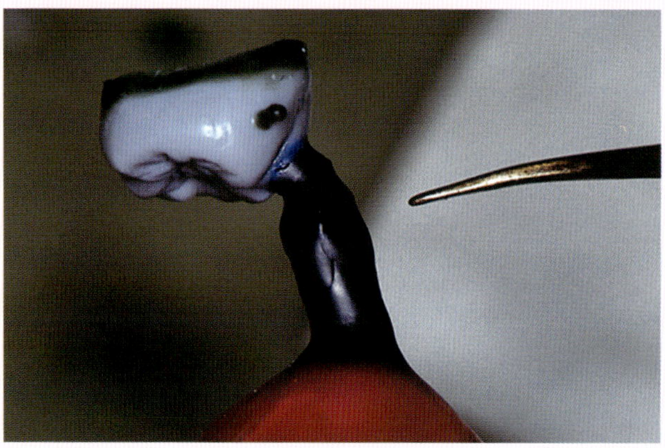

그림 3-7c. 매몰 링을 철거하고 접합부를 왁스 형성 도구로 확실하게 다시 연결한다.

과정 8 매몰 링의 선택

주조체에 어느 정도의 팽창을 가할지에 대해서는 매몰재의 혼수비를 변경하느냐 또는 라이닝재를 사용하느냐에 따라 결과는 달라진다. 적절한 방법을 선택하기 위해서는 모든 제작 과정에 있어서 어떠한 조건 하에서는 보철물에 어떠한 영향을 미치고 어떠한 결과를 초래하는가에 대해 치과기공사 스스로 기초지식을 갖고 있어야 한다.

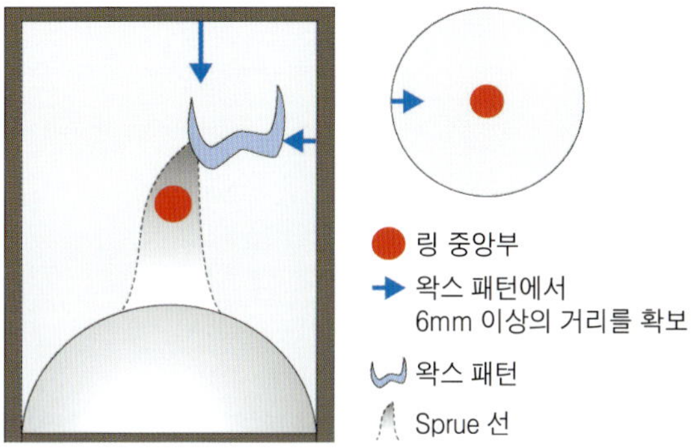

그림 3-8. 왁스 패턴은 가능하면 매몰재 속에서 링 장축 방향에서 보았을 때 중앙보다 위쪽에 오도록 하고, 링 내면에서 6mm 이상 떨어진 곳에 설치할 수 있는 크기의 링을 선택한다. 링 상부에서 왁스 패턴까지 매몰재 두께를 6mm 이상 확보할 수 있는 위치를 선택한다.

과정 9 라이닝(링 내부 측벽의 이장)

링 안쪽에 아무 것도 라이닝하지 않고 주조하면 매몰재의 팽창이 억제되어 보철물의 지대치 모형에 대한 적합은 빡빡해지고 반대로 라이닝 두께를 늘리면 팽창이 증가하여 보철물이 헐거워진다. 지대치 모형의 형태, 보철물을 제작하는 환경이 내측성(inlay)인지, 외측성(크라운)인지, 라이너의 두께, 라이너 매수의 차이 등에 따라 결과는 달라지며, 습기가 있고 없음에 따라서도 차이가 있으므로 다양한 조건을 고려해 선택해야 한다.

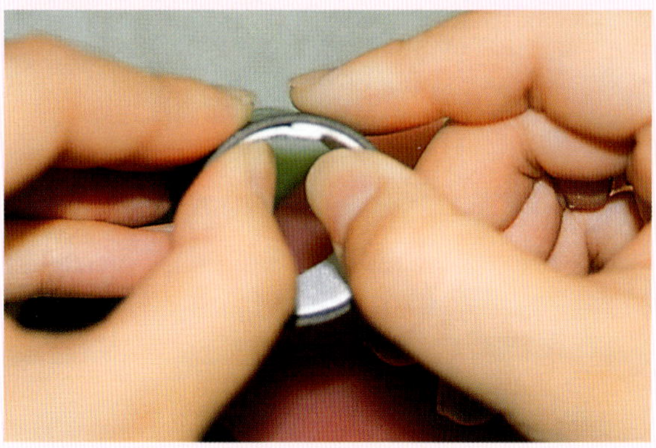

그림 3-9a. 라이닝재를 링 내측에 균등하게 밀착시킨다.

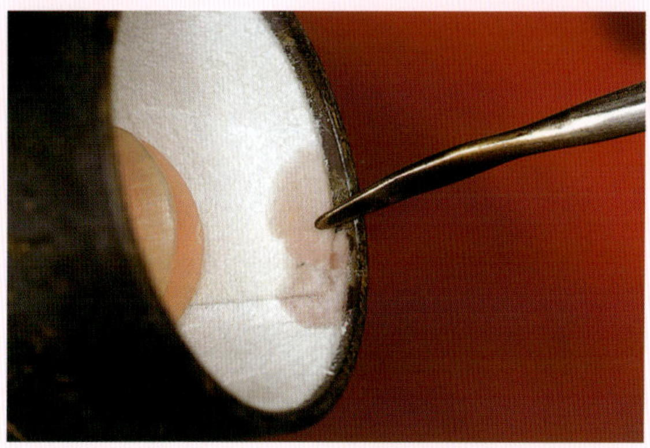

그림 3-9b. 라이닝재를 링 내측에 밀착시킨 후 접합부를 왁스로 고정하고 물을 묻혀 촉촉하게 만든다.

과정 10 매몰재의 연화

매몰재를 연화할 때 사용하는 물과 전용액의 온도를 항상 실온으로 유지하면 일정한 결과를 얻을 수 있게 된다. 이 교반기(攪拌器, 혼합기)는 항상 감압상태에서 교반하는데, 회전 초기에는 저속 회전하고 매몰재와 물을 잘 섞은 후에 회전속도를 올려 설정한 시간까지 혼합한다. 매몰재의 일정한 연화 정도를 얻는 데에 유용한 기구이다. 그러나 고속 회전의 연화로 인해 팽창이 다소 커지므로 필자는 회사가 지정한 연화 시간보다 15초 정도 짧게 설정하고 있다.

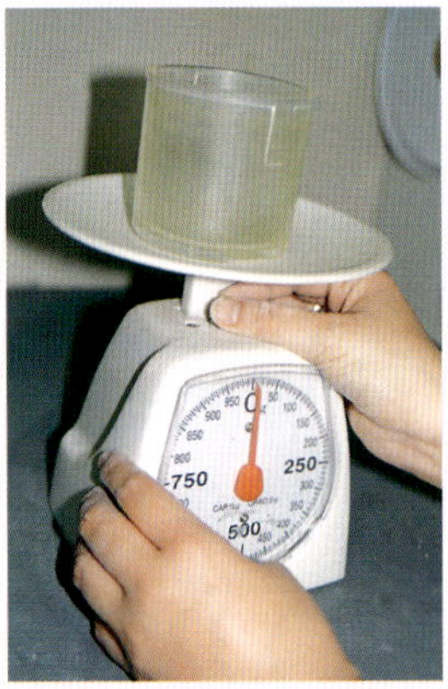

그림 3-10a. 저울을 이용한 계량. 요리할 때 사용하는 저울의 정밀도면 충분하다. 믹싱 컵을 저울에 올려 0으로 맞춘다.

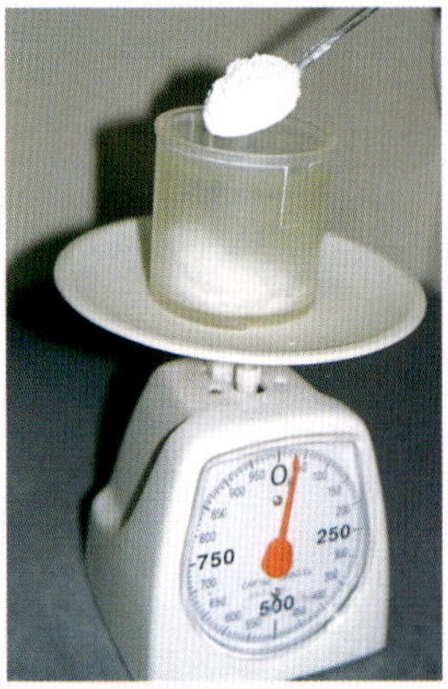

그림 3-10b. 매몰재의 계량. 0으로 원점 조정하였으므로 믹싱 컵에 들어간 양이 매몰재의 양이 된다.

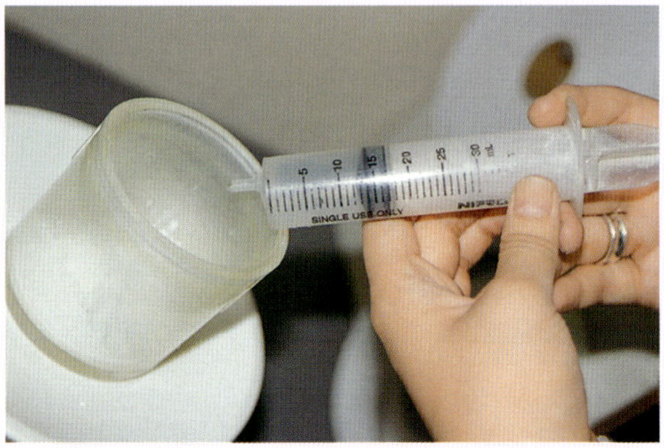

그림 3-10c. 혼수비. 매몰재가 들어있는 봉투나 상자에는 반드시 혼수비가 표시되어 있다. 원칙적으로 이것을 지켜야 하겠지만 작업 환경이나 상황에 따라 반드시 엄수해야 하는 것은 아니다.

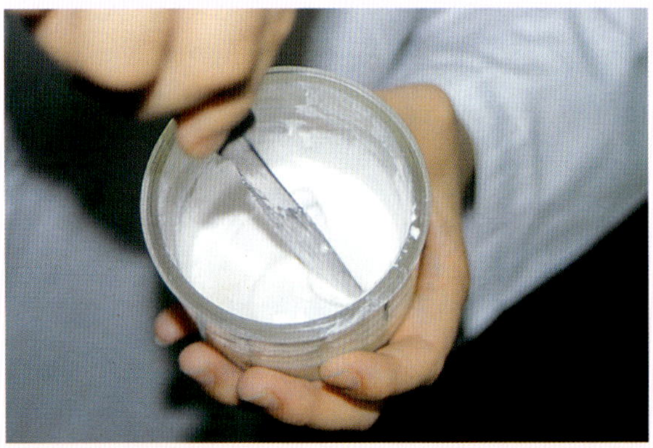

그림 3-10d. 예비 혼합. 물이 매몰재 속에서 골고루 섞이면 스파튤라로 가볍게 혼합하는데, 믹싱 컵 바닥에는 스파튤라가 잘 미치지 않는 곳이 있으므로 주의가 필요하다.

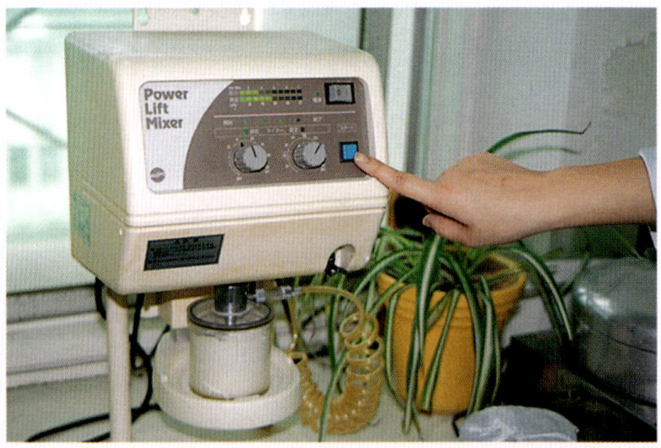

그림 3-10e. 혼합기(교반기)를 이용한 연화. (Power Lift Mixer, 松風). 기계 혼합은 혼합 효율이 높으므로 매몰재의 팽창률을 올릴 수도 있고 혼합 시간과 혼수비를 조정할 필요도 있다.

과정 11 왁스 패턴에 매몰재 도포

기포가 들어가는 것을 방지하기 위해 패턴 표면에 표면활성제 등을 뿌려 매몰하는 방법도 있는데, 이 때문에 표면이 거칠어질 수 있으므로 기본적으로 패턴 표면에는 아무 처리도 하지 않는 것이 현명하다. 연화된 매몰재에 기포가 들어가지 않았다면 패턴에도 기포가 들어가지 않는다.

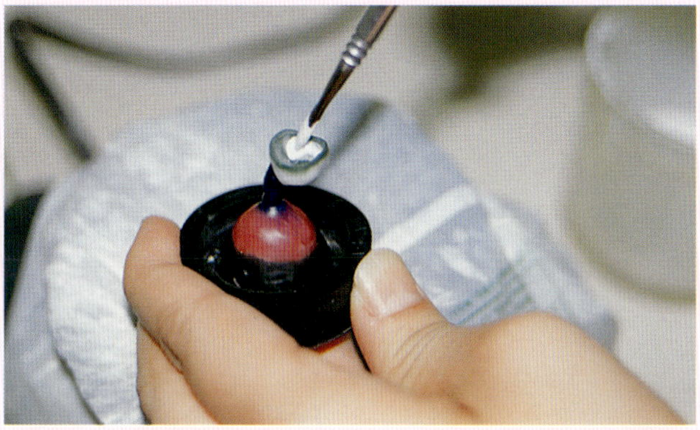

그림 3-11a. 패턴 내외면에 매몰재 도포. 혼합이 종료되면 믹싱 컵을 vibrator 상에서 진동을 주어 기포를 제거한다. 왁스 형성 도구 끝에 소량의 매몰재를 떠서 패턴 내면에 매몰재 표면(왁스 형성 도구와 접촉하지 않는다)을 갖다 대고 진동을 주면서 골고루 퍼지도록 한다. 내면이 채워지면 치관 외면에도 매몰재를 도포하듯이 감싸 준다.

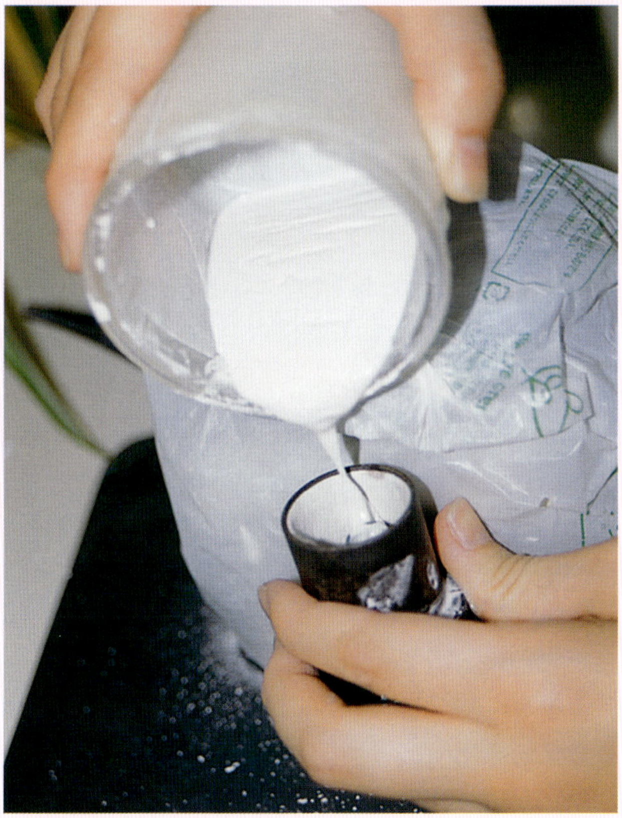

그림 3-11b. 매몰 링에 매몰재 주입. 믹싱 컵에 진동을 주면서 링 방향으로 기울여 주입하는데 링 바닥부터 주입해 링 상부에 도달하는 매몰법이 좋다.

가열 전 링 처리

링 측면으로 흘러넘친 매몰재가 달라붙은 상태에서 링을 가열해서는 안 된다. 그 상태 그대로 가열하면 furnace 내부를 오염시킬 뿐만 아니라 매몰재 조각이 주형 내부로 들어갈 위험이 있다. 치과기공이라는 작업은 항상 도처에 실패가 도사리고 있기 때문에, 염두에 두어야 할 사전 준비가 모든 제작 과정에서 요구된다는 것을 명심해야 한다.

과정 12 매몰재 치밀층의 삭제

링 상연에 흘러넘친 매몰재 표면에는 치밀층이 존재하고 통기성이 불량하다. 그 상태에서 가열을 진행하면 흘러넘친 매몰재가 갈라지고 fin 등이 만들어져 주조가 실패할 수 있으므로 가열을 시작하기 전에 석고칼이나 스파튤라로 링 상연까지 정리해 준다. 링 주변에 달라붙은 매몰재도 제거해 두면 furnace 내부를 오염시키는 일은 없다.

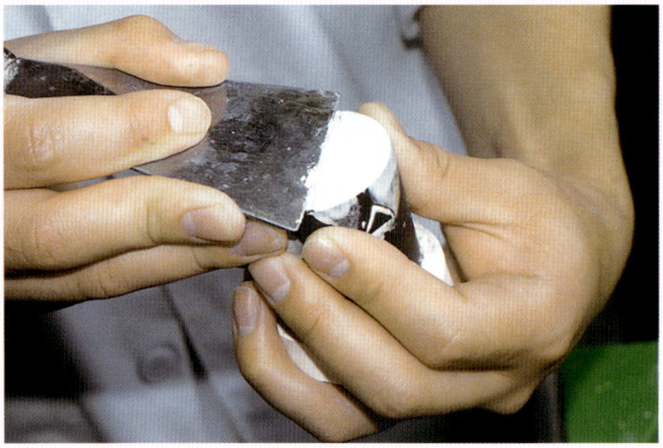

그림 3-12. 링 상연의 처리. 흘러넘친 매몰재 상부에서부터 서서히 삭제하여 링 상연을 정리한다.

과정 13 예비 건조

급격하게 가열하면 매몰재 속의 수분이 끓으면서 폭발할 수도 있으므로 ring furnace에 넣기 전에 충분한 예비건조를 거치는 것이 중요하다. 특별한 장치를 준비하지 않더라도 매몰재 속의 왁스가 녹아 나올 정도까지 사진촬영용 조명등(岩崎電氣, 100V 500W) 하에서 건조시켜 가능한 수분을 날린 후에 ring furnace에 넣으면 좋다.

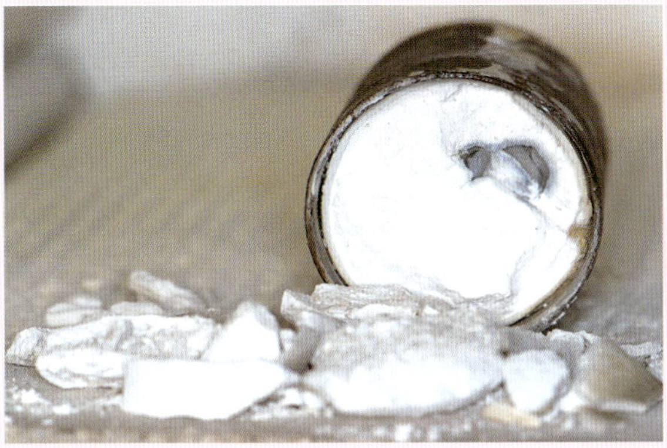

그림 3-13a. 급속가열로 인해 매몰재 내부 수분이 팽창해서 폭발하였다.

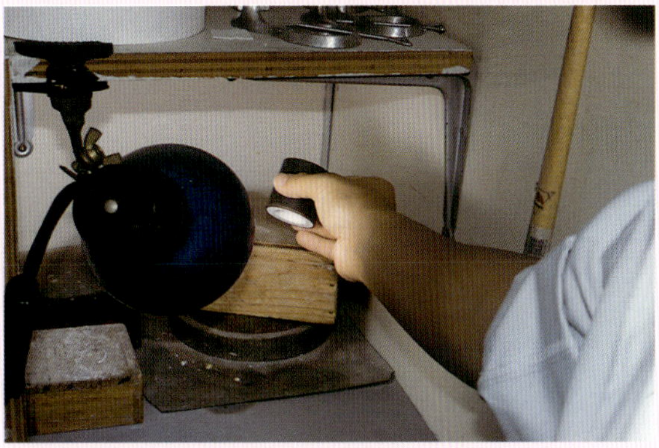

그림 3-13b. 건조상자 내부는 80℃ 이상이 된다. 왁스가 녹아내리기 딱 좋은 온도이며, 매몰재에도 많은 영향을 미치지 않고 수분을 증발시킬 수 있다.

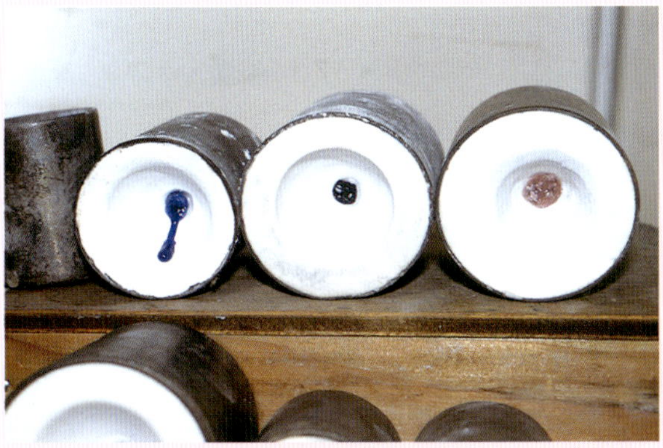

그림 3-13c. 건조상자에서 약 30분이 경과한 상태이며 링 크기가 다르면 건조, 가열 스케줄도 달라진다.

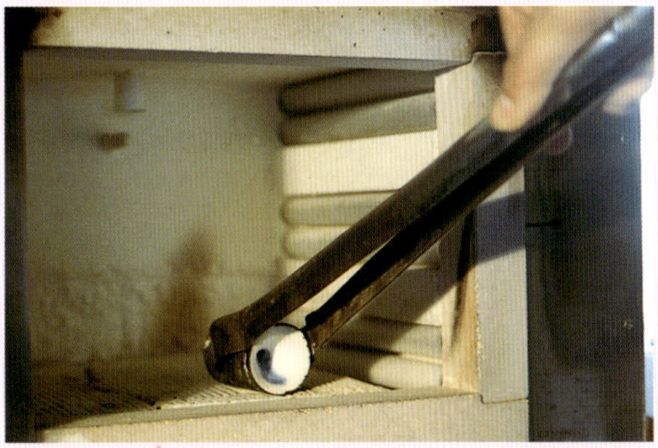

그림 3-13d. Ring furnace. 작업량에 따라 다수의 ring을 동시에 가열해야 하는 경우도 있으므로, ring furnace는 크기가 큰 제품을 사용하여야 furnace 내부 온도를 안정적으로 유지할 수 있다.

크리스토발라이트(cristobalite) 매몰재의 성질

금속은 주조되면 응고 수축하고 그만큼 매몰재가 가열 팽창해 수축을 보상하고 적절한 적합정밀도를 얻게 된다. 또한 혼수비를 작게 하면 팽창은 커지고 주조체 표면도 치밀해진다.

그러나 반면 매몰 조작 시간이 짧아지거나 통기성이 떨어지는 단점도 있다. 반대로 혼수비를 크게 하면 매몰 조작 시간에 여유가 생기고 통기성도 좋지만 주조체 표면이 거칠어지기 쉽다. 또한 크리스토발라이트 매몰재는 급속 가열이나 과열에 약해 가열 초기에는 완만한 가열 진행이 요구된다. 또한 700℃를 넘어 장시간 furnace 내에 계류되면 매몰재 강도도 잃고 주조체 면이 거칠어지기 쉽다.

모든 기공 조작에 해당될지도 모르지만 제작 과정과 치과 재료에는 항상 숙련이 필요하며, 이것을 말하는 것조차 싫어질 정도로 반복하는 길밖에 없다. 실온을 20℃라고 하면 ring furnace의 온도는 30배 이상 고온이기 때문에 급가열하는 것과 똑같다. 최근 매몰 건조 후에 한번에 700℃ 환경으로 가열하는 quick type의 매몰재가 등장하고 있는데, 이것은 비상사태(재제작 시간이 없는 경우)에 사용되는 매몰재이다. 매몰재라고 하는 소재는 천천히 가열해야 하는데 그보다 더 좋은 방법은 없다고 생각한다.

과정 14 가열 개시

Ring furnace의 온도를 미리 200℃로 설정하고 서서히 500℃까지 올리는데 링 크기에 따라 가열시간은 변하므로 매몰재 가열에 따른 색조의 변화를 관찰하는 것이 중요하다.

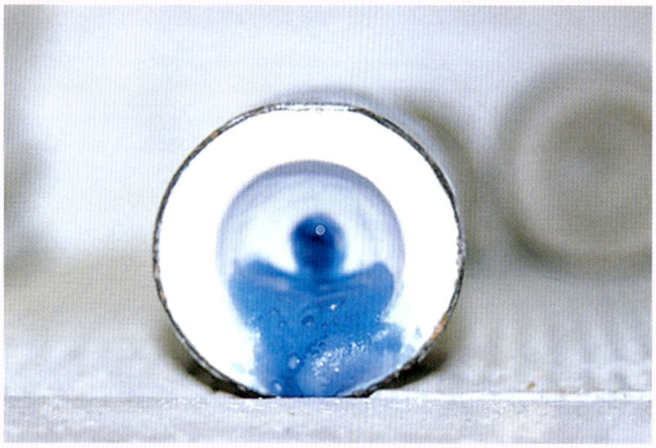

그림 3-14a. 200~300℃, 약 10분. 이 단계는 왁스나 수분이 완전히 소각 건조되지 않은 상태이므로 연기가 나거나 매몰재에 수분이 많이 들어있어 주입구 부근이 끓어오르는 장면을 볼 수 있다. 또한 furnace 내에서 매몰 링을 주입구 쪽으로 쓰러뜨려 놓으면 주형 내부로 매몰재 가스가 들어가지 않게 하면서 가열 상태를 쉽게 관찰할 수 있다.

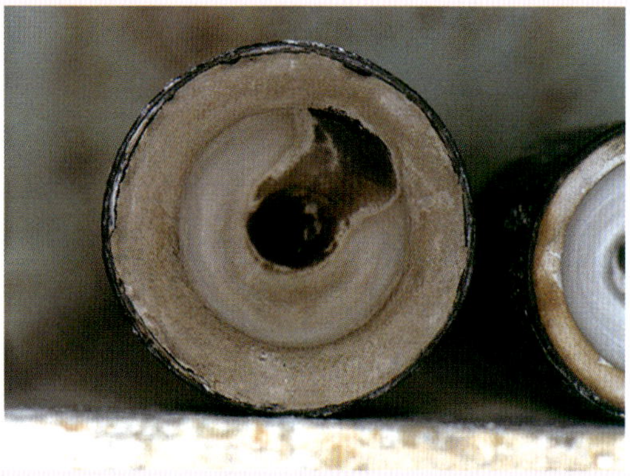

그림 3-14b. 300~500℃, 약 20분. 이미 대부분의 왁스와 수분은 소각되고 매몰재에 침투되어 남아있는 만큼 가열하여 소각하는 단계가 된다. 하얀 매몰재가 검게 탄 색으로 변하고 가열 온도가 상승함에 따라 엷은 갈색으로 변한다.

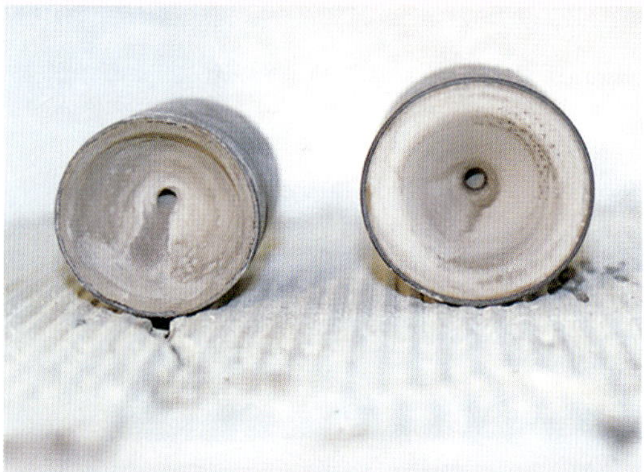

그림 3-14c. 500~700℃, 약 30분. 주입구 부근에 관찰되는 엷은 갈색이 거의 흰색에 가까워졌다. 가열 상태를 판단하려면 주입구에서 볼 수 있는 매몰재 내면을 관찰해야 한다. 검붉은 색이라면 아직 충분히 가열되지 않은 상태이다. 검은 색이 약해지고 붉은 색이 강해질수록 가열 상태가 좋아진다고 말할 수 있다.

과정 15 주조 전 준비

매몰 링을 가열한 후 주조 작업에 들어가는 데 필요한 기구와 재료를 미리 준비하면 과열되지 않고 순조롭게 주조할 수 있다. 경험이 부족한 치과기공사는 긴장하겠지만 그런 때에는 한번 숨을 크게 들이 마시고 필요한 기재와 재료를 충분히 확인하면 당황하는 일도 없을 것이다. '금속은 준비되었는지', '주조기 준비는 다 되었는지' 확인하자.

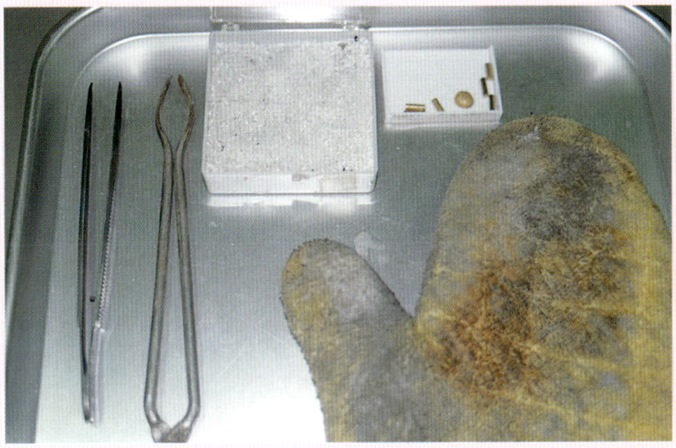

그림 3-15a. 주조금속, 핀셋, 링 가위, 장갑 등. 마라톤 선수도 코스를 생각하면서 출발선에 선다고 한다. 치과기공사도 자신이 지금 어떤 기공 작업을 하려고 하는지 머릿속으로 잘 생각하고 그 작업을 형상화(image)해 보자. 그리고 필요한 기구와 재료를 주조기 옆에 정리해 둔다.

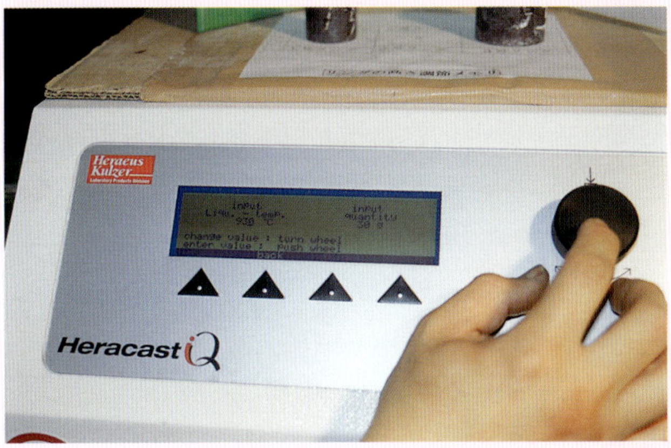

그림 3-15b. 주조기 세트(Heraeus Kulzer; Heracast iQ). 눈에 보이지 않는 주형 속에 융해된 금속을 압입하게 되는데, 금속의 녹은 상태와 주조 타이밍을 판단하기가 매우 어려워 초보자가 긴장하는 순간이다. 특히 원심주조기는 모든 타이밍을 스스로 판단해야 하므로 항상 같은 결과를 얻기 위해서는 상당한 경험이 필요하다.

원심주조의 금속 용해와 주조 타이밍

치과기공사는 다양한 치과용 금속을 사용해야 하는데 구두로 듣거나 문장을 읽어 이해하기는 매우 어렵다. 금속은 가열 용해되면 액상점에 도달하고 표면 장력에 의해 둥글게 모아져 표면이 활택한 유리구슬 상태가 된다. 이 시기가 적절한 주조 타이밍이지만 필자가 브리지를 주조할 때는 약간 더 열을 가하여 더 녹은 것 같은 상태에서 주조하고 있다.

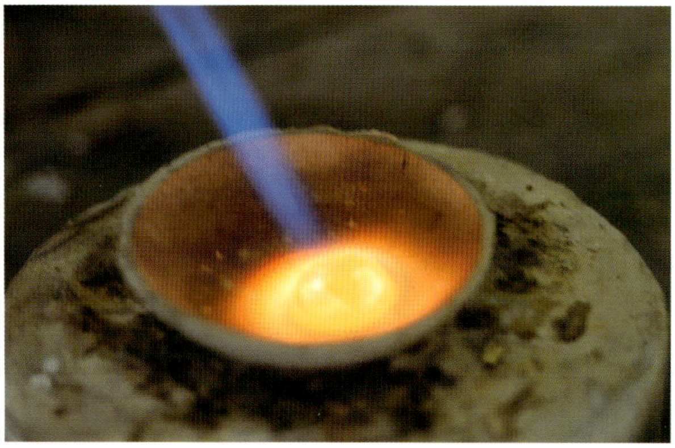

그림 3-16. 백금가금이 용해된 상태. 충분히 용해된 금속은 표면 장력에 의해 유리면 상태가 되어 흔들리면서 회전한다. 그러나 금속마다 녹는 상태나 주조 타이밍이 다르므로 경험이 요구된다. 또한 용융점이 낮은 은합금은 매몰 링의 온도를 낮추어 주조하기도 한다.

과정 16 주조 조작

지금까지 다양한 장면에서 목표 설정과 사전 준비가 중요하다고 반복해서 강조하였다. 실패 요소는 모든 제작 과정에 잠재해 있으며 이것을 해결하기가 쉽지 않다. 실패하면 마음의 여유가 없어져 다음 작업에 큰 영향을 미치고 더 많은 실수를 반복하게 된다. 그만큼 신중에 신중을 기하고 마음을 안정시킨 후에 주조 조작에 임했으면 한다.

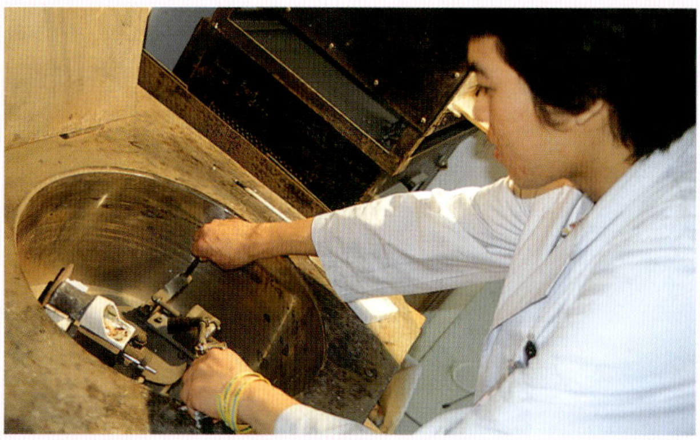

그림 3-17. 원심 주조의 경우. 용수철의 힘을 이용해 회전시키고 반대 방향으로 작용하는 원심압으로 용해된 금속을 주입하는 방법인데 상당한 경험과 숙련이 필요하다

과정 17 주조 후 링 처리

치과 재료는 소모품이지만 소중하게 다루면 오랫동안 사용할 수 있다. 특히 링은 가열과 냉각이 반복되는 가혹한 환경에 노출되는 재료이기 때문에 손상되기 쉽다. 주조 후에 주조체를 꺼내면 링 표면의 매몰재를 깨끗하게 제거하고 젖은 채로 두지 말고 수분을 닦아 제거한다.

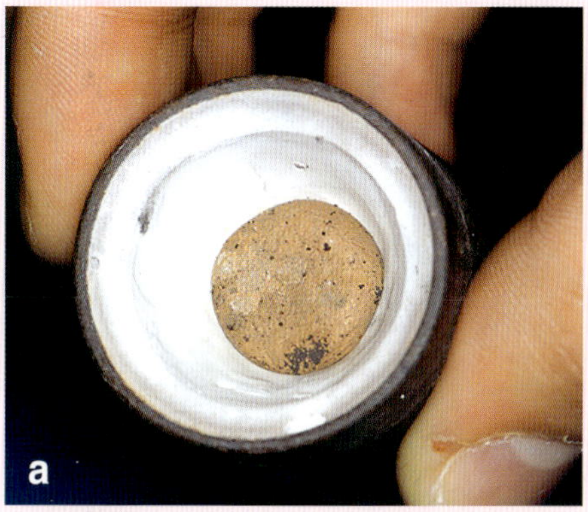

그림 3-18a. 링의 냉각. 주형에 주입된 금속을 급하게 냉각시키면 주조체 크기에 따라 다르지만 내부 응력이 높아져 변형될 수 있으므로 실온에서 링을 손으로 만져도 괜찮은 온도까지 서서히 냉각시킬 필요가 있다.

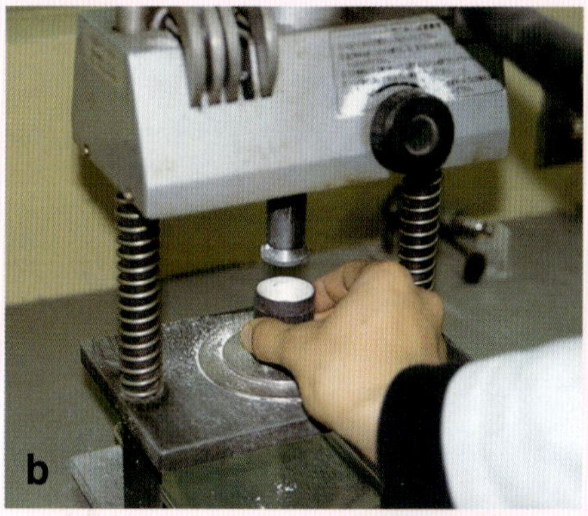

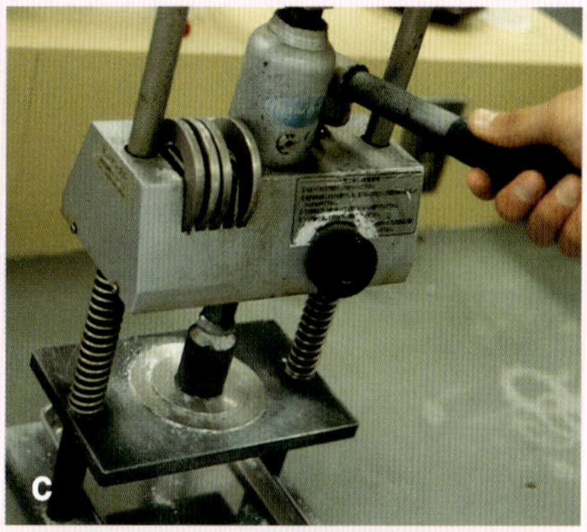

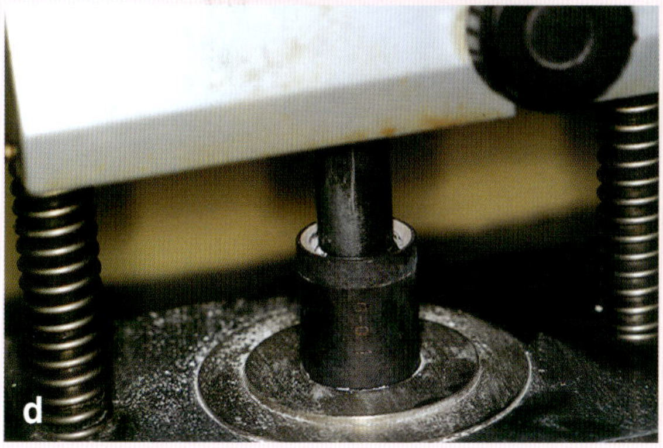

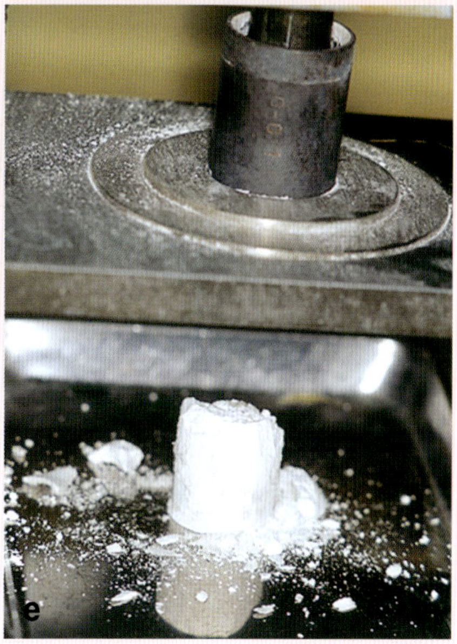

그림 3-18b~e. 주조체 꺼내기. 매몰 링이 변형될 정도로 강하게 두드려 주조체를 꺼내는 사람이 있는데 주조체 마진부처럼 얇고 예민한 부분을 변형시킬 수 있으므로 절대 그렇게 해서는 안 된다. 치과기공용으로 고안된 유압 프레스(大山덴탈 고안)를 사용해 링 내 주조체를 꺼낸다.

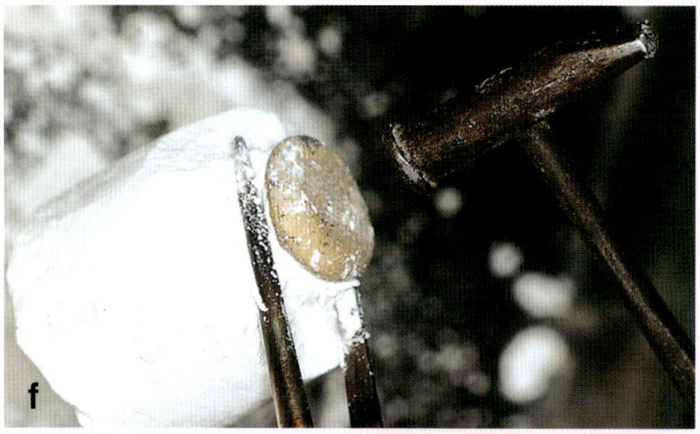

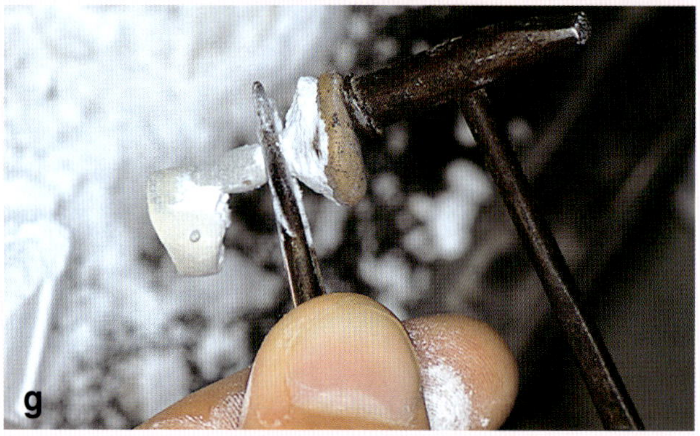

그림 3-18f, g. 주조체에서 매몰재 털어내기. 주조체에 상처를 줄 수 있으므로 매몰재를 예리한 기구로 제거해서는 안 된다. 핀셋으로 sprue 부분을 잡고 바닥 부분에 가볍게 진동을 주면 매몰재가 쉽게 박리되어 제거된다.

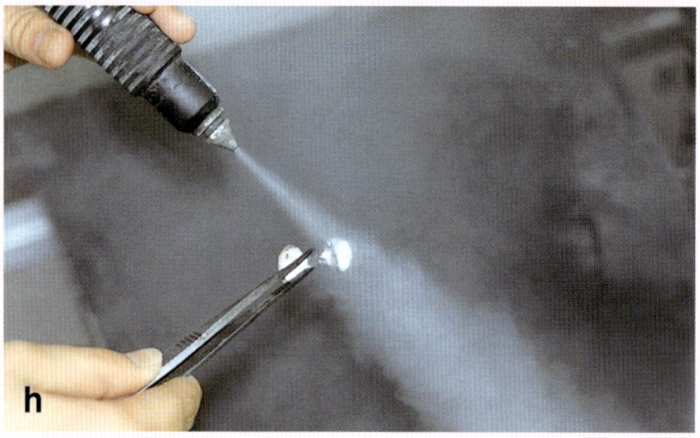

그림 3-18h. 스팀 클리너로 세정. 남은 매몰재는 고압 스팀을 주조체 전체에 골고루 뿌리면 흠집이 생기지 않고 꺼낼 수 있다. 내면을 예리한 기구로 청소하면 흠집이 생긴다.

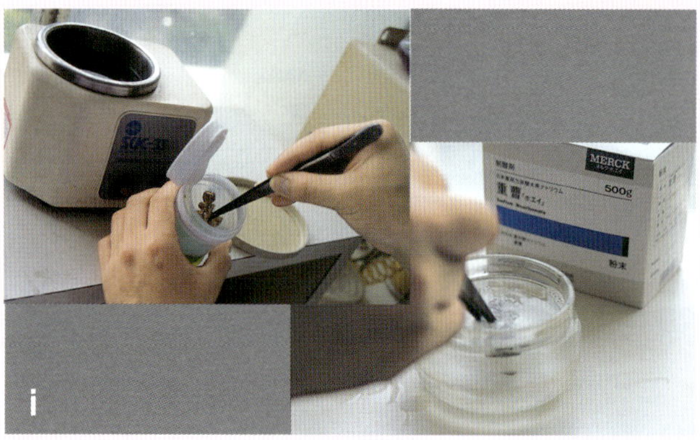

그림 3-18i. 초음파 세정기로 주조체를 산세정한다. 주형에서 꺼낸 주조체 표면에는 매몰재나 금속산화물이 부착해 있다. 보통 염산 2배 수용액으로 제거하는데, 세정할 때는 밀봉할 수 있는 용기를 사용하고 환기가 가능한 장소가 필요하다. 처리 후에는 중탄산소다용액에 담가 중화한다.

주조체의 내면 확인

인간의 눈은 매력적인 기능을 갖고 있지만 볼 수 없는 것도 많이 있다. 특히 주조체 내면에 있는 미세한 기포와 fin의 존재를 확인하는 것은 쉽지 않다. 그래서 확대경을 사용하게 되는데 처음에 확대경을 사용해 내면을 확인하면 예기치 못한 광경에 깜짝 놀랄 것이다. 이런 상태를 모르고 지대치 모형에 주조체를 장착하면 지대치 모형에 흠집이 생긴다.

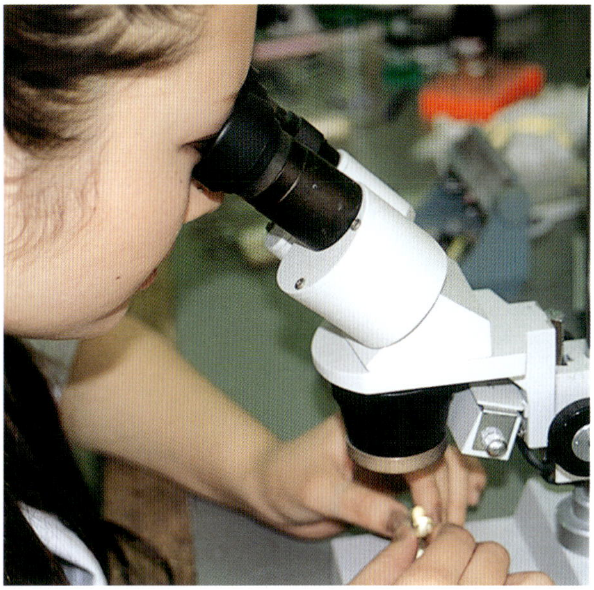

그림 3-19a. 확대경으로 내면 확인. 모든 제작 과정마다 꼼꼼하게 확인하는 습관이 생기면 실패를 미연에 방지할 수 있다. 제작 과정이란 해야 할 모든 작업 과정을 말하며 그때 필요한 시간을 제작 시간이라 부르는데 확인을 게을리 해서 실패하면 결국 제작 시간만 낭비하게 된다.

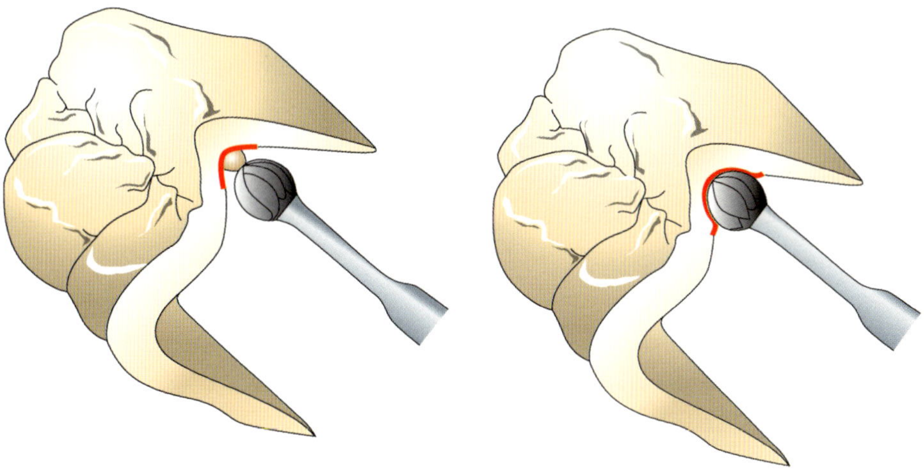

그림 3-19b. 기포 삭제. 내면에 들어간 기포를 삭제하려면 기포의 형태, 크기, 위치를 고려해 절삭기를 선택해야 한다. 작은 기포를 삭제하는 데 큰 round bar를 사용하면 내면을 변형시키고 적합 정밀도를 떨어뜨린다. Round bur보다 큰 기포에 사용할 때는 기구를 바꿀 필요가 있다

지대치 모형의 적합 심사

주조관의 내면이 지대치 모형의 치축 방향을 향하도록 하고 천천히 치경부 방향으로 장착해 본다. 도중에 걸리거나 부딪히는 느낌을 받으면 무리하게 삽입하지 말고 내면을 한 번 더 확대경으로 확인하고 원인을 찾아야 한다. 힘으로 삽입하면 지대치 모형에 손상을 입혀 돌이킬 수 없는 사태가 벌어질 수 있다.

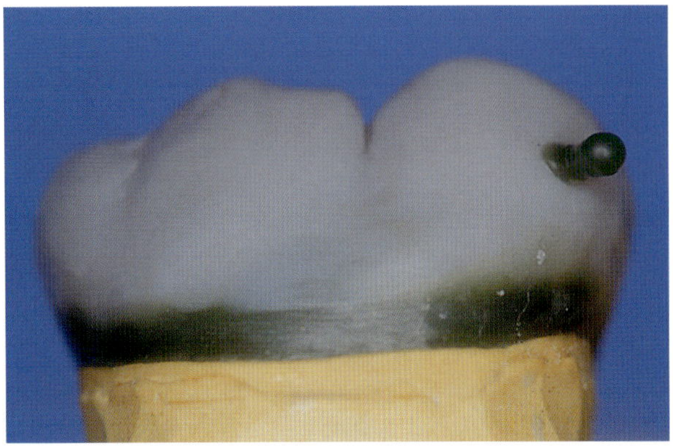

그림 3-20a. 왁스 패턴의 상태.

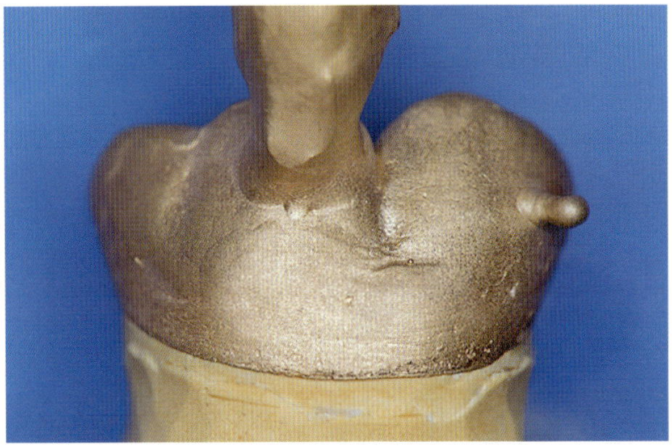

그림 3-20b. 마진부의 적합 확인. 지대치 모형 마진부까지 확실하게 적합하는지 확대경으로 검사한다. 치근 방향에서 관찰하면 지대치 모형 축면과 밀착하는 정도도 확인할 수 있다.

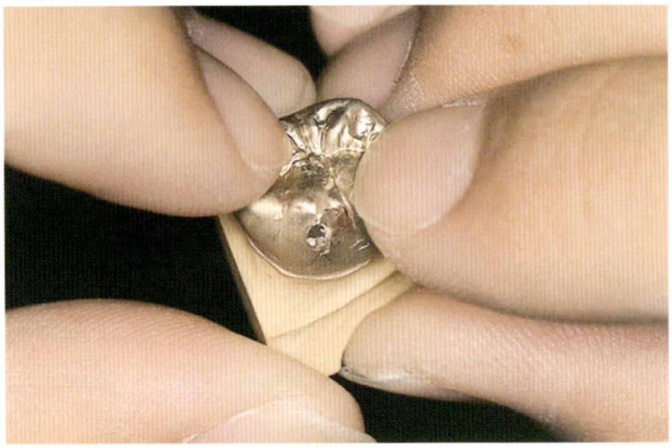

그림 3-20c. 지대치 모형의 적합 확인. 지대치 모형의 좌우를 엄지와 중지로 확실하게 지지하고 주조관 교합면부 변연부를 검지로 좌우대각선상에 고정해 좌우 검지로 번갈아 힘을 주어 눌러보면 된다. 변형된 경우는 시소운동하듯이 움직이지만, 적합이 적절하면 주조관은 미동도 하지 않는다.

깔끔하게 정리

다양한 기공용 절삭 포인트가 판매되고 있는데 각각의 절삭력이 모두 다르다. 절삭력에 적합한 방법대로 사용하지 않으면 생각지도 못한 실패를 초래하게 된다.

이번에는 디스크를 사용해 정리하는데 빨리 하려고 힘을 주면 디스크가 파절되거나 주조관의 예상치 못한 부분을 자르게 된다. 심각한 경우는 손가락에 상처가 생겨 일을 할 수 없게 되기도 한다. 자르는 순간은 위험하다는 것을 자각하도록 한다.

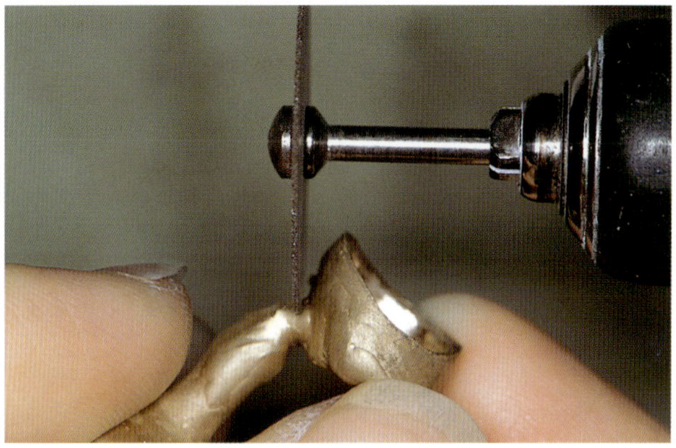

그림 3-21a. 레진 디스크의 사용법. 레진 디스크는 횡방향으로의 힘에 약하다. 손가락으로 수복물을 확실하게 잡고 일정한 힘으로 조작하지 않으면 레진 디스크는 쉽게 부서진다. 또한 무리하게 힘을 주면 크게 마모된다. 깨진 디스크는 작업할 때 디스크 뒤까지 보이므로 편리하지만 수명이 짧다.

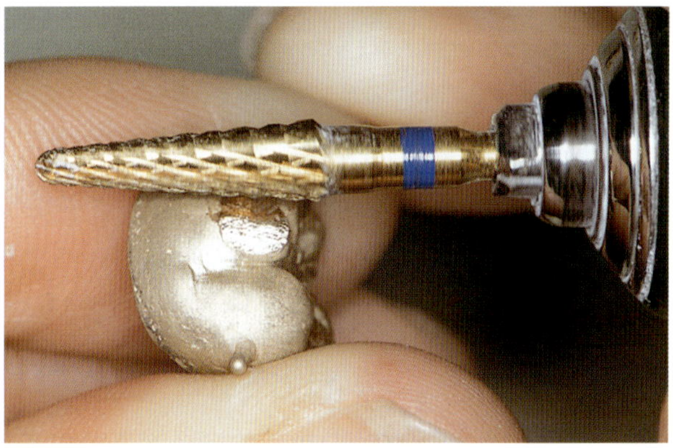

그림 3-21b. 카바이드 버의 사용법. 카바이드 버는 절삭능력이 높고, 무리하게 힘을 주면 상처가 깊어 면이 조잡해질 뿐만 아니라 건드리지 말아야 할 부분까지도 삭제하게 된다. 힘에 맡기는 것이 아니라 가벼운 힘으로 능력을 발휘하도록 하는 사용법이 필요하다.

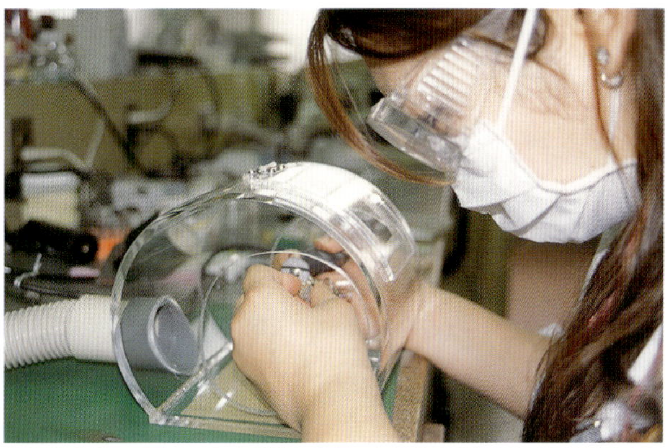

그림 3-21c. 보호 안경과 마스크 착용. 치과기공으로 인해 주변이 오염되기 쉽고 실내 공기도 분진 투성이가 되기 쉽다. 특히 금속을 절삭할 때는 예리한 금속 가루가 눈에 튀어 들어올 수 있어 매우 위험하다. 따라서 마스크를 반드시 착용하고 흡진기의 작동 하에서 작업을 하게 된다. 또한 치과용 금속은 치과 재료 중에서도 고가에 속한다. 절삭할 때는 가루가 미세해 눈에 잘 보이지 않지만 티끌모아 태산인 것처럼 돈을 하수구에 버리지 않도록 회수상자 속에서 절삭 작업을 하면 좋겠다. 그렇게 하면 보호 안경이나 마스크의 효과도 높아질 것이다.

제4장
치과기공사의 교합 조정

0.02mm의 기술

'구강 내를 능가하는 교합기는 없다' 고들 하는데, 이것은 작업용 모형 상에 재현할 수 없는 운동이 구강 내 치열에 존재하기 때문에 생긴 말이라고 생각한다. 재현할 수 없는 운동이란 각 치아의 생리적 동요(20㎛ 정도)를 말하며 다르게 표현하자면 20/1,000 (0.001mm=1㎛), 즉 0.02mm의 정보가 lab. side에 전달되지 않는다는 것이다. 또한 교합기 상의 운동 경로는 항상 일정하여 구강 내 저작 운동 경로와 비슷하게는 재현하고 있지만 미세하게 들여다보면 여러 곳에 오차가 존재한다. 이들 미세한 정보를 chair side에서 lab. side쪽으로 제공하려고 해도 간접법으로 진행되는 인상채득법만으로는 곤란하며, 그 오차 부분은 치과의사가 구강 내에서 직접 조정하여 보상하는 수밖에 없다.

구강 내에서 접촉 영역을 조정하는 것은 치과의사이며, 그것은 chair side에서 필요한 작업이지만 이 작업을 쉽게 만드는 것은 치과기공사가 어느 정도의 지식과 기술을 갖고 수복물을 제작하느냐와 관련이 있다. 치과기공사 입장에서 바라는 바는 치료실에 기공물이 전달되었을 때 단지 미세 조정만이 구강 내에서 이루어지는 것이다.

주조체에서의 교합지 사용법

교합지란 상하로 접촉하는 교합면과 인접치의 접촉 영역을 목표 설정하고 그것이 목표 설정한 대로 왁스 패턴 상에 재현되었는지 확인하는 기구이다. 교합지를 물려서 "이곳이 닿는군", "여기가 접촉했었나?" 이렇게 나중에 깨닫는 식의 사용방법은 바람직하지 않다.

왁스 패턴 상에서 손가락으로 느낀 접촉감과 주조 후 그것에는 차이가 있고 왁스와 경석고 모형 또는 치과용 금속과 경석고 모형이 접촉했을 때 접촉감은 달라지므로 왁스 패턴 제작 시와 동일한 확인 작업을 반복하는 것을 절대 빠뜨려서는 안 된다. 또한 인접면에는 왁스를 추가하므로 착색되는 것도 크게 달라진다.

이것으로 일반적으로 행해지는 교합지에 의한 근원심 접촉 영역의 조정이 종료되었는데 근원심 접촉 영역의 접촉도는 동일할까?

실제 근원심 접촉 영역을 조정할 때 분할 공간에 톱날을 끼우는데 분할톱니의 두께가 분할 폭보다 얇기 때문에 인접치 모형이 변형되고 이것을 방지할 방법이 필요하다. 정밀도를 확인하려면 다음의 작업이 필요하다.

접촉도란 접촉 강도를 말하는데 이 강도는 구체적인 수치가 없고, 강한 접촉도를 원하는 치과의사도 있고 헐거운 접촉도를 원하는 치과의사도 있으므로 일률적으로 말할 수 없다. 그러나 보철물의 품질 가치를 구하려면 일정한 접촉도를 부여해야 한다. '어제 보철물은 딱 좋았는데 오늘은 헐겁다' 라면 받아들이기 어려울 것이고 치과의사도 언제까지나 신뢰하지 않을 것이다.

만약 독자 여러분이 임상 현장에서 교합지만으로 분할 장소를 고정하지 않은 상태에서 조정하고 있다면 작업

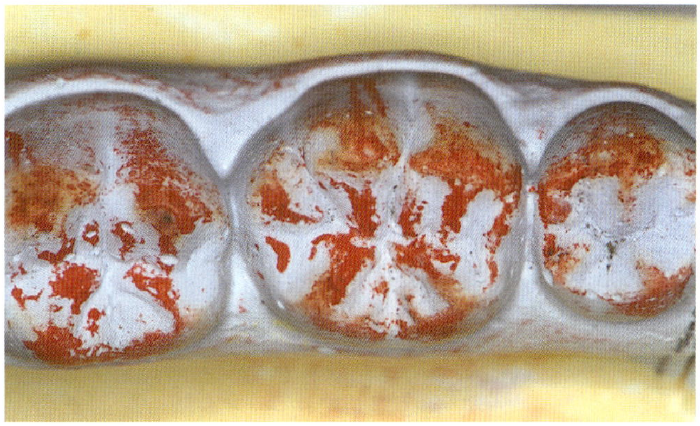

그림 4-1a. 제작 과정 시 목표가 확실하게 설정되었다면 이렇게 대합치 모형을 오염시키는 일은 없을 것이다. 작업의 질은 물론, 치과기공사의 자질까지도 의심받는다.

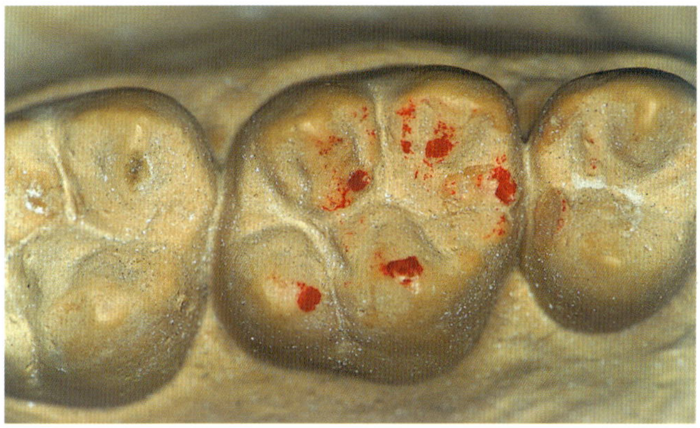

그림 4-1b. 목표가 확실하게 설정되면 대합 모형을 필요 이상 더럽히지 않고, 결과적으로 수복물에도 좋은 영향을 미친다.

용 모형을 패턴 레진으로 고정하고 적합도를 정밀 검사 해 보았으면 한다. 교합지만으로 조정하는 것이 얼마나 애매했는지 깜짝 놀랄 것이다. 그리고 치과의사에 의한 구강 내 조정도 시간을 들이지 않고 마칠 수 있을 것이다.

과정 1 교합지에 의한 인접면의 접촉 영역 조정

근원심 접촉 영역은 같은 강도로 양인접치와 관계를 가져야 하는데 결국 그런 것이 가능할까? 결론부터 말하면 어렵다고밖에 말할 수 없다. 작업용 모형을 제작할 때 치열 위치가 틀어진 것(호상[弧狀] 변형이나 분할 작업)에 그 원인이 있다고 생각하는데, 오차에 대해 더 깊이 연구하여 모형 정밀도의 향상이나 작업의 숙련도를 높인다면 이런 오차는 줄일 수 있다.

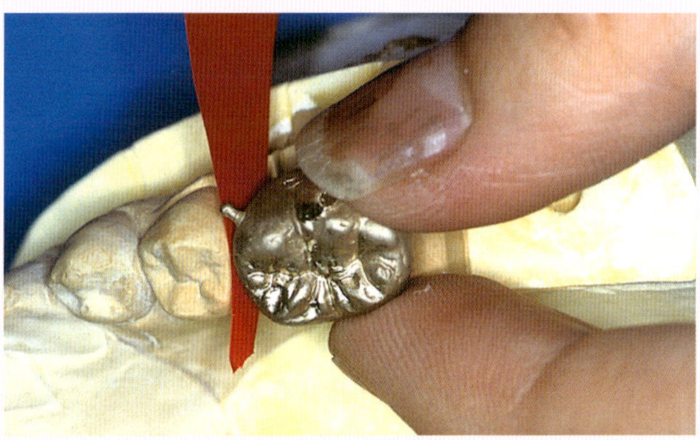

그림 4-2a. 1곳씩 접촉 영역을 조정(근심측). 근원심 2곳의 접촉 영역을 동시에 조정할 경우 기술적인 난이도에 부딪혀 불가능하게 될 수 있다. 왜냐하면 작업 중, 항상 근원심 접촉 부위를 교합지로 착색시키는데 어느 곳을 조정할지 알 수 없게 되어버리기 때문이다. 그래서 원심부 인접치 모형만 치열에서 철거하면 원심 인접치 모형의 영향을 받지 않고 근심부 접촉 영역만을 조정하는 데 전념할 수 있다. 따라서 이 증례의 경우 #47 인접치 모형은 철거하고 시행한다.

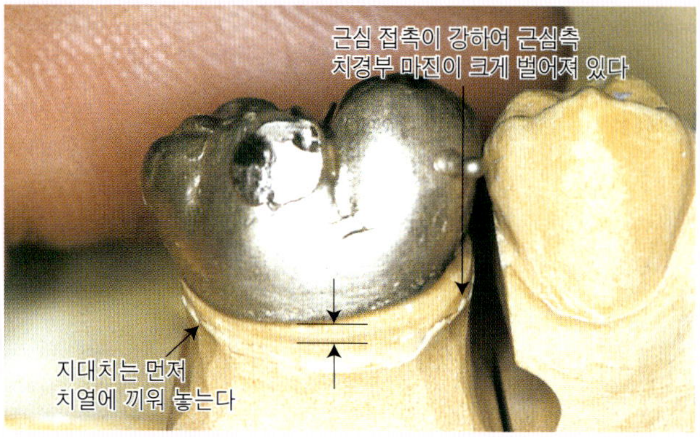

그림 4-2b. 근심부 인접치와의 접촉 영역 조정. 보철물을 장착한 상태에서 지대치 모형과 보철물을 함께 모형의 치열 위치에 착탈하면서 접촉 영역을 조정할 수는 없다. 그것은 실제 구강 내 치아에는 dowel pin이 없어서 구강 내 치열 위치에 착탈할 수 없기 때문이다. 구강 내와 동일한 조건에서 접촉 영역을 조정하는 것이 중요하므로 지대치 모형은 치열 위치에 먼저 끼워 놓고 교합지를 인접면 부분에 삽입한 다음 보철물을 지대치 모형에 가볍게 삽입하면서 착색시킨다. 이때 근심 인접면에는 왁스 패턴 형성 시 왁스가 추가되었으므로 보철물은 원심 방향으로 밀리면서 근심 치경마진이 크게 이개한다. 전치부처럼 비교적 가는 지대치 모형은 무리하게 힘을 주면 지대치 모형이 파절되거나 인접치 인접면이 손상되므로 주의가 필요하다.

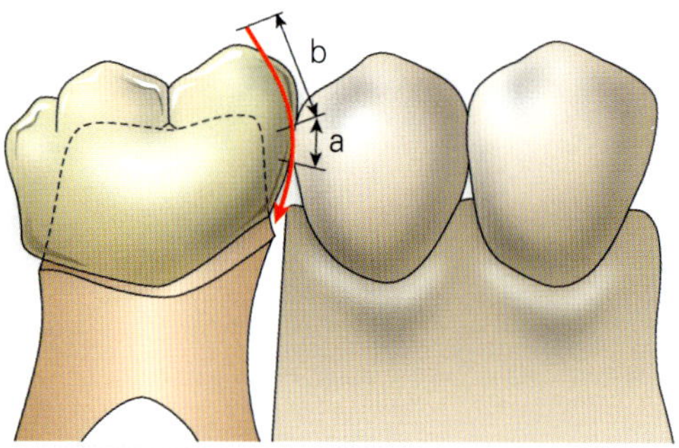

그림 4-2c. 접촉 위치의 변화. 접촉 영역을 조정하는 초기에 보철물은 원심 방향으로 강하게 밀리면서 치경부 마진은 원심에 비해 근심 쪽에서 더 많이 들떠 올라간다. 이러한 형상은 보철물의 근심 접촉 영역을 삭제 조정하면 그림의 화살표 방향으로 원을 그리듯이 지대치 모형 마진에 적합하게 된다. 이때 접촉 영역에 근접한 영역(a영역)에서 멀어지는 영역(b영역)이 보철물 근심 인접면 착색위치 주변에 함께 존재하므로 착색부위라 해서 모두 조정해도 된다고 생각해서는 안 된다. 이 작업은 조정부위를 확실하게 눈으로 확인하면서 진행해야 한다.

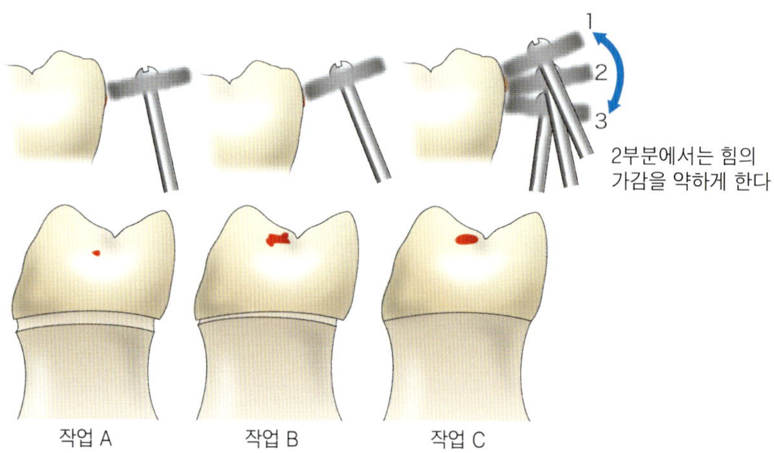

작업 A에서는 점상태의 교합지 흔적이 작업을 진행할수록 좁은 영역이 되고 서서히 교합면 부근으로 이동하면서 지대치형에 적합해 간다.

그림 4-2d. 착색부 어디를 삭제할까!? 원을 그리면서 치경 마진에 적합해 간다는 것은 교합지 착색부위의 하방부분(그림 4-2c의 b영역)이 조정 전에는 접촉했는데, 접촉 영역이 조정된 후에는 인접치 인접면부와 떨어지게 되는 것을 말한다. 따라서 착색부위의 상방(그림 4-2c의 a영역)을 먼저 조정 삭제하면 최종에 이르러서는 접촉 관계가 상실되기 쉽다. 표면적이 넓은 포인트를 사용하면 작업하기 좋다. 또한 box 그림 1-내 작업 A, B, C는 다면체가 되지 않도록 연속해서 진행하고 작업 B 부근은 힘의 가감을 줄여 접촉 부위를 상실하지 않도록 주의해야 하며 동시에 치관 형태도 의식하면서 작업해야 한다. 결국 이 접촉 영역은 처음에 접촉했던 곳에서 서서히 교합면 부근으로 이동하게 된다.

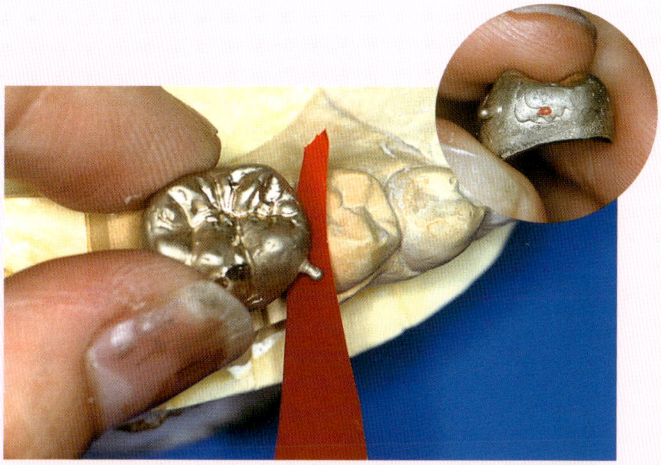

그림 4-2e. 먼저 지대치 모형을 치열 위치에 장착하고 교합지를 적절한 위치에 끼워가면서 보철물을 지대치 모형에 적합시켜 간다. 왁스 패턴에서 소량의 왁스가 추가되었으므로 착색되어 나타난 위치는 최종 접촉 영역이 아니다.

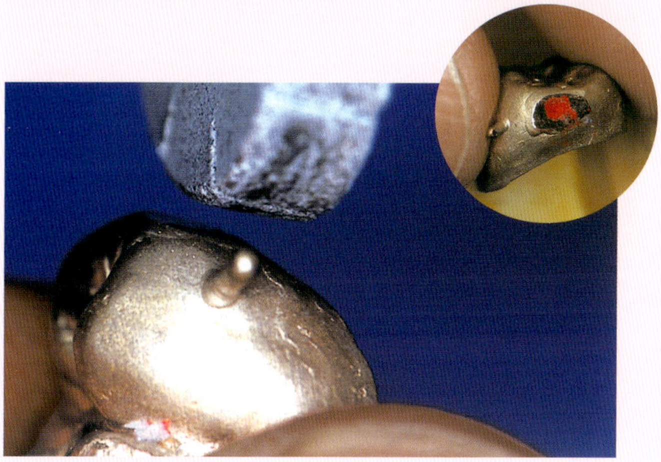

그림 4-2f. 그림 1-69c의 a영역을 조정하는 과정에 의해서 재현된 최종 접촉 영역은 처음에 구한 접촉 영역에 가깝다.

그림 4-2e, f. 실제 작업.

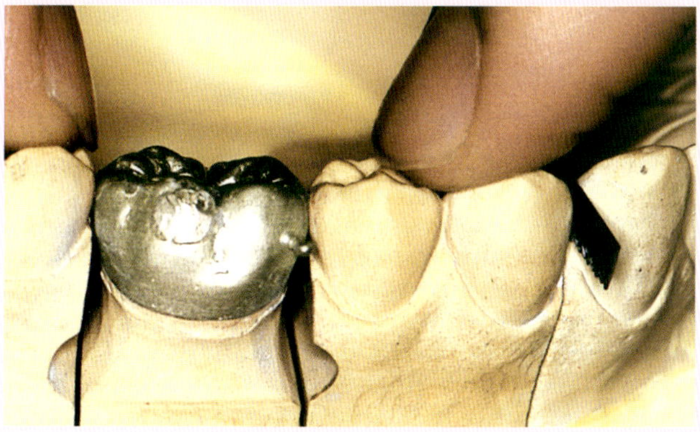

그림 4-2g. 원심측의 접촉 영역 조정. 근심측 인접치와 접촉하는 영역이 조정되면 분할 공간에 톱을 끼워 원심 인접면 접촉 영역을 조정할 때 근심측으로 지대치 모형이 밀리는 것을 억제하면서 원심측 인접치와 접촉하는 영역을 조정한다.

과정 2 치열 위치의 고정

보철물을 지대치 모형에 장착하면 너무 강하게 접촉하더라도 분할되어 있으므로 변형되어 장착할 수 있게 된다. 그러면 분할 전 정확한 치열 위치에 의한 접촉 영역의 조정이 불가능해져 환자는 구강 내에서 압박감을 느끼고 치과의사는 장착하기 위해 많은 조정 시간을 소모하게 된다. 그래서 작업용 모형이 변형되지 않는 대책을 lab. side에 마련해야 한다.

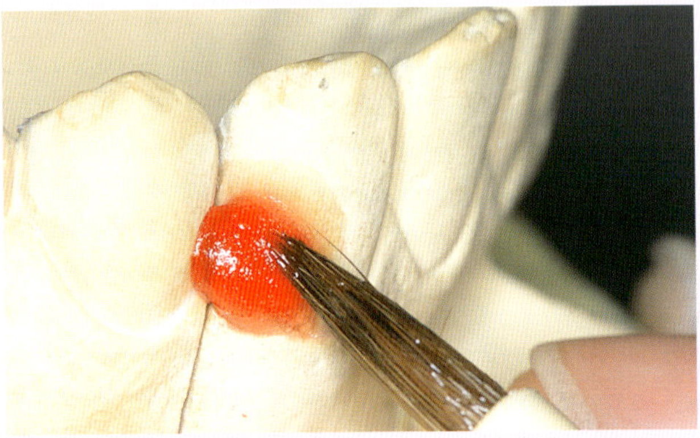

그림 4-3a. 근심면에서의 고정. 지대치 모형에서 실제 분할된 공간은 분할톱날의 두께보다 넓으므로 분할 공간에 톱을 끼워넣는 것만으로는 엄밀하게 위치를 고정시킬 수 없다. 이 부정할 수 없는 요소를 배제해야 하겠지만 필자는 패턴 레진(GC)으로 분할 공간을 고정함으로써 지대치 모형이 밀리는 것을 억제하면서 접촉도를 정밀하게 검사하고 있다. 이때 근원심의 분할 공간을 동시에 고정하고 조정하는 것이 아니라 1쪽씩 고정하여 개별적으로 접촉 영역을 정밀하게 검사하고 있다.

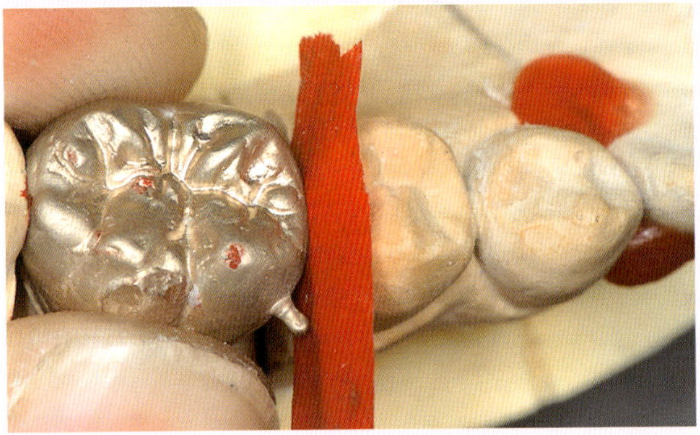

그림 4-3b. 보철물 근심 접촉 영역의 접촉도 확인. 이미 인접치 모형은 치열 상에 고정되어 있으므로, 보철물을 지대치 모형에 끼우는 손가락에 접촉도의 변화를 감지하면서 장착해야 한다. 그리고 항상 동일한 힘으로 조작하도록 신경을 쓰면 다양한 보철물에 동일한 접촉도(=보철물의 품질 관리)를 보장하게 된다. 이때 분할 위치를 고정하기 전과 후 접촉도에 변화가 없다면 접촉 영역의 정밀도가 높게 조정된 것이다. 분할 위치를 고정한 후에 접촉도가 강해 지대치 모형에 장착할 수 없는 경우는 다시 미세 조정한다.

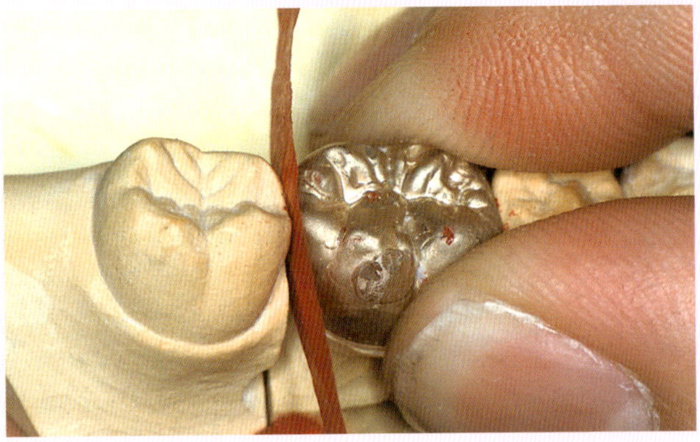

그림 4-3c. 보철물 원심 접촉 영역의 접촉도 확인. 원심측 인접치를 치열 위치에 끼우고 그림 1-70a처럼 패턴 레진으로 원심측 분할 공간을 고정하고 원심 접촉도를 확인한다. 이것으로 교합지에 의한 확인이 종료되는데 원하는 정밀도가 달성되었을까…….

과정 3 인접면 접촉도의 정밀 검사

교합지는 그 두께가 40~70㎛ 정도로 소정의 위치에 끼워 착색시켜 접촉 위치 등을 시각적으로 치과기공사에게 알려주는 편리한 도구이다. 그러나 착색만으로는 접촉도까지 알 수 없다. 그래서 Shimstock(8㎛, 茂久田商會)을 사용하게 되는데, 이것은 일반 교합지와 달리 착색되지 않은 metal foil로 되어 있으므로 인접면에 위치시킨 후 손가락으로 잡고 인접 방향으로 잡아당겨 접촉도를 심사할 수 있다.

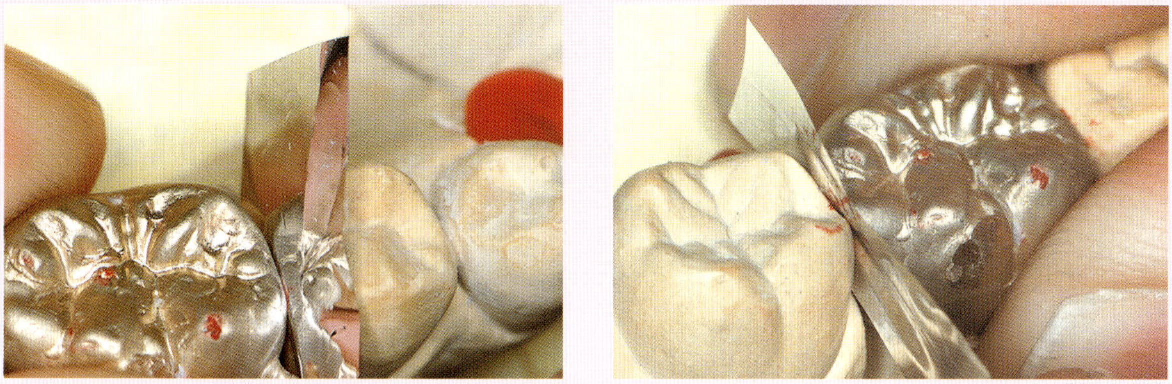

그림 4-4a, b. 근원심 접촉도의 정밀 검사. 교합지 사용법과 거의 동일하지만, metal foil의 경우는 착색시키지 않고 잡아 빼는 동작으로 접촉도를 정밀 검사하는 데 그 목적이 있다. 잡아 뺄 때의 저항감을 손가락 끝으로 충분히 느낄 수 있어야 하므로 엄지와 검지로 직접 metal foil을 잡는다. 이것으로 근원심 접촉도를 똑같이 할 수 있다. 접촉도를 확실하게 검사하기 위해 분할된 공간을 패턴 레진으로 메워 고정하였으므로 측방 이동은 억제된다. 지대치 모형에서 보철물을 철거하고 인접 사이에 Shimstock을 끼워 보철물을 다시 지대치 모형에 장착한다. 다음은 보철물 교합면에 손가락으로(항상 같은 힘으로) 누르고 Shimstock을 앞으로 잡아 뺀다. 그때 손가락에 확실한 저항감을 느낄 수 있다. 이 저항감을 각자 나름대로의 기준으로 기억하고 그것을 근원심 접촉 영역에 재현한다.

교합면 교합 접촉 부위에는 왁스를 추가하지 않는 이유

왁스 패턴을 매몰하기 전에 인접치와 접촉하는 부위에 왁스를 추가했는데 교합면에는 왜 추가하지 않을까? 이것은 교합면 상의 수많은 교합 접촉 부위에 왁스를 추가해서 주조 후에 꼼꼼하게 조정하는 것이 거의 불가능하기 때문이라고 생각할 수 있지만, 일반적으로 주조된 보철물은 매몰재의 가열 팽창이 치관장축 방향으로 작용하고 그 결과 교합이 높아지는 경우가 많기 때문일 것이다.

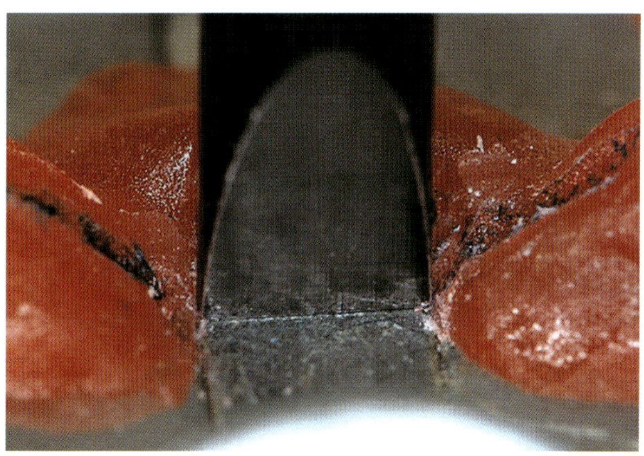

그림 4-5a. 보철물을 치열 모형에서 철거했을 때 약간 거리. 치열 상에 보철물이 없으므로 incisal pin은 anterior guidance table에 접촉한다.

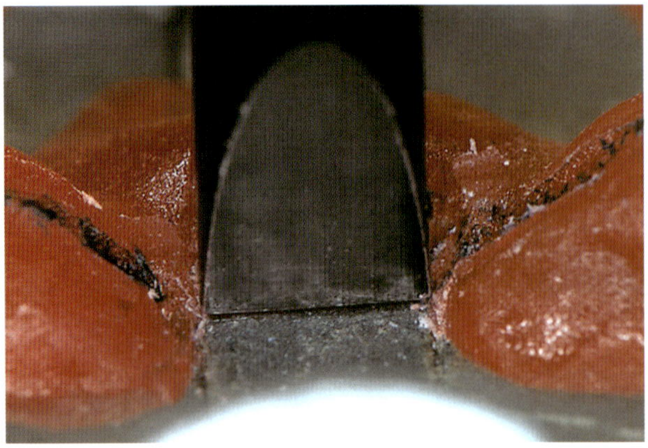

그림 4-5b. 보철물을 치열 모형에 장착했을 때 약간 거리. 왁스 형성할 때 목표를 설정하여 패턴을 신중하게 제작했는데도 incisal pin은 약간 떠있다.

Lab. side의 다양한 조정 기술 수준이 높을수록 chair side의 조정 시간이 단축되어 치과의사와 환자 간의 신뢰도도 향상된다. 앞에서 언급한 것처럼 인접면부의 조정도 어렵지만 그보다 더 큰 어려움이 교합면부에 존재한다. 왜냐하면 교합면 상에는 대합치 교합면과 교합하는 접촉 관계가 다수 존재하며 그것들의 접촉도를 동일하게 부여해야 하고 저작 운동이 시작하는 순간에는 서로 떨어져 이개(disclusion)되어야 하기 때문이다. 이것을 달성하려면 상당한 집중력과 지식이 필요하다.

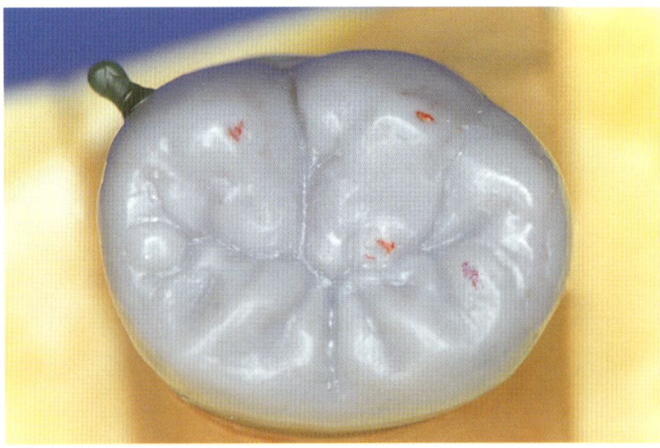

그림 4-5c. 왁스 패턴 제작 시 생긴 접촉 흔적.

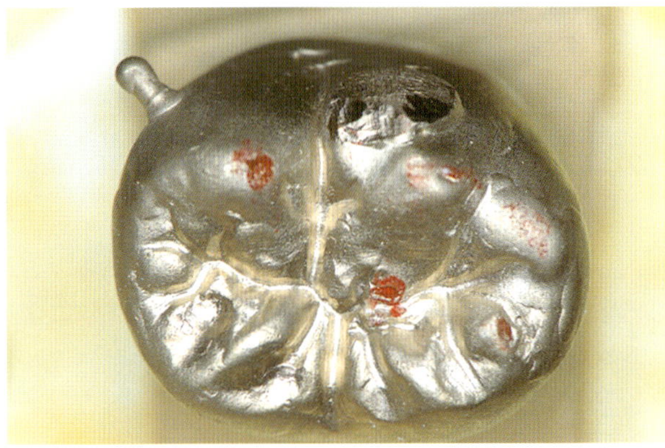

그림 4-5d. 주조 후에 생긴 접촉 흔적.

그림 4-5c, d. 왁스 표면과 주조 후 보철물 표면에 생긴 착색 흔적의 차이. 왁스 패턴 제작 시 생긴 접촉 흔적(그림 4-5c)과 주조 후에 생긴 접촉 흔적(그림 4-5d)에는 약간의 변화가 관찰된다. 이것은 소재의 차이에 따른 착색의 차이라고 생각할 수 있는데 왁스 형성 시 목표를 설정한 위치와 거의 같은 위치에 재현되어 있다. 주조체 교합면 상의 접촉 흔적은 매몰재의 가열 팽창에 의해 약간 거리가 증가되어 있는 것으로 생각할 수 있으므로 이것들을 조정하게 된다.

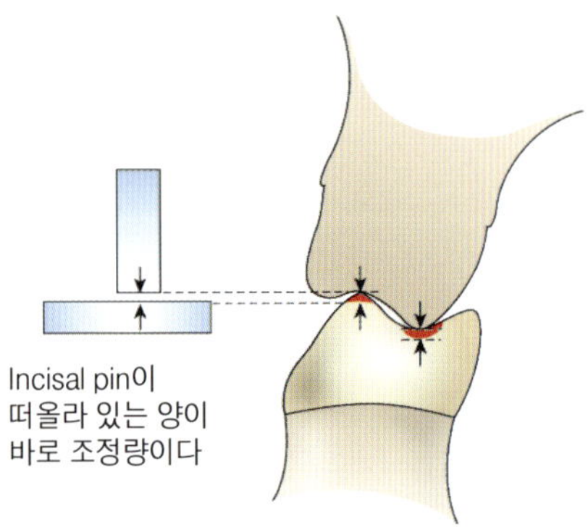

그림 4-5e. 교합 조정이 가능한 거리. 왁스 패턴 제작 시에 anterior guidance table 상에 확실하게 접촉하는 것을 확인했는데 주조 후에는 약간 뜨게 되었다(그림 4-4a, b). 치과기공사는 incisal pin이 떠올라 있는 양의 범위에서 교합을 조정해야 하는데, 왁스 패턴을 제작할 때 목표를 확실하게 설정했다면 조정량은 소량일 것이다. 그러나 목표 설정이 없는 경우는 막대한 조정 시간을 필요로 하며 시간이 지나도 incisal pin이 접촉하지 않게 되면 초조해져 교합기 개폐 시 상하악 모형을 강하게 충돌시켜 석고 모형으로 대합치 모형 교합면을 함몰시키게 되어 결국 치과기공사는 조정하는 것을 포기하고 보철물을 대충 마무리하여 치과의사에게 보내는 경우가 적지 않다.

그림 4-5f. 교합 조정 시 소리의 변화. 물체가 충돌하면 충돌음이 발생하는데, 그 소리는 물체 간의 차이나 충돌하는 속도에 따라서도 달라진다. Incisal pin이 anterior guidance table에 접촉하면 서로 금속이므로 높고 건조한 소리가 난다. 상하악 작업용 모형이 접촉하면 석고 특유의 둔탁한 소리가 난다. 보철물(치과용 금속이나 레진, porcelain)의 소재에 따라서도 다른 것 같다. Incisal pin은 제작 과정 중에 악간 거리를 항상 일정하게 유지하는 역할을 담당하는데 보철물을 치열 위치에 장착해도 anterior guide table 상에 발생하는 소리는 변화하지 않고 보철물 교합면 상의 접촉 영역도 대합치와 접촉해야 한다. 만약 소리가 변했다면 그것은 교합이 거상되었다고 의심해도 좋다.

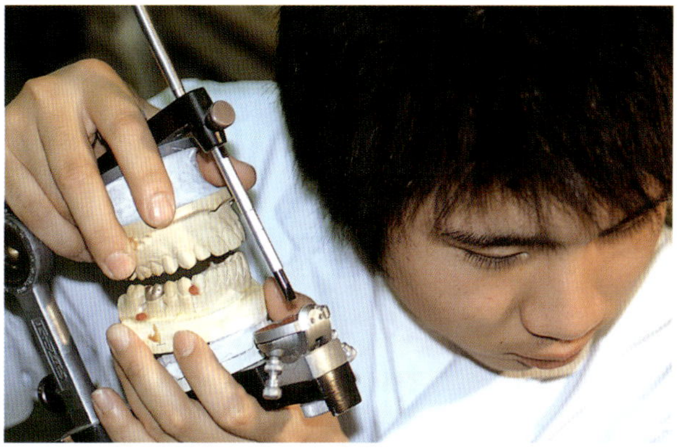

과정 4 실제 교합면부의 교합 조정(교합지)

교합지를 상하 교합면부에 끼우고 교합기를 강하게 상하운동 시키는 사람이 있는데 대합치가 경석고로 제작되어 있고 보철물이 치과용 금속으로 제작되었을 때에 강력한 힘으로 충돌하면 어떻게 될까? 대합 모형은 치과용 금속에 눌려 함몰될 것이다. 이렇게 되면 그 동안의 노력이 수포로 돌아간다. 이것을 깨닫지 못하고 완성한 보철물은 구강 내에서 반드시 치과의사의 손을 귀찮게 만든다. 힘으로 착색시키는 것이 아니라 교합지의 두께로 착색시킨다는 기분으로 조작하자.

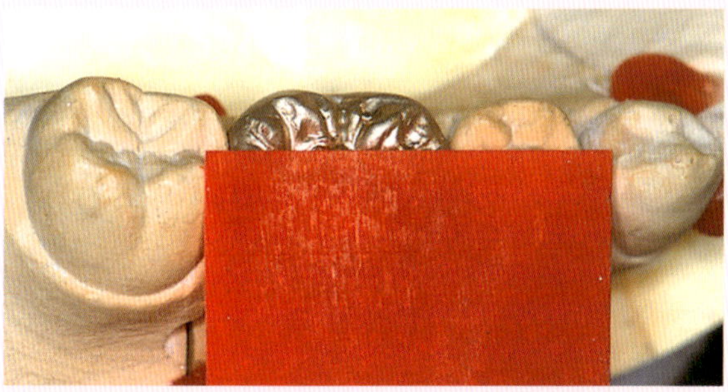

그림 4-6a. 접촉 부위의 개별 검사. 교합지를 삼각형으로 재단하여 사용하는 이유는, 교합지의 폭이 24mm나 되므로 이 상태에서 교합면에 얹어 물려보면 모든 교합면이 교합지에 가려져서 어디가 어떻게 접촉하는지 판단하기 어려워지기 때문이다. 이번에는 다수의 접촉 영역을 조정하게 되는데, 중요한 것은 접촉 영역을 조정한 다음 조정된 곳 또는 조정되지 않은 곳이, 주변 치열 모형의 접촉도가 조정될 때마다 어떻게 변화하는지 판단하는 것이다.

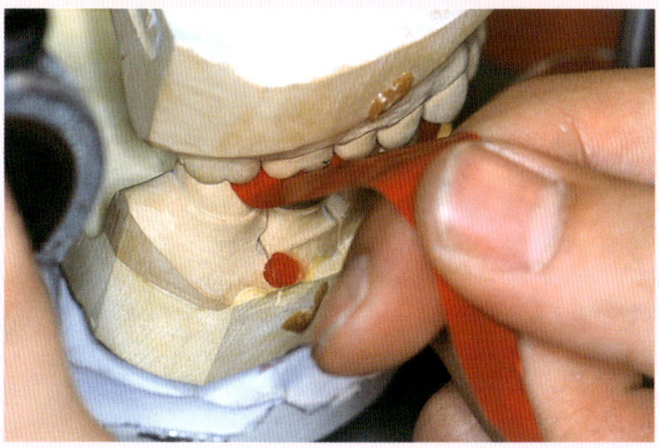

그림 4-6b. 상악 방향으로 들어 올리듯이 조작하면 교합 접촉하지 않은 곳도 착색되기 쉽다.

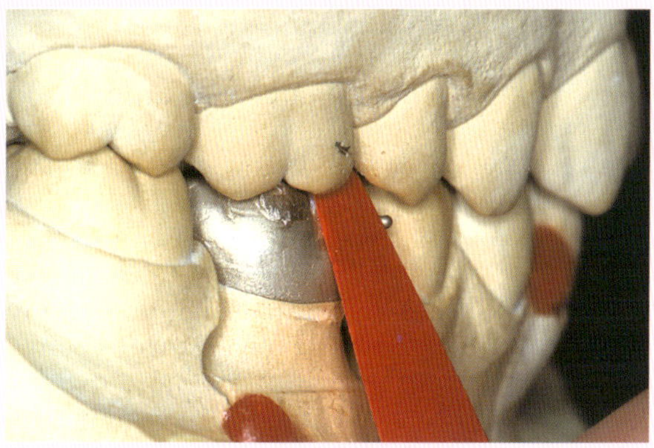

그림 4-6c. 하악 방향으로 숙여서 사용하면 교합 접촉하지 않는 곳은 착색시키지 않으면서 조작할 수 있다.

그림 4-6b, c. 삼각형 교합지의 사용법. 대합치 모형이 보철물과 접촉하지 않은데도 착색되는 것은 왜일까? 그것은 교합지를 앞으로 잡아당겨 뺄 때의 방향에 문제가 있다고 필자는 생각한다.

교합면부 착색부 중에서 어디부터 삭제할까?

교합지는 종이로 되어 있으므로 잡아당기는 힘이 너무 강하면 찢어지는 경우가 많다. 접촉상태를 확인할 때에는 찢어지지 않을 정도로 잡아당겨야 하고, 착색된 교합면부를 잘 관찰하면 착색도에 강약이 있는 것을 알 수 있다. 접촉이 약하면 흐리게 착색되고 강하게 접촉하면 진하게 착색된다. 실제로 너무 강하면 대합 모형이나 수복물의 교합면 상에 착색된 착색 소재가 대합 모형 교합면에 벗겨져 색이 흐려지고 표면 상태가 다른 곳보다 약간 반짝거리는 경우도 있다. 즉, 이런 차이를 충분히 관찰하고 접촉 조정할 곳을 바르게 선택해야 한다.

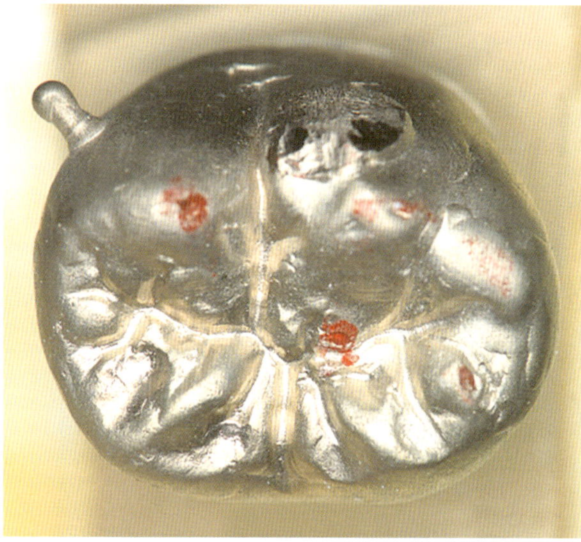

그림 4-7a. 왁스 형성 시에 목표 설정된 곳이 교합지에 의해 주조체 교합면에 착색되었는데 그 색은 제각각이며, 이 정도로는 관계를 판별하기가 곤란한 경우가 있다.

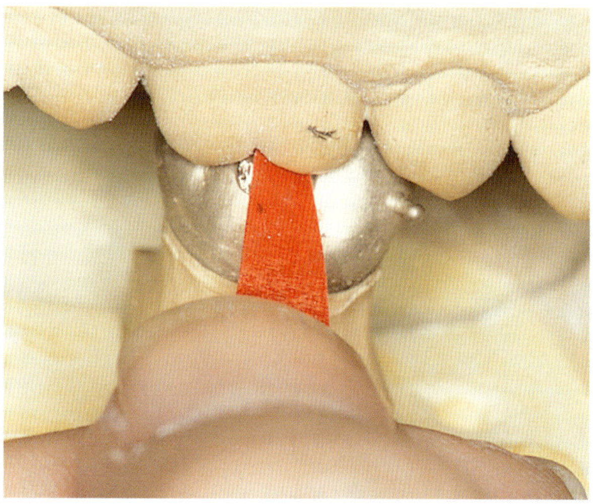

그림 4-7b. 그럴 때에는 가볍게 하악 방향으로 잡아 빼면 판별하기 쉽다. 그리고 손가락 끝에 가장 큰 저항감이 느껴지는 곳을 먼저 round bur로 삭제 조정한다. 이때 근원심 인접치 모형을 치열에서 철거하면 치열 위치에 영향을 받지 않는다.

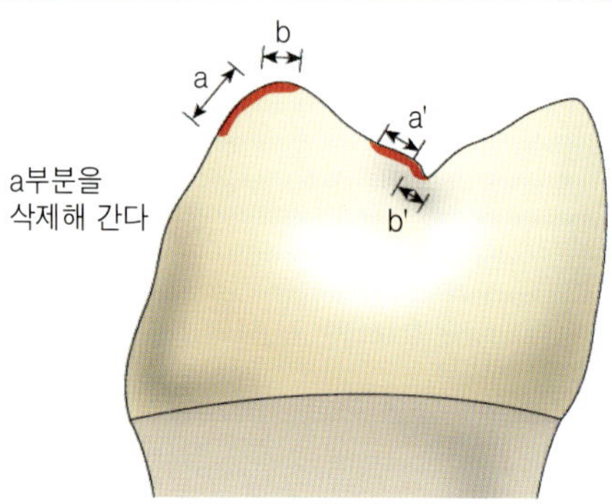

그림 4-7c. 실제 삭제 조정 부위. 상하 교합 관계는 '방망이와 절구 관계' 라고 하는데, 상하악에서 작업측 교두가 방망이, 중앙와 부근이 절구가 된다. 그리고 그 교합 관계에서 교합압이 작용하는 방향은 상호 치축 방향이 되어야 한다. 외사면(a영역) 또는 내사면 부근(a' 영역)에 교합압이 가해지면 측방압이 작용하기 쉽고 치관은 탈락하기 쉬워지므로 round bur로 삭제, 조정하고 치축 방향으로 교합압을 작용시킨다.

교합 접촉 부위의 다양한 조정

왁스 형성 시에 incisal table상에 신중하게 설정한 incisal pin의 접촉 부위(그림 4-5a)가 주조체로 바뀐 후 그림 4-5b처럼 table상에서 떨어지는 경우가 있다. 즉, 이만큼 주조체는 팽창한 것이다. 그러나 이것 때문에 실제로 다양한 조정을 해야만 하는데, 높이 조정이나 이동이 필요하다면 들뜬 높이 내에서 조정할 수 있는 것이 아니다. 조정량은 소량이지만 조작은 만만치 않다.

접촉하고 있는 위치에 문제가 없다면 낮추는 작업으로 그치겠지만 대구치 교합면 상에는 다수의 접촉 관계가 존재하며 그것들을 동시에 동등하게 조정하는 것에는 상당한 어려움이 따른다. 단일치관이라면 몰라도 수복치아의 개수가 증가하면 난이도가 높아지므로 왁스 패턴 제작 시 고민이 필요하다.

일련의 작업을 반복해 가면서 보철물은 완성되어 가는데 교합기를 개폐했을 때 상하악 작업 모형의 접촉 강도, 교합지 또는 metal foil 등을 잡아당길 때 힘의 강도를 항상 일정하게 유지하는 것이 중요하다. 그리고 치과기공사에게는 조정 후 변화를 감지하는 섬세함도 필요하다. 어쨌든 쉬운 제작 과정은 어디에도 없으므로, 목표를 확실하게 설정한 후 작업을 하는 것이 남겨진 유일한 길이다.

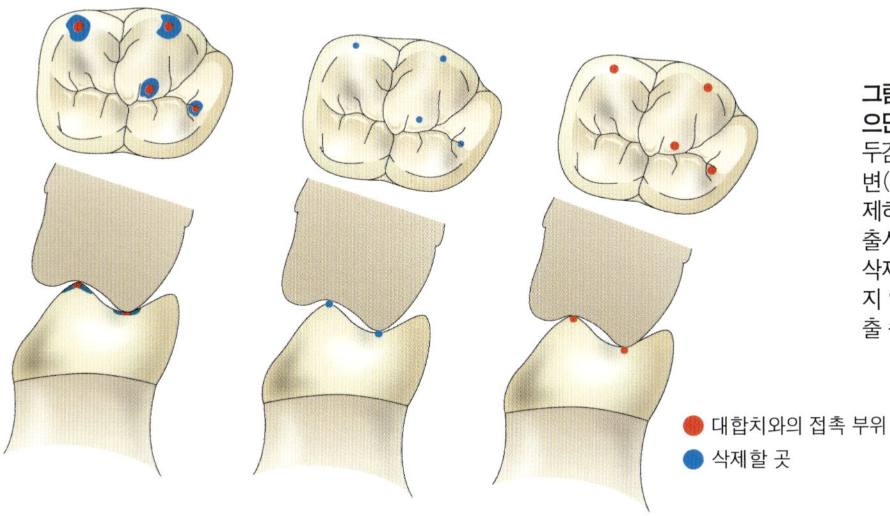

그림 4-8a. 접촉 위치는 변경하지 않으면서 낮추는 교합 조정의 경우. 교두감합위에서 접촉하고 있는 곳의 주변(파란색 부분)을 round bur로 삭제하여 접촉 부위(붉은색 부분)를 돌출시켜놓고(파란색 점) 그 돌출점만 삭제한다. 그러면 접촉 부위는 이동하지 않고 치축 방향으로 교합고경만 낮출 수 있다.

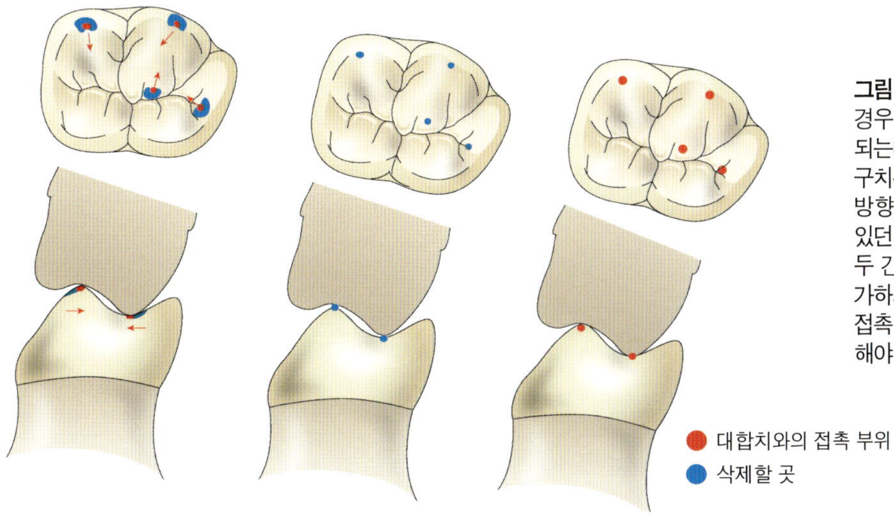

그림 4-8b. 접촉 부위의 이동. 많은 경우 교두감합위에서 수복물이 제작되는데, 저작 운동이 개시됨과 동시에 구치부는 이개되어야 한다. 그때 운동 방향으로 교두감합위에서 접촉하고 있던 장소보다 높은 부위가 있으면 교두 간섭이 되어 치관에 대해 측방압을 가하게 된다. 그것을 피하기 위해서는 접촉 부위의 이동이라는 수단을 선택해야 한다.

과정 5 교합 조정 정밀도의 확인

교합지로 착색시키는 방법은 교합 접촉도를 확인하고 정밀도를 추측하기에 충분하지 않다. 그래서 과정 3에서도 사용한 Shimstock(metal foil)을 교합면부에 얹어 물려서 잡아당길 때의 저항감을 각각의 접촉 부위에 대해서 검사하게 된다. 이때 대합치와 날카로운 접촉 관계에 있다면 metal foil이 찢어지거나 걸리는 감촉이 손끝에 전해진다. 둥근(단, 면접촉은 아님) 접촉 관계라면 잡아 뺐을 때 미끈한 감촉을 느낄 수 있으므로 필자는 후자를 선택하고 있다.

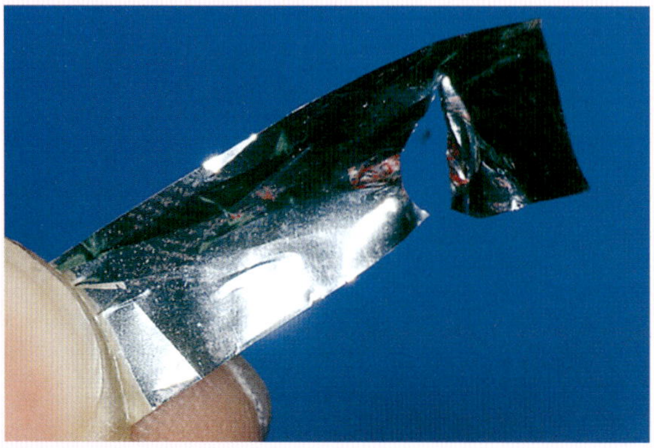

그림 4-9a. 예각적인 접촉 관계. Metal foil을 잡아 뺄 때 찢어질 수 있다.

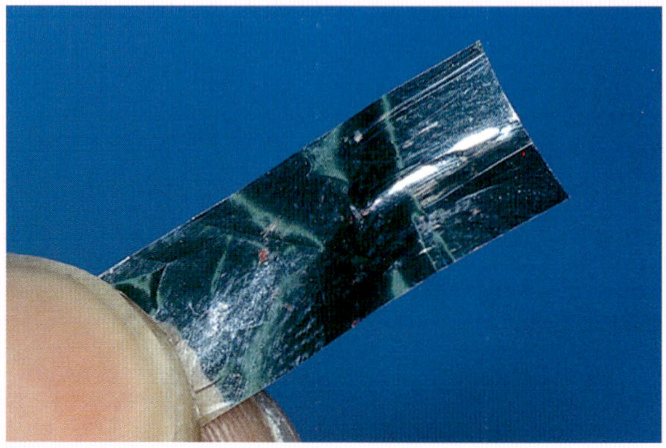

그림 4-9b. 둔각적인 접촉 관계. 교합이 접촉 교두에 집중되지 않으므로 찢어지는 일은 드물다.

교합면부의 접촉 영역 조정

교합면부의 대합 모형 교합면과 조정할 때의 완성도는 치과의사의 구강 내 교합 조정을 쉽게 만드느냐, 어렵게 만드느냐를 결정하게 된다. 양 인접면의 조정은 1곳씩 조정하면 되므로 비교적 쉬운 작업이지만, 교합면이라는 동일한 평면상에는 다수의 접촉 영역이 존재하므로 이것들을 치과기공사가 모두 동일한 정도로 접촉하도록 조정하는 것은 쉽지 않다. 그러나 기본적인 작업방법과 재료 및 기자재의 조작은 인접면에서의 접촉 영역 조정과 크게 다르지 않으며 지금까지 이 책에서 계속 강조하고 있는 '목표 설정'이 더욱 절실하게 요구된다.

구강 내에서 진행되는 조정은 접촉 영역 조정 또는 교합 조정이고, 그런 의미에서 보면 lab. side에서 진행하는 교합면 상의 조정 작업은 '교합 예비조정'이라 할 수 있다. 그리고 lab. side에서 조정하는 수준이 높으면 높을수

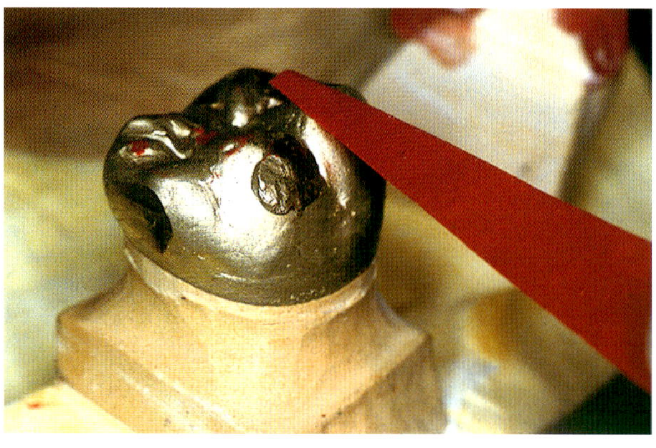

그림 4-10. 협측에서 교합지를 사용하고 있다. 다수의 교합 접촉 영역을 동시에 조정하는 것은 불가능하다. 개별적으로 검사하려면 교합지 등의 형태와 작업 방법에 대한 연구가 필요하며 치과기공사로서 의식이 높지 않으면 뛰어난 수복물을 제작할 수 없다.

록 chair side의 조정 시간은 단축되고 치과의사의 신뢰도는 높아지며 환자의 만족도 또한 기대할 수 있다. 앞에서 소개한 인접면부의 조정도 어렵지만 교합면부의 접촉 영역 조정에는 그것을 상회하는 어려움이 있다. 왜냐하면 교합면 상에는 복수의 대합치 교합면과 접촉하는 관계가 존재하며 그것들을 동일한 접촉도로 조정해야 하며 저작 운동이 시작되는 순간 이개되어야 하기 때문이다. 이것을 쉽게 달성하려면 보철물 제작 시 기술력과 집중력 및 그것들을 뒷받침하는 지식이 필요하다.

과정 6 인접치 모형 인접면의 영향을 배제한다

인간의 다양한 행위는 완벽하다고 말할 수 없으며, 만약 그렇다면 그것은 우연의 산물이고 예측된 것이 아니다. 치과기공 작업에서도 우연을 기대하지 않고 미리 예측하고 작업을 하면 실패를 미연에 방지할 수 있다.

인접치 모형을 치열에서 철거하고 인접면에서 받는 영향을 배제한 후 보철물 교합면이 대합치 교합면과 접촉하는 영역을 조정한다.

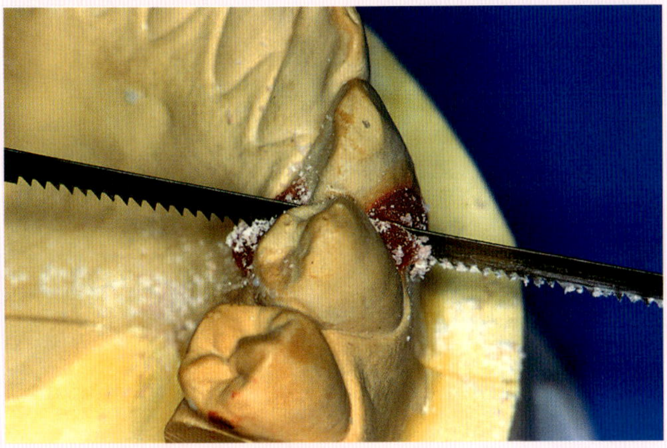

그림 4-11a. 인접치 고정위치의 재분할. 양인접면의 접촉 영역을 조정할 때는 가능한 한 변형을 방지하기 위해 분할된 공간을 패턴 레진으로 고정했었는데, 이 작업으로 변형을 완전히 막을 수 있다고는 말할 수 없다. 그래서 교합면 접촉 영역을 조정할 때는 고정위치를 다시 톱으로 분할하고 치열 위치에서 양인접치 모형을 철거하여 그들의 영향을 배제한 후 교합을 조정해야 한다.

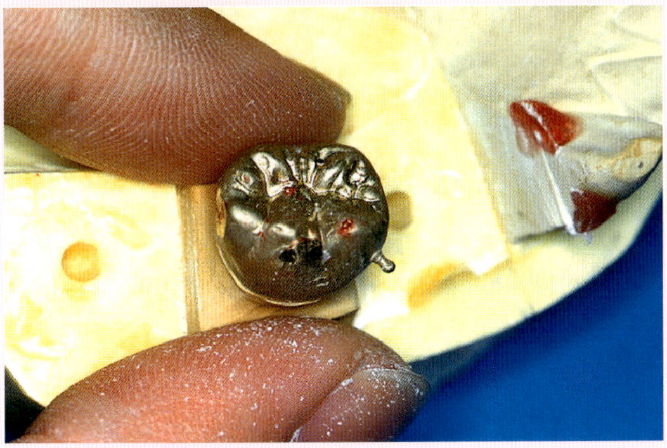

그림 4-11b. 치열에서 인접치 모형의 철거. 인접치 모형(#47, #45, #44)을 치열 모형에서 철거하면 인접치 인접면에서 받는 수복물(#46)에 대한 영향(=위치적 변화를 일으키는 측방력)이 없어진다. 정확한 치열 위치에 무리 없이 보철물이 존재하여 무모한 교합 조정이 되지 않도록 해야 한다.

과정 7 교합지를 이용한 교합면 상의 접촉 영역 확인

인접치 모형이 치열에서 철거되어 수복 부위에만 전념할 수 있는 이상적인 작업 환경이 만들어졌다. 또한 근원심 인접면부 방향에서 대합치 모형과의 관계도 눈으로 확인하면서 작업을 진행할 수 있다. 이때에 치과기공사는 오감(시각 · 청각 · 후각 · 미각 · 촉각) 중에서 적어도 시각 · 청각 · 촉각의 세 가지 감각을 잘 활용해야 한다. 그림 4-12a~c와 같은 작업을 반복하면 접촉 영역을 볼 수 있게 되는데 항상 똑같이 조작하도록 신경 쓰지 않으면 동일한 결과를 얻을 수 없으므로 세심한 주의가 필요하다.

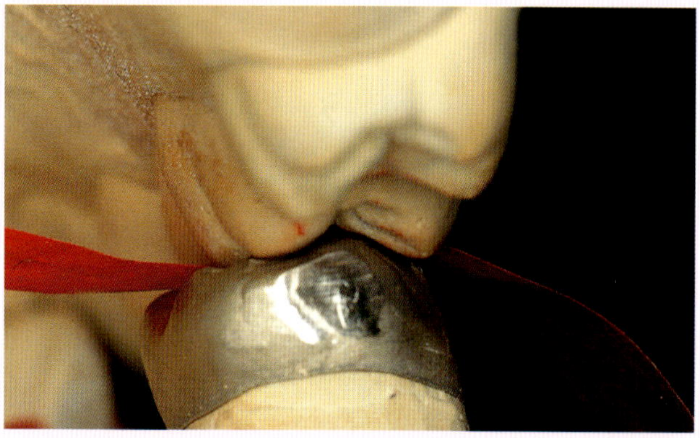

그림 4-12a. 본다: 눈으로 확실하게 확인하기 위해서는 관찰할 수 있는 환경이 필요. 치과기공사는 구강 내에서는 관찰할 수 없는 방향(설측, 원심측)에서 관찰할 수 있으며 수복물을 제작할 때 이 위치에서의 관찰 행위는 특히 중요하다. 왜냐하면 그것은 치과의사가 구강 내에서 보고 싶어도 볼 수 없는 방향이기 때문이다.

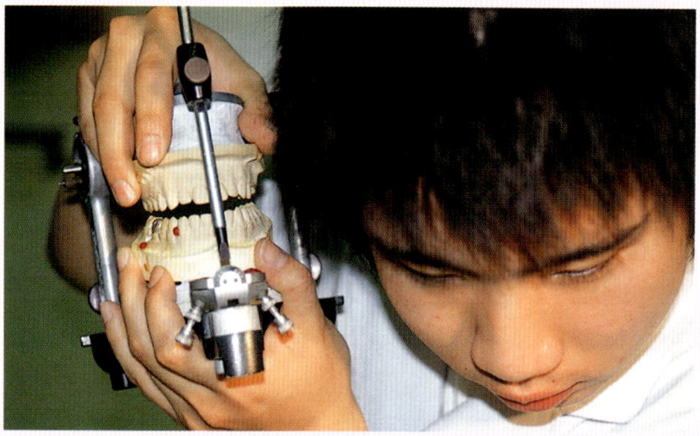

그림 4-12b. 듣는다: 소리를 판단하려면 들으려는 의식이 필요. 강한 힘으로 교합기를 개폐하면 작업용 모형을 손상시킬 뿐만 아니라 그때에 발생하는 소리의 강약을 판단하기가 어려워진다. 힘에 맡기지 않는 뛰어난 교합기 조작과 소리의 변화를 읽으려는 의식이 있다면 소리의 변화가 교합기를 만지는 손가락 끝까지 진동으로 전해진다.

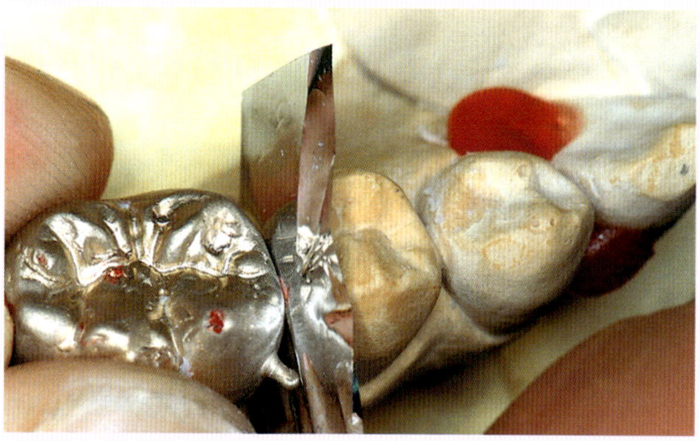

그림 4-12c. 만진다: 저항감 등의 감촉을 판별하려면 섬세한 손가락 조작이 필요.
동일한 재료나 기계를 사용해도 같은 결과를 얻을 수 없는 이유는 그들이 결코 동일한 조작이 아니기 때문이다. 수복물을 누르는 손가락과 metal foil을 잡은 손가락은 항상 같은 방법으로 잡고 눌러 같은 결과를 이끌어낼 수 있는 조작이 요구된다.

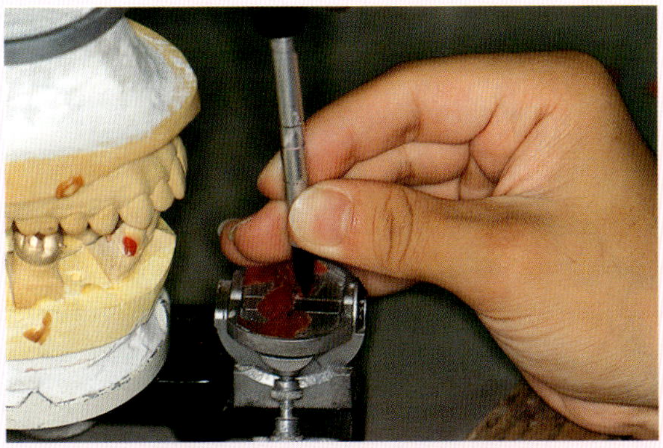

그림 4-13a. 교합기에서 교합 조정 시 손가락의 위치. 오른손 엄지와 검지, 중지로 incisal pin을 잡고 약지는 anterior guide table 끝에 고정하여 지지를 구하면서 손목은 기공테이블에 의지하면 작업 시 손가락이 안정된다.

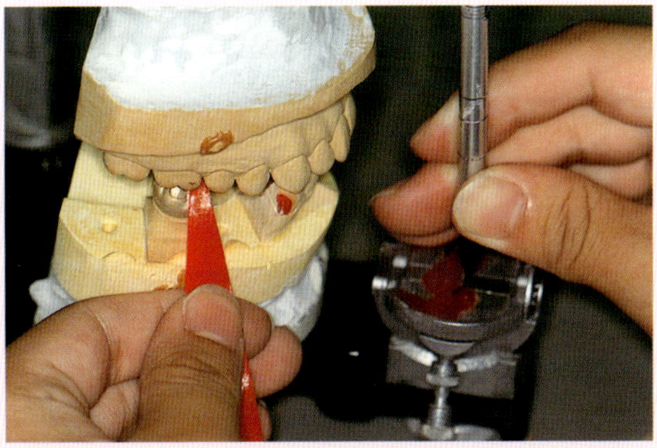

그림 4-13b. Incisal pin과 교합지를 잡는 방법. 상악 작업용 모형을 살짝 올려 이개시킨 상하 교합면 상의 접촉 영역 1곳에 왼손으로 잡은(같은 힘으로 잡는다) 교합지를 끼워 incisal pin을 anterior guide table 위에 조용히 내리는 감각으로 조작한다. 여기에서는 접촉하는 개수만큼 조작을 반복하게 된다.

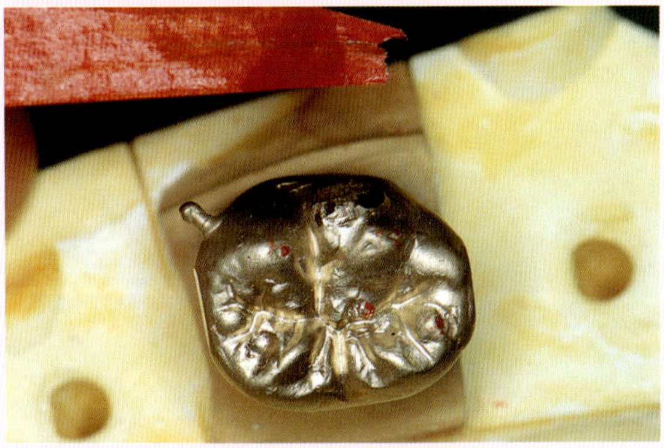

그림 4-14a. 약하게 폐구하면 착색 흔적이 옅어진다. 대합 모형은 약한 경석고이므로 수복물 소재(백금가금)와 접촉하는 정도를 심사할 때는 상악 모형의 무게를 부과하는 정도로만 약하게 작업해서 착색 흔적을 얻을 수 있다면 항상 똑같은 작업이 진행되고 있는 것이다.

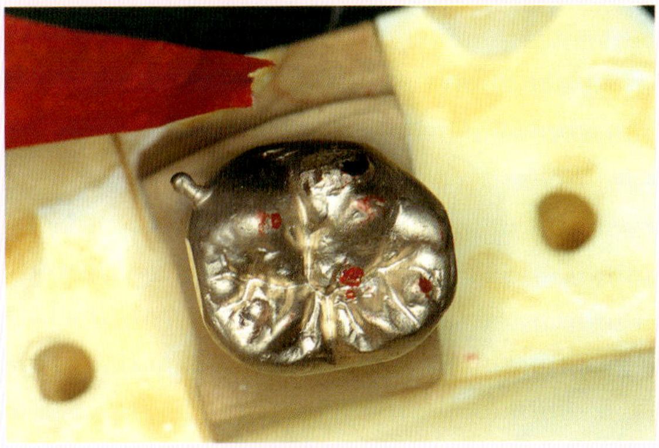

그림 4-14b. 강하게 닫으면 착색 흔적이 진해진다. 확실한 착색 흔적을 보면 정확하게 접촉하고 있는 것처럼 생각하기 쉬운데 실제는 오염된 경우가 많은 것 같다. 교합기를 강한 힘으로 폐구시켜 상하악 작업 모형을 접촉시킨다면 대합치 모형이 파손될 우려가 크다.

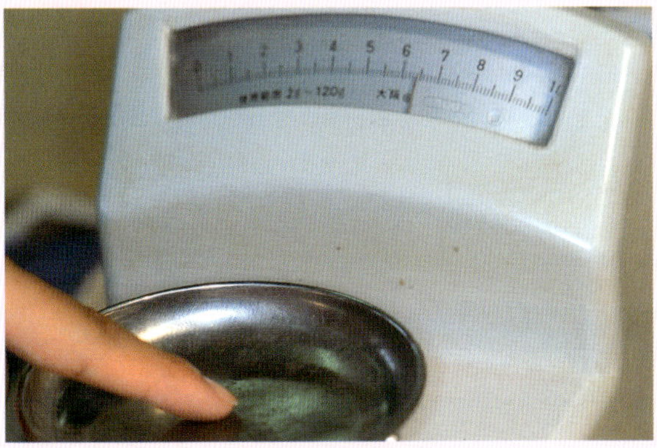

그림 4-14c. '힘'의 원리. 시험 삼아 저울대에 손끝으로 눌러서 저울의 바늘을 일정한 위치에 고정시켜 보자. 같은 위치에 바늘이 움직이지 않게 고정시킬 수 없다. 그러나 일정한 중량의 물체(여기에서는 대합 모형의 무게)를 저울대에 올려놓으면 바늘은 같은 위치에서 움직이지 않고 정지한다.

그림 4-14a~c. 실제 착색 흔적. 교합면 상에 착색되면 눈으로 확인할 수 있게 되는데 착색된 정도로는 각 접촉 부위의 접촉의 정도를 판단할 수는 없으며 교합기를 닫을 때 '접촉'의 강약에 따라서도 착색되는 양상은 달라진다. 치과기공사로서 나름대로 기준을 갖고 있는 것이 중요하며, 그것이 없다면 좋은 결과를 기대할 수 없다.

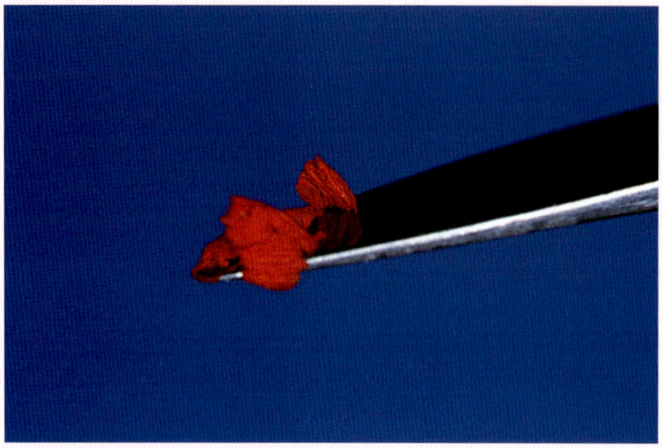

그림 4-15. 착색 흔적과 두께. 교합기를 닫는 힘의 강약에 따라 착색 정도에 차이가 생기는 것을 알았는데, 강하게 닫아 깨물리는 착색 과정을 반복하면 접촉 영역에도 착색층이 생기고, 교합지 본래의 두께(40~70㎛)를 상회하게 되어 "착색층을 제거했더니 실제 접촉 관계가 상실되었다"는 경우도 있을 수 있으므로 주의해야 한다.

과정 8 접촉 정도의 검사

Shimstock(8㎛, 茂久田商會)을 앞쪽으로 잡아 당겨 저항감을 손끝으로 인식하면서 어느 곳이 가장 강하게 접촉하는지 검사한다. 1곳씩만 검사하여야 하는데 이때 느낌을 인식하지 못하면 어디부터 삭제해야 할지 몰라 다음 과정에 들어갈 수 없다.

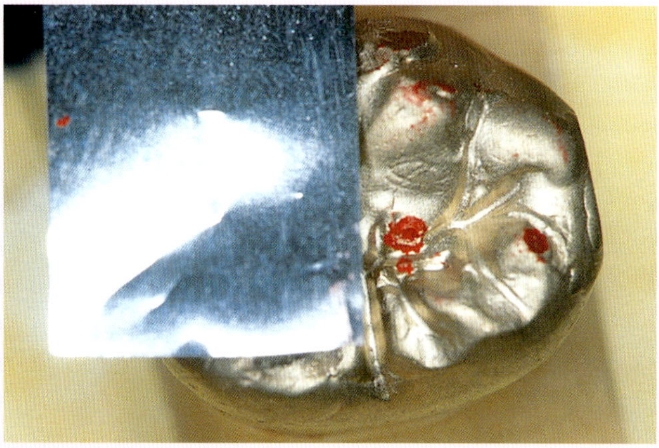

그림 4-16a. 교합면을 횡단하는 식의 Shimstock 사용법은 저항감이 커질 뿐만 아니라 접촉 영역을 개별적으로 검사할 수도 없다. 접촉하지는 않더라도 좁은 공간에 있는 것만으로도 저항감을 느끼게 되므로 접촉여부를 판단하기가 곤란하다.

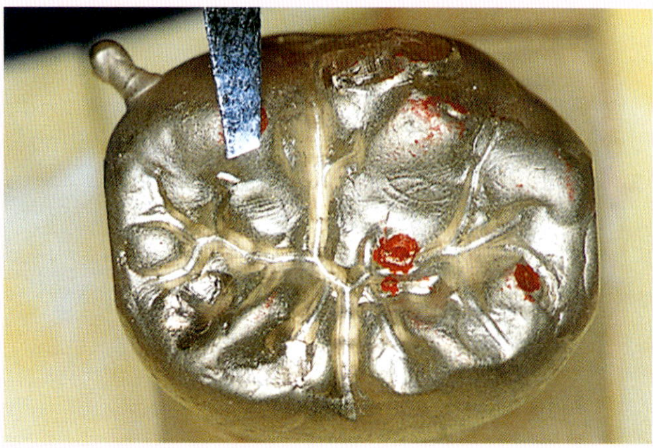

그림 4-16b. Shimstock을 좁게 재단하여 접촉하는 교두만 검사하므로 접촉하는 부위에 국한된 저항감을 판단하려면 너무 설측 방향으로 위치시키면 안 되며, 때로는 교합지처럼 삼각형으로 재단하여 작업할 필요도 있다.

그림 4-16a, b. 교합면상에서의 Shimstock의 배치.

교합지 등에 의해 얻어진 보철물의 상태

교합 접촉 영역을 조정할 수 있는 환경을 만든(인접치 모형을 치열에서 철거) 후, 교합지나 Shimstock을 사용해 부위별로 저항감을 반복적으로 확인하면 접촉도를 세밀하게 인식할 수 있고, 보철물 교합면 상의 대합치 모형 교합면과 접촉하는 영역, 즉 '너무 높은지', '너무 낮은지' 등 치과기공사에게 없어서는 안 될 중요한 정보를 얻을 수 있다.

착색 흔적①
착색 흔적의 위치가 좋고 incisal pin이 들떠있는 거리 내에서 낮춘다면 착색 흔적의 정점을 남기듯이 주변부를 삭제하고 정점부분과 주변부를 포함해 원을 그리듯이 한 층 삭제한다. 이 단계에서 교합지에 의한 착색도, 저항감이 어떻게 변화했는지 확인해야 하는데, 조정 전까지 가장 강하게 접촉했던 착색 흔적①은 그 자리를 착색 흔적②로 넘기게 된다.

착색 흔적④
착색 흔적①~③까지 작업의 결과 착색 흔적④가 강하게 접촉하게 되는데, 이와 동시에 incisal pin 선단부가 anterior guide table 상에 접촉하는 작업이 요구된다.

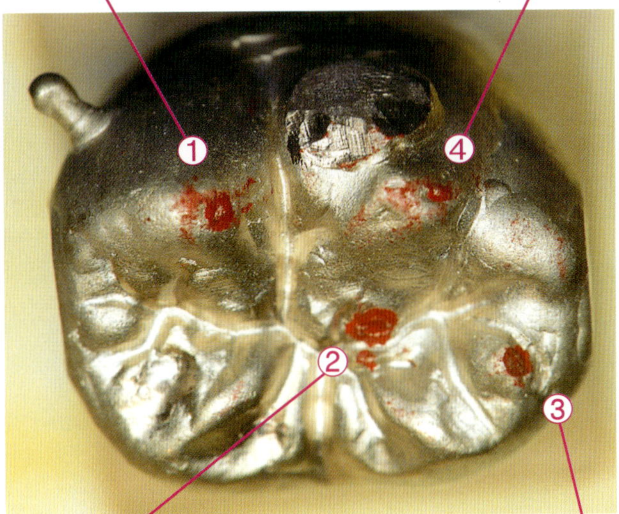

착색 흔적②
접촉도가 가장 강한 착색 흔적①이 조정에 의해서 약해졌으므로 이번에는 착색 흔적②가 가장 강한 접촉도가 되며 다른 접촉 영역도 저항감이 변화할 것이다. 그래서 접촉 영역이 가장 강해진 착색 흔적②의 작업으로 이행하는데, 이번에도 착색 영역의 주변부부터 삭제한 후 정점을 둥글게 원을 그리듯이 삭제해 간다. 그리고 착색 흔적①과 똑같이 교합지나 metal foil로 착색도와 저항감의 변화를 인식해야 한다.

착색 흔적③
교합은 '방망이와 절구 관계'로 비유되는데 방망이가 교두정(또는 각 융선의 정점)이고, 절구가 상하 중앙와(central fossa) 부근이 된다. 착색 흔적③에서는 정점에서 접촉하지 않으므로(원심사면에서 접촉한다), 이런 접촉 관계에서는 효율적인 접촉 관계가 구축되기 어렵다. 그래서 착색 흔적이 정점이 되도록 조정할 필요가 있다.

그림 4-17. 검사 결과. 교합지와 Shimstock을 사용하여 다양한 장소의 접촉도를 검사한 덕분에 어디가 어떻게 높은지 판단할 수 있고 어디를 어떻게 삭제 조정하면 좋을지 인식할 수 있어 드디어 다음 과정에 들어간다. 보철물 교합면 상의 교합지 착색 흔적①은 중앙부분이 주변부보다 흐리게 나타난 것으로 보아 강하게 교합 접촉하는 것을 말한다. 착색 흔적②는 골고루 착색되어 있는 것으로 보아 착색 흔적①보다 약한 접촉도라고 판단된다. 착색 흔적③은 부융선의 원심사면에서 접촉하며 착색 흔적 근심 부근을 삭제해 접촉 영역이 정점이 되도록 형태 수정한 후 교합 영역을 조정하게 된다. 이런 작업을 반복하면 드디어 접촉 흔적④가 확실한 착색 흔적으로 드러난다.

교합 조정에 필요한 포인트류

절삭용 포인트는 다양한 용도에 맞게 많은 종류가 준비되어 있다. 그것을 사용할 수 있는가, 없는가는 작업을 담당하는 치과기공사가 각 포인트의 특성을 정확하게 인식하고 선택할 수 있는가에 달려있다.

또한 포인트류는 힘을 실어 사용하면 생각지도 못한 곳으로 미끄러져 형태를 훼손하거나 깊은 상처를 만들 수 있으므로 힘을 주지 않고 포인트류의 절삭능력에 몸을 맡기듯이 다루어야 한다.

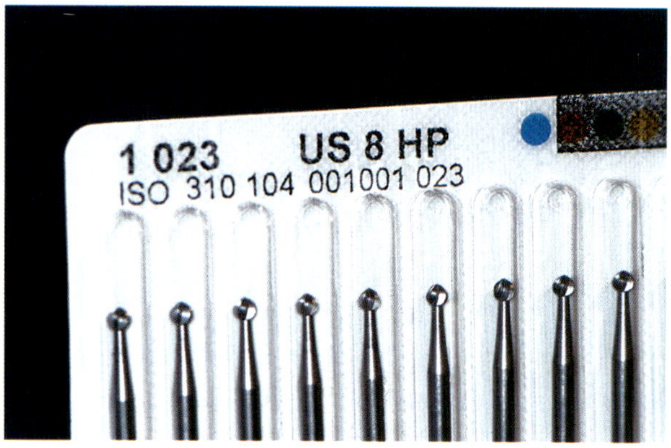

그림 4-18a. Large round bur(Meisinger; Heraeus Kulzer Japan). 이 작업은 제한적인 작업이므로 제한적으로 사용할 수 있는 크기의 포인트를 사용해야 한다. 또한 교두 형태를 만들면서 교두정에는 접촉 영역을 구축해야 하므로 작업 교두정처럼 형태가 큰 부분에 좋다.

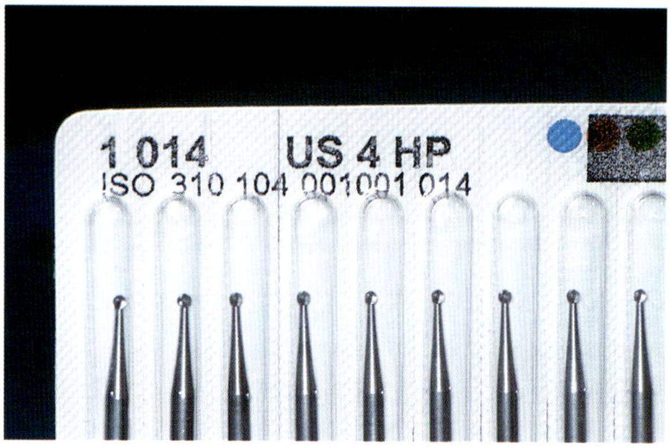

그림 4-18b. Medium round bur(Meisinger; Heraeus Kulzer Japan). 교두내사면처럼 좁고 들어가기 곤란한 장소에 적합하다. 힘을 실어 사용하면 표면이 함몰되어 부자연스러운 형태를 만들게 되므로 주의가 필요하다.

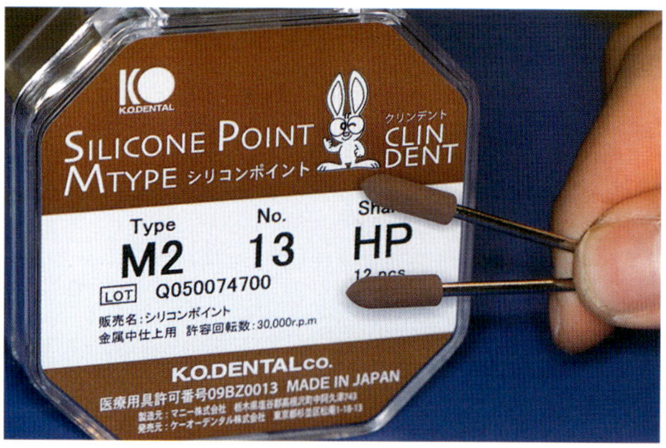

그림 4-18c. Brown silicone point(K.O. Dental, Japan). 상처가 있는 곳을 교두형태로 수정하기 위해, 또한 왁스 패턴을 제작할 때 놓친 불완전한 형태를 수정하기 위해 사용되는데, 필자는 주로 교합면부(복합한 형태 부분)에 제한해 사용할 것을 권장한다. 왜냐하면 치관부 협설측면이나 양인접면부의 크고 완만한 곳에 사용하면 다면체가 되어 원하는 형태를 잃기 쉽기 때문이다.

그림 4-18a~c. 교합 조정에 사용하는 포인트.

과정 9 실제 교합 조정

예를 들어 교합 접촉하는 곳이 협측 외사면까지 접촉하는 경우에는 처음부터 접촉하고 있는 정점(교두정이 되는 접촉 영역)은 건드리지 말고 협측 외사면만 삭제한다. 왜냐하면 정점을 먼저 삭제하면 접촉시켜야 할 정점이 없어져 교합 관계를 엉망으로 만들기 때문이다. 이것은 교두 내사면에도 해당된다.

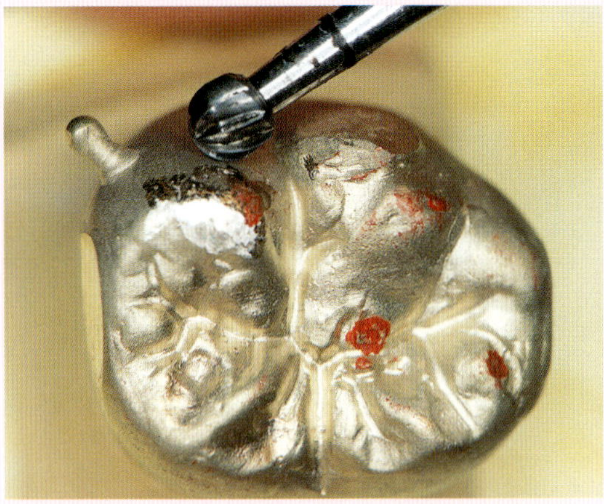

그림 4-19a. 근심 협측 외사면의 삭제(Meisinger round bur, Large, ST1 HP023). 교두정을 남기고 외사면만 삭제하는데 교합지 흔적만 삭제하면 형태를 훼손하게 되므로 착색된 범위뿐만 아니라 광범위하게 치관 형태를 고려하면서 삭제한다.

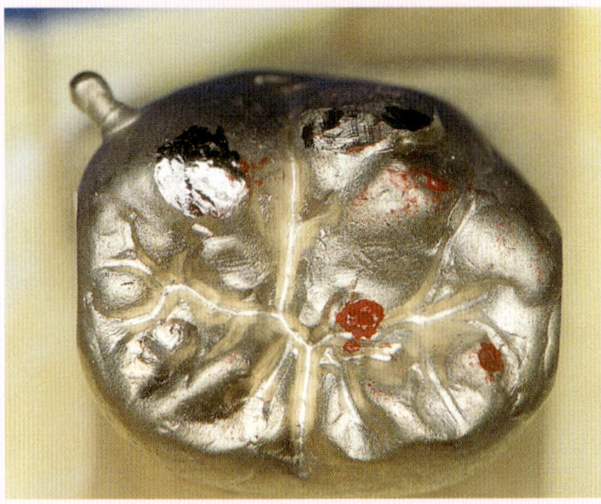

그림 4-19b. 정점 주변의 삭제. 외사면의 형태를 삭제하고 난 후, 교두정이 두드러지도록 주변부를 삭제한다. 정점만 삭제하면 함몰된다.

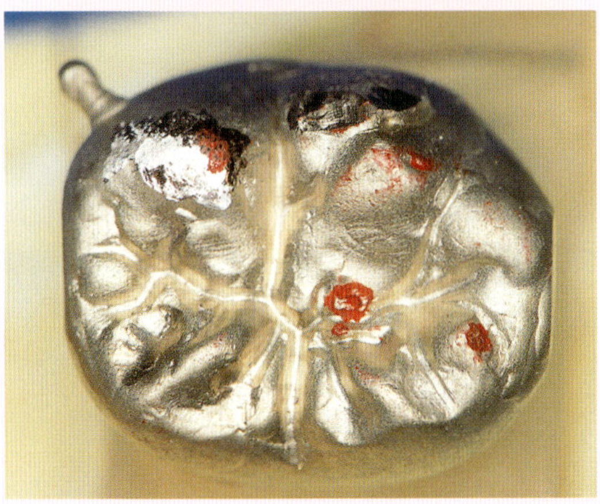

그림 4-19c. 정점 삭제. 정점 주변이 삭제되었으므로 교합 접촉 착색 흔적은 그곳에 한정되기 때문에 판단하기 쉽다. 그래서 일단 교합지를 끼워 접촉도를 검사하고 incisal pin을 뜬 범위만큼 둥글게 원을 그리듯이 조정 삭제한다. 이것으로 접촉하는 선단부는 볼록해져서 근심 협측 교두정의 조정이 완료되는데, 다른 접촉 영역은 조정하지 않았으므로 약간 거리에 큰 변화는 없고 incisal pin은 들떠있는 상태이다.

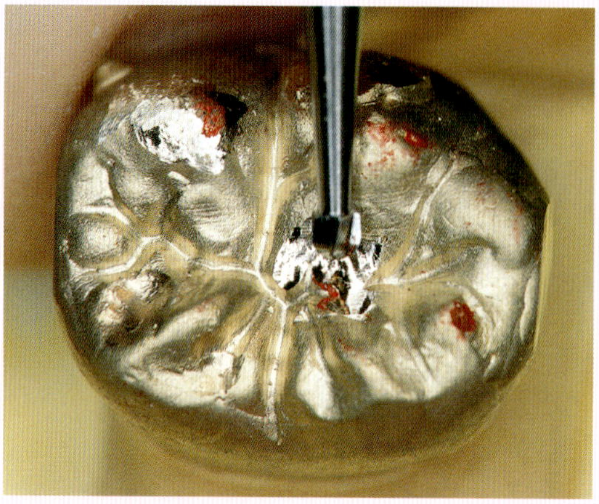

그림 4-19d. 중앙와 내사면의 삭제(Meisinger round bur, Medium, ST1 HP014). 이곳의 형태는 좁게 한정되므로 round bur를 중간 정도의 크기로 교체해 협측 내사면부터 조정한 후 그림 1-86c와 같은 조작을 반복하는데, 협측 제2교두 접촉 영역의 변화는 아직 볼 수 없다.

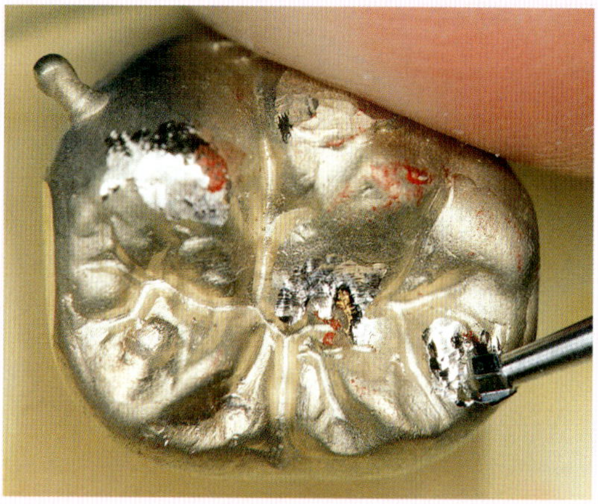

그림 4-19e. 설측 원심부 변연의 삭제(Meisinger round bur, Medium, ST1 HP014). 사면에서 접촉하므로 접촉 영역을 건드리지 말고 근심사면부터 삭제해 정점이 강조되도록 조정한다.

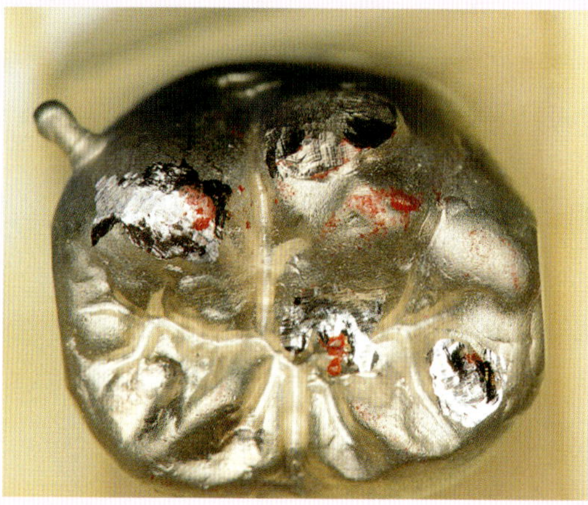

그림 4-19f. 협측 제2교두의 삭제. 협측 제2교두정은 크게 조정하지 않았는데 Shimstock 사용 후 저항감이 증가하고 incisal pin은 anterior guide table 상에 접촉하고 있으므로 더 이상 조정할 필요는 없다고 판단할 수 있다.

접촉 정도의 변화를 읽는다

지금까지의 작업에서는 위치에 대한 조정만 시행했을 뿐이므로 교합지에 의한 접촉 정도는 약해져 있을 것이다. 그러나 다른 접촉 영역은 조정하지 않았으므로 악간거리는 높은 상태이며 변화가 없다. 악간거리를 유지하고 있는 접촉 영역을 조정하면 처음에 조정한 접촉 영역의 접촉도가 또 변화한다. 이 변화를 보면서 과정을 진행하고 모든 접촉 영역이 동일한 접촉도를 보였을 때 incisal pin도 anterior guidance 상에 접촉해야 한다.

만약 incisal pin이 접촉하고 교합면 상의 접촉 영역을 검사했을 때 교합지나 Shimstock이 아무런 저항감 없이 통과된다면 이것은 작업용 모형 상에서 교합이 낮다(40㎛ 이상 낮다)는 것을 의미한다.

그러나 실제 대부분의 임상에서는 낮은 경우보다 높은 경우가 많다. 보철물의 구강 내 장착 시 시멘트에 의한 부상(浮上) 등을 원인으로 들 수 있는데 확실한 목표 설정 하에서 제작되었다면 문제가 되지 않을 것이다.

기공 의뢰서에서 "교합을 낮게 해주세요"라는 글을 자주 볼 수 있는데, 이것은 치과기공사가 제작한 보철물이 구강 내에서 어떤 이유로 악간거리를 변화시키고 있는 것을 말한다고 생각한다. 여기 '어떤 이유'는 치과의사측과 치과기공사측 모두에게 있겠지만 이런 이유들은 실제 서로의 작업영역을 이해하고, 치과의사측은 치과기공사가 제작하기 쉬운 환경을, 치과기공사측은 치과의사가 구강 내에 쉽게 장착할 수 있는 보철물의 제작을 위해 노력한다면 해결되는 문제일 것이다. 서로 노력해 이러한 원인이 모두 해소되고 멋진 작업용 모형으로 매력적인 보철물을 제작해 치과의사측에 제공했더라도 구강 내 치열과 작업용 모형의 치열에는 차이가 존재하므로 구강 내 교합 조정은 피할 수 없는 일이다. 따라서 치과기공사는 모든 제작 과정마다 목표를 설정하고 교합 접촉도에 대해서도 항상 일정한 품질의 보철물을 제공해야 한다.

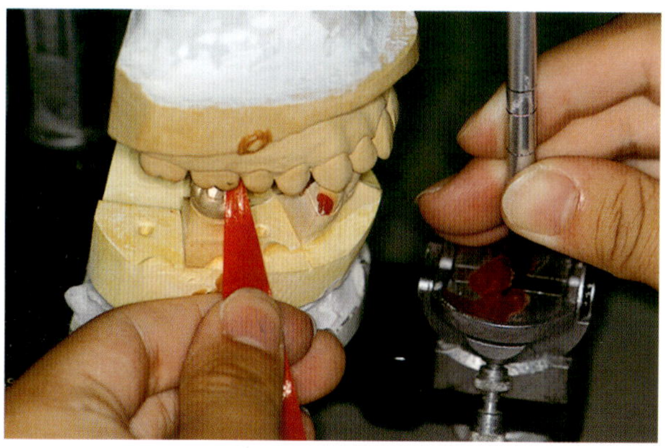

그림 4-20a. 교합지를 2장 사용하면 교합은 낮아진다. 보통은 교합지 1장으로 접촉도를 판정하는 것이 기본이다. 치과의사로부터 '낮게'라는 지시가 있었을 때, 교합지를 2~3장 겹쳐 사용하면 교합 접촉이 낮아진다. 다만 접촉 위치에 변화가 있어서는 안 된다.

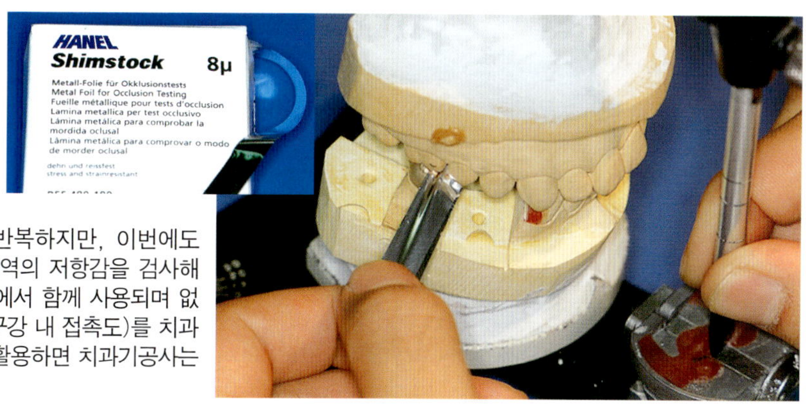

그림 4-20b. Metal foil로 확인. 누차 반복하지만, 이번에도 metal foil(Shimstock)을 사용해 접촉 영역의 저항감을 검사해야 한다. 교합지와 metal foil은 기공 작업에서 함께 사용되며 없어서는 안 되는 재료이다. 그리고 그 결과(구강 내 접촉도)를 치과의사에게 물어 확인한 다음 보철물 제작에 활용하면 치과기공사는 새로운 제작 기준이 구축된다.

제5장
납품 전 연마와 마무리

유사치은을 이용한 치관부 형태의 재확인

연마는 보철물의 평가를 최종적으로 결정짓는 것으로, 이는 빼놓을 수 없는 과정이다. 왁스 형성 과정에서 이미 연마는 시작되었기 때문에 그것은 주조 후에 수정할 수 없다. 한편 왁스 형성 단계에서 음미에 음미를 거듭해도 주조하고 나서 보면 "이렇게 불완전하게 형성했었나?"라고 생각되는 경우가 종종 있는 것을 보면 불완전한 형성을 보완하는 연마 작업도 필요하다. 이런 여러 요구에 부응하여 연마하려면 치과기공사 스스로 기술을 연마하고 지식을 쌓는 방법 밖에는 특별한 길이 없다.

왁스 형성 단계에서도 유사치은을 사용해 치관부 풍융을 정확하게 재현하려고 노력하지만 주조해 보면 전혀 다르게 보이는 경우가 적지 않다. 그러나 여기에 유사치은이 없다면 치관 형태를 확인해볼 도리가 없다.

桑田은 "The Harmonized Ceramic Graffiti"(의치약출판, 1995년)에서 "치관의 각 측면은 세 면으로 구성되며 이 개념을 three plane concept라 한다. 이 개념에 기초해 수복재료를 사용하고 치관 외형을 재현하는 방법이 three plane design이다"라고 기술하고 있다. 확실히 이런 시점에서 자연치를 관찰하면 그렇게 보일 것이다.

이번에는 위의 내용을 참고하면서 치관부 풍융을 재검사해 보도록 한다.

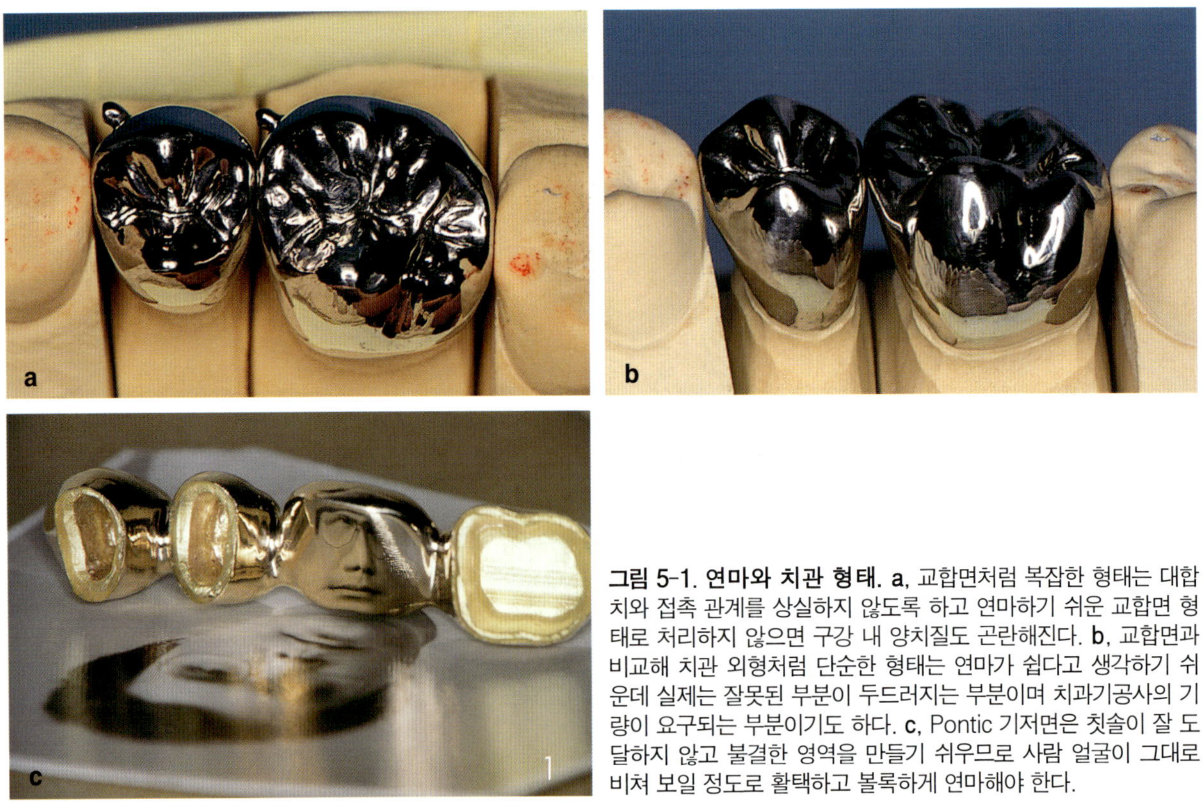

그림 5-1. 연마와 치관 형태. a, 교합면처럼 복잡한 형태는 대합치와 접촉 관계를 상실하지 않도록 하고 연마하기 쉬운 교합면 형태로 처리하지 않으면 구강 내 양치질도 곤란해진다. **b**, 교합면과 비교해 치관 외형처럼 단순한 형태는 연마가 쉽다고 생각하기 쉬운데 실제는 잘못된 부분이 두드러지는 부분이며 치과기공사의 기량이 요구되는 부분이기도 하다. **c**, Pontic 기저면은 칫솔이 잘 도달하지 않고 불결한 영역을 만들기 쉬우므로 사람 얼굴이 그대로 비쳐 보일 정도로 활택하고 볼록하게 연마해야 한다.

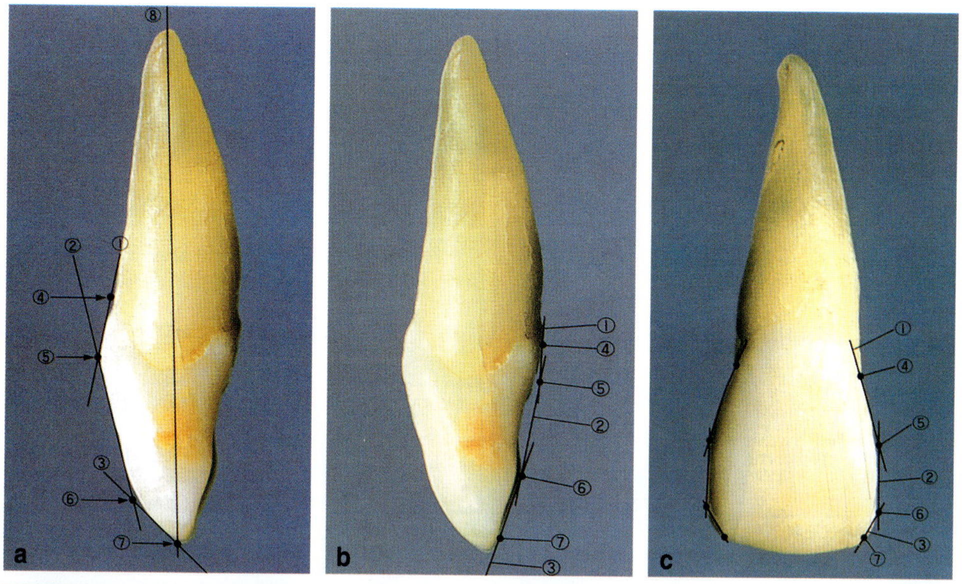

그림 5-2a~c. 전치의 각 측면관. 각 측면은 세 면으로 구성되어 있다. 세 면이 교차하는 곳에는 2개의 기준점(정점)이 있다.
a, 순측면은 ①, ②, ③의 세 면으로 구성되며, 그것들이 교차하는 곳에 2개의 기준점(정점) ⑤, ⑥이 있다. 또한 ⑤는 순측 치경기준점이 되고, ④는 순측 경계 기준점이 되며, 절연부⑦은 유두정을 통과해 근첨부⑧과 직선으로 연결된다.
b, 설측에도 ①, ②, ③ 세 면이 있고, ②는 삽모양(shovel shape)이며 오목하다.
c, 인접면도 똑같이 ①, ②, ③ 세 면으로 구성되며, 이것들은 치관측면 전체에 완만하게 연속적으로 존재한다.

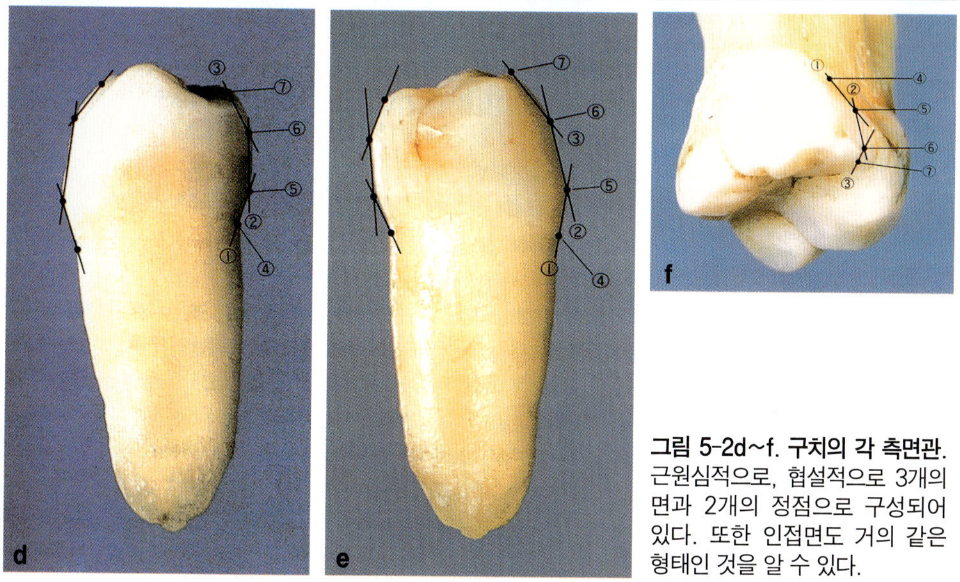

그림 5-2d~f. 구치의 각 측면관. 근원심적으로, 협설적으로 3개의 면과 2개의 정점으로 구성되어 있다. 또한 인접면도 거의 같은 형태인 것을 알 수 있다.

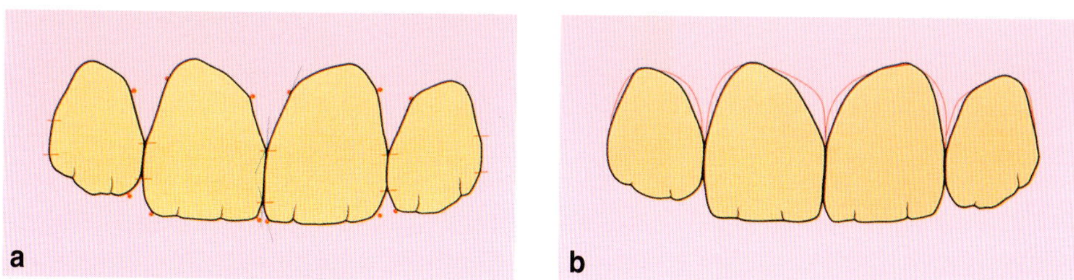

그림 5-3a, b. 전치부의 정면관. 인접면 접촉점에서 치경에 이르는 선은 치근에 연속적으로 이행하는 직선이며 하부 embrasure를 구성한다. 인접 중앙의 직선은 인접면 contact area를 구성한다. 인접에서 절단을 향하는 직선은 상부 embrasure를 구성한다. 붉은 선으로 표시하듯이 완성하면 기능적, 심미적으로 불량해진다.

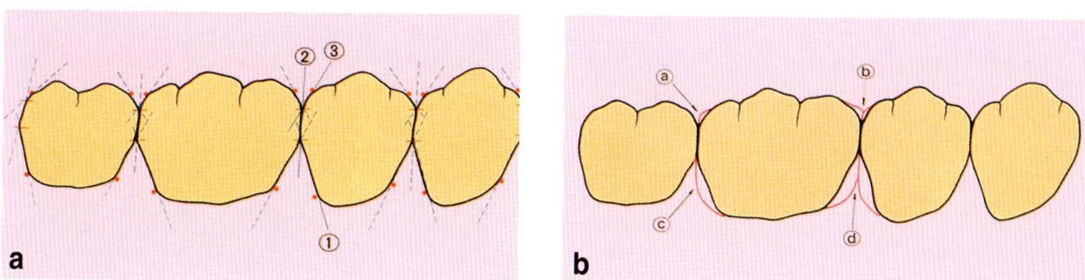

그림 5-4a, b. 구치부의 협측면관. 구치부, 전치부 모두 각 직선에 의해 각 부위가 구성된다. 전구치부 모두 이들 직선의 길이나 각도가 치아 형태에 큰 영향을 미친다.

* 그림 5-2~4은 "The Harmonized Ceramic Graffiti"(의치약출판)에서 임용함.

과정 1 유사치은을 이용해 풍융도를 확인

작업용 모형에 유사치은을 장착하고 근심 인접면 방향에서 치관부 풍융을 관찰하면 plane ②의 원심부 풍융이 더 강한 것 같다. 이런 면을 삭제 조정할 때는 넓은 면적에 걸쳐 완만한 형태를 구성하므로 적은 작업횟수로 절삭할 수 있도록 입자가 큰 거친 카보랜덤포인트가 좋다. 작은 포인트류를 사용하면 효율이 떨어질 뿐만 아니라 원하는 형태를 얻기 어렵다. 인간의 행동은 미숙한 부분이 있지만 그것들을 미연에 방지하기 위해서도 구체적인 확인 항목을 나름대로 준비하면 미숙한 부분을 놓칠 확률을 줄일 수 있다. 이번에는 미리 준비한 유사치은을 사용해 그림 5-1~4에서 본 기준(three plane design)대로 풍융을 찾아보자.

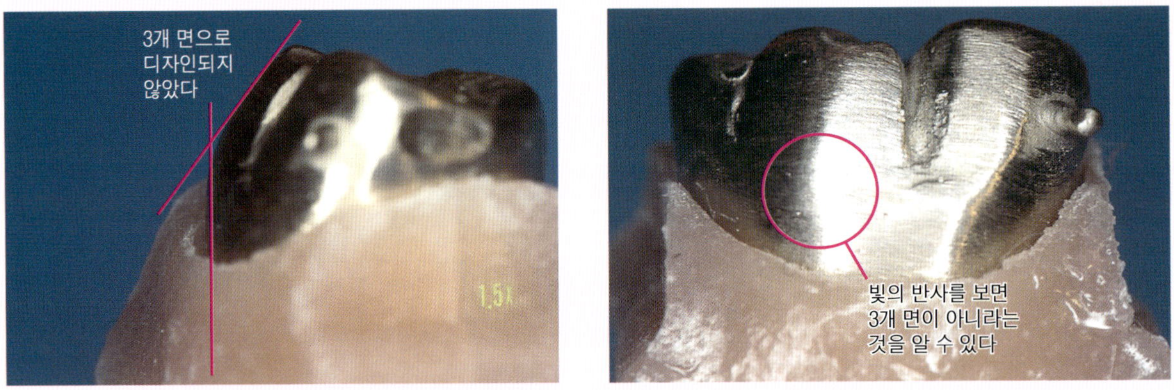

그림 5-5a, a'. 과풍융(overcontour). 桑田은 치관의 각 측면은 3개 면으로 구성되며, 3개 면이 교차하는 곳에 2개의 기준점(정점)이 있다고 말하고 있다. 그 견해에 기초해 근심 방향에서 협측 치관측면을 관찰하면 원심측에 2개의 평면밖에 존재하지 않으므로 교차하는 곳이 볼록한 상태로 남게 되기 때문에 이곳을 조정 삭제한다.

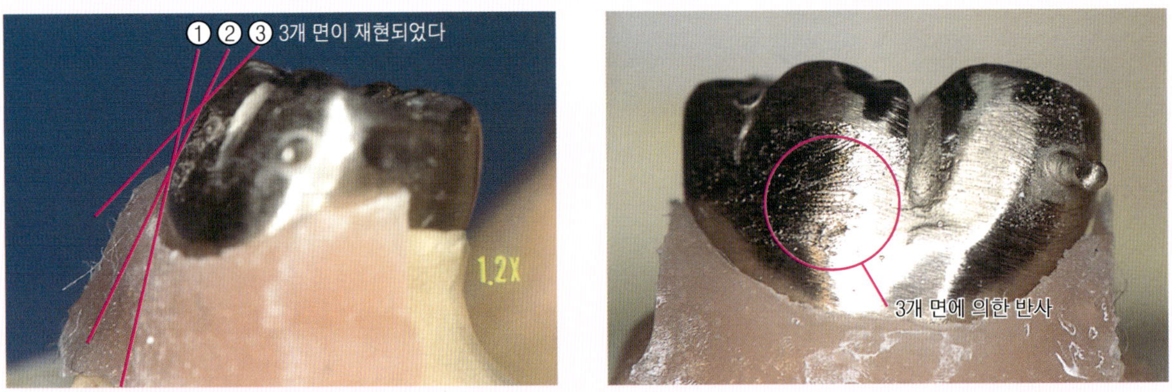

그림 5-5b, b'. 과풍융의 삭제. 그림 5-5a, a'에서 치관부 원심측면이 2개의 면으로 형성된 것을 알았으므로 교차하는 부근을 삭제해 3개 면 design으로 수정한다. 그 후 페이퍼 콘으로 정리한다.

과정 2 치관부 풍융의 재검사와 삭제

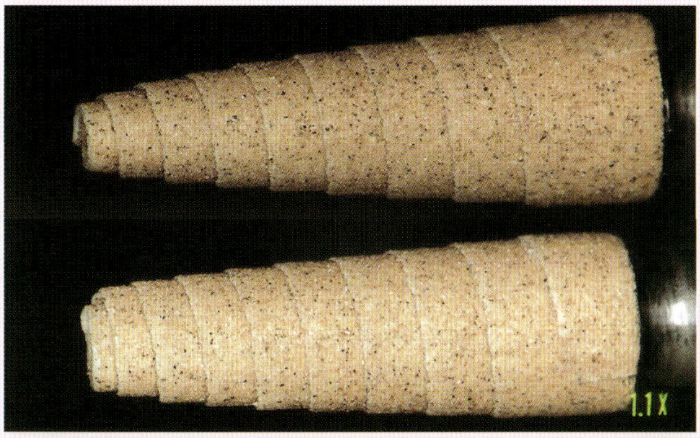

그림 5-6a, a'. 페이퍼 콘, 페이퍼 맨드릴은 정밀도가 결여되어 회전시켜 보면 회전축이 동요하는 것을 알 수 있다. 이 수복물의 협설면에 사용하면 페이퍼를 갖다 대는 것이 아니라 두드리게 된다. 또한 방향을 바꿔 보면 크게 왜곡된 것을 알 수 있다.

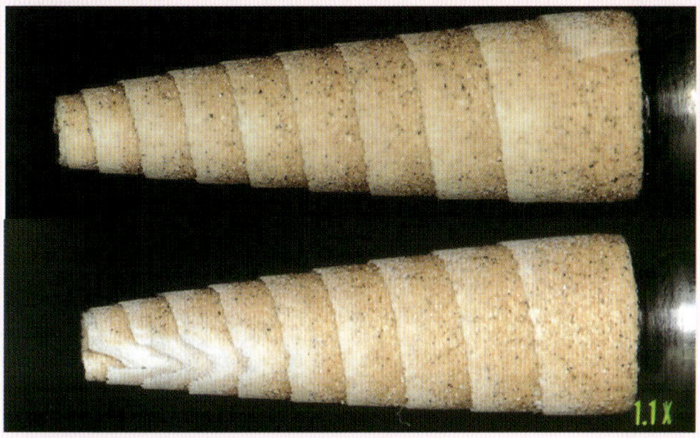

그림 5-6b, b'. Diamond dresser로 표면을 정돈한 후 사용하면 회전축의 동요가 진정되고 요철도 감소해 작업결과를 개선시킬 수 있다. 그림 5-5b, b' 처럼 강하고 크게 삭제된 것을 보면 왜곡이 컸다는 것을 알 수 있다.

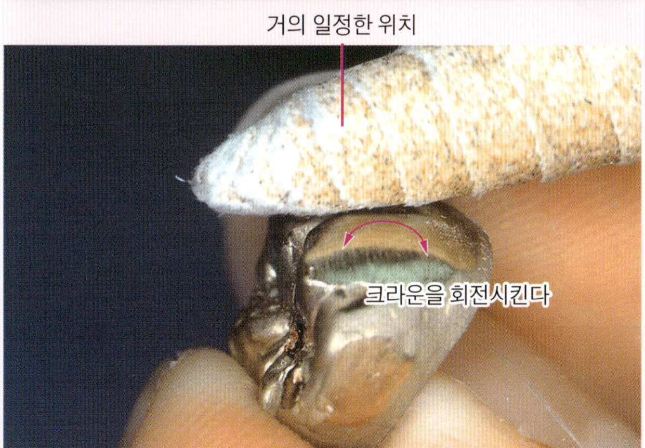

그림 5-6c. 항상 치관 형태(3개 면 design)를 염두에 두고 작업을 하는데, 여기에서도 동일한 방향(치관축에 대해 직각)으로 작업하면 원하는 형태를 쉽게 찾을 수 있다. 또한 페이퍼 콘의 위치는 거의 일정하며 수복물의 작업면을 회전시키듯이 사용한다.

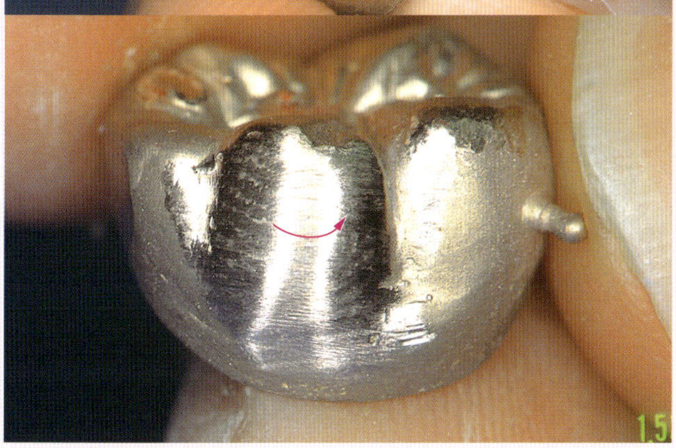

그림 5-6c'. 페이퍼 콘은 거의 일정한 위치에서 작업을 하는데 화살표 부분을 보면 치관측면 형태를 따라 미묘한 작업이 진행된 것을 빛의 반사로 알 수 있다.

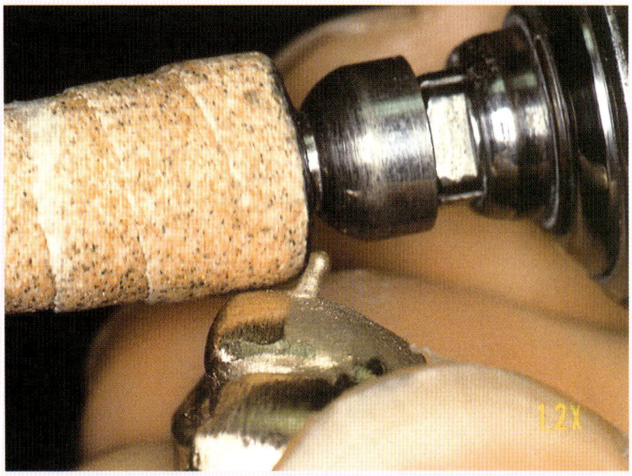

그림 5-6d. Removable knob(제거용 hook) 주변부는 포인트류가 들어가기 어려운 부분이다. 기본적으로 왁스를 형성할 때는 확실하게 형성해야 하는데 여전히 까다로운 장소이므로 필자는 페이퍼 콘의 edge를 사용해 작업을 한다.

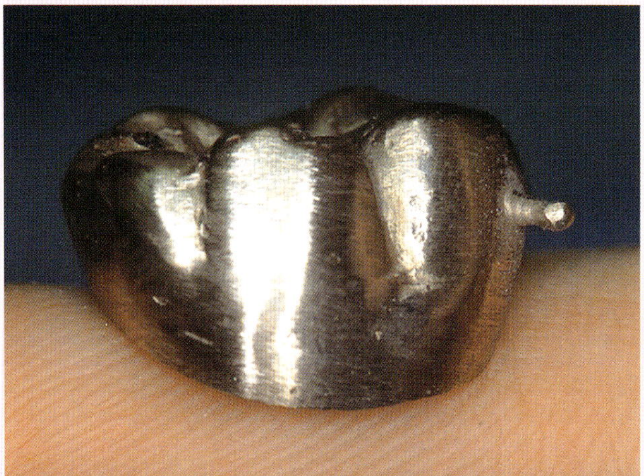

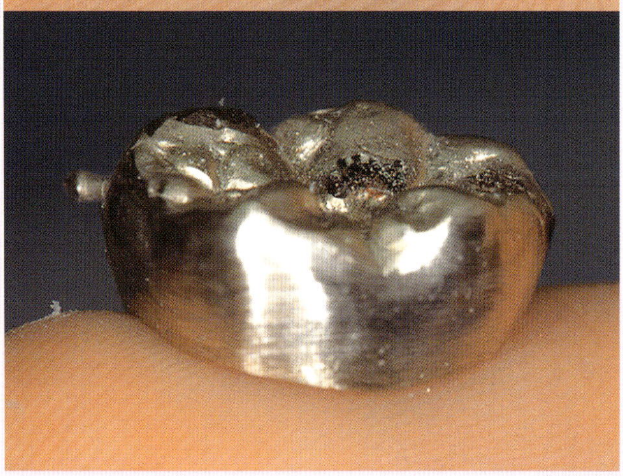

그림 5-6d', d''. 형태적으로 부족한 부분을 수정하면서 페이퍼 콘 작업을 종료한다.

그림 5-6a~d. 페이퍼 콘의 사용법.

과정 3 교합 조정에 의한 흠집의 제거

교합면에는 round bur로 교합을 조정하면서 생긴 흠집, 거친 주조면 등이 있으므로 silicone point(brown silicone point, K.O.Dental)로 형태를 수정하고 면을 활택하게 마무리해야 한다.

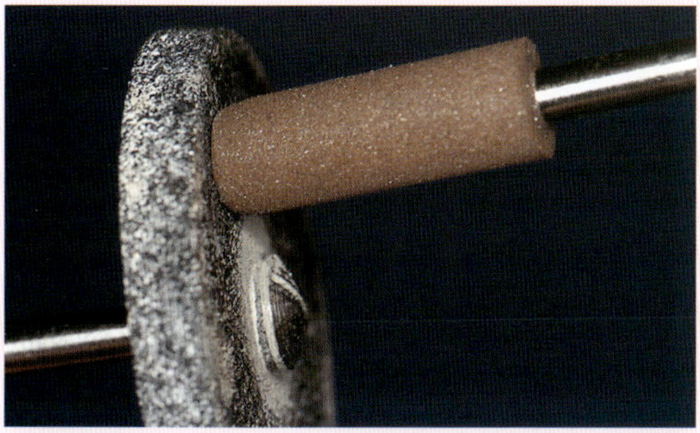

그림 5-7a. 선단부를 축면에 대해 직각으로 사용한다.

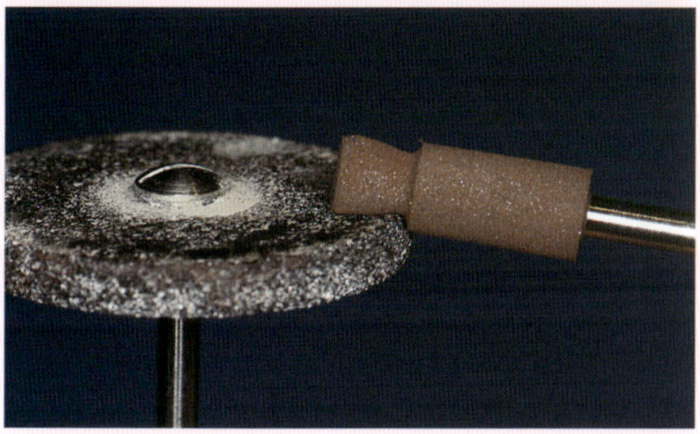

그림 5-7b. 카보랜덤 포인트의 edge를 사용해 역삼각형으로 만들어 정리한다(역삼각형의 크기는 작업할 부위의 형태와 면적에 따라 다르다).

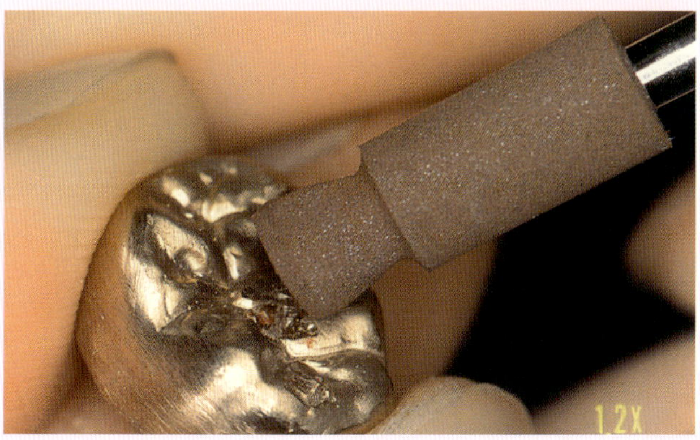

그림 5-7c. 이 형태는 치경 마진 부근이나 잘 들어가지 않는 곳을 작업하는 데 유익하다.

그림 5-7a~c. Silicone point에 의한 형태 수정. 역삼각형으로 만들어진 그대로 silicone point를 사용하는 교합면 형태도 있지만, 대부분의 경우 이 상태에서는 사용할 수 없으므로 diamond dresser로 선단 형태를 수정할 필요가 있다. 또한 수복물의 축면을 활택하게 하기 위해 축면 전체를 silicone point로 사용하는 사람도 있는데, 이것은 표면을 다면체로 만드므로 치경부 부근이나 교합면 등에 대해서만 제한적으로 사용하는 것이 바람직하다.

기능적 교합면과 해부학적 교합면의 차이

구(groove)라는 형태는 교합면이라는 한정된 면적 내에서 음식을 효율적으로 머물게 하기 위해서도 존재한다. 교두경사각이라는 각도가 있는 형태 내에서 직선보다는 곡선 형태에 더 잘 고이게 할 수 있다.

기능적 교합면에는 저작 운동 경로에 대해 직각 방향으로 부구(accessory groove)가 형성되고 그곳을 작업 교두가 횡단해 저작 효율이 높아지며, 그 결과 기능적 교합면 형태를 얻을 수 있다. 일정한 방향으로 연속적으로 홈이 패어있는 빨래판 같은 도구를 주고 "사과를 갈아 분쇄하시오"라고 지시하면 구(groove)와 같은 방향으로 사과를 움직이는 사람은 없을 것이다. 그리고 기능적 교합면 형태는 치과기공사의 '버릇' 이 많이 반영된다.

한편 자연치의 교합면 형태를 관찰해 보면 번거롭게도 천차만별이고 어디를 보아도 같은 형태는 찾아볼 수 없다. 그렇다면 지구상에 존재하는 인간의 수만큼 형태가 존재할지도 모른다. 그런데 형태가 어떻든 자연치는 자연치처럼 보이므로 그것이 이상하다. 무수히 많은 자연치에서 배워 선택한 공약수적인 형태야말로 해부학적인 교합면이라 할 수 있을 것이다. 임상 기공에서 수복 부위의 반대측 동명치나 그 주변치군으로부터 형태를 배우면 해부학적인 형태를 얻을 수 있다. 거기에는 치과기공사의 '버릇' 이 반영되지 않는다.

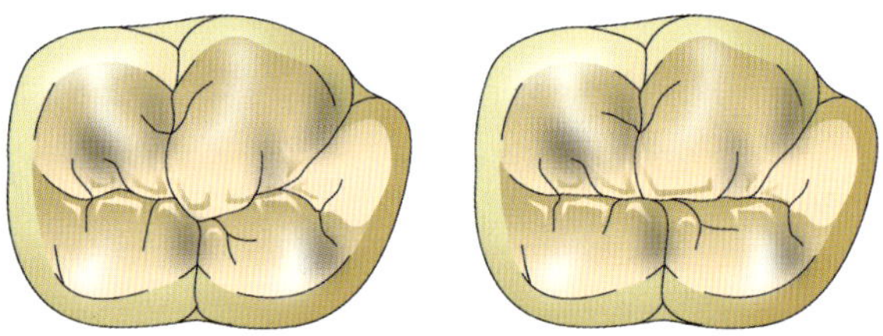

그림 5-8a, b. 곡선구(좌측)와 직선구(우측). 가령 중앙와 부근에 있던 음식이 저작 운동 중에 순협설 방향에 도착할 때까지 구가 곡선이라면 직선구보다 시간이 오래 걸릴 것이다. 즉, 곡선구는 음식을 교합면 상에 더 쉽게 모아둔다. 또한 순협설 점막면이 치관부 순협설측면에 밀착되고 있기 때문에 분쇄된 음식을 순협설 치경부 부근으로 가지 못하도록 차단하고 있다.

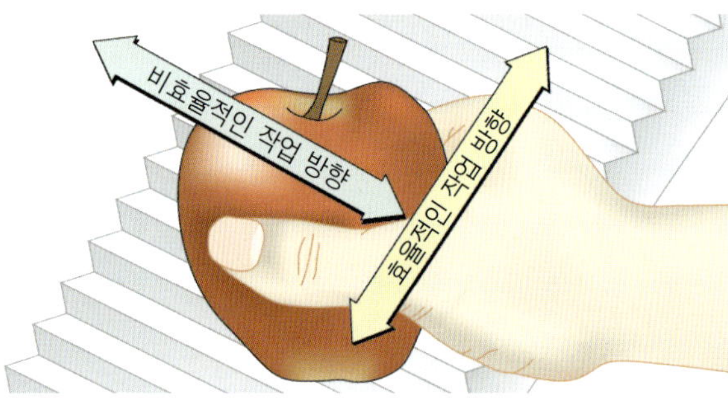

그림 5-9. 사과를 강판에 갈 때 작업 방향.

자연치 형태의 irregularity

자연치의 형태는 치과기공사학교에서 배운 형태와 같지 않다. 각 치열 위치의 형태적 특징을 보고 부위를 특정할 수 있다. 자연치는 조금씩 다양한 부위마다 irregular하다.

'Irregular(불규칙한)라고 하는 기준은 인간이 만든 것이며 생체는 색조의 irregular(정상도 아니지만 이상도 아니다)를 인식하지 못한다. 그러나 치경부 마진의 부적합과 주변치군과의 형태적인 부조화에는 민감하게 반응한다고 한다.

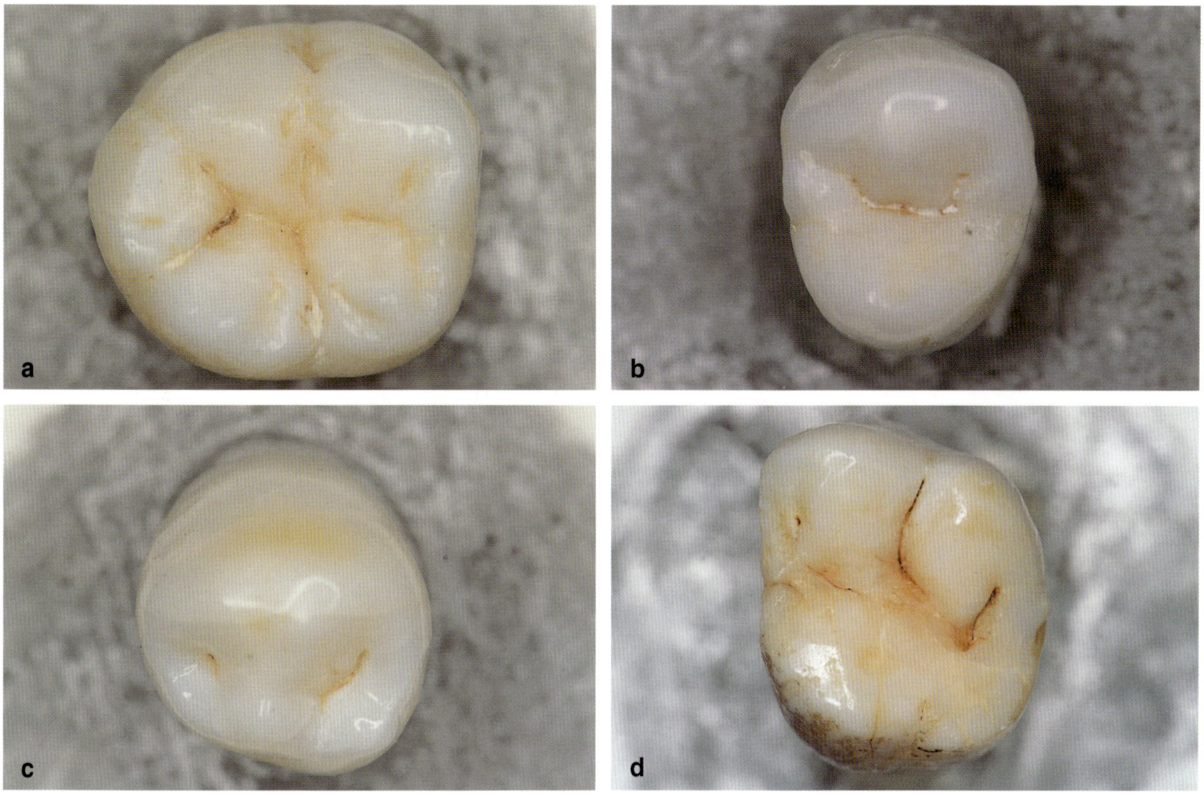

그림 5-10a~d. 불규칙한 자연치 형태.

과정 4 구(groove), 소와(pit), 열구(fissure)의 수정

저작 운동 시에 분쇄된 음식물은 융선이나 구에 유도되고 순협설, 양측 인접 방향으로 눌려 나온다. 그러나 순협측에서는 순협점막이, 설측면에서는 혀가 음식물을 차단해 교합면 상에 머물도록 하고 있다. 이 주기를 저작 운동(chewing cycle)이라 하고, 이 기능들이 적절하게 진행되려면 구, 소와, 열구 및 융선(ridge) 등이 활택하게 마무리되어야 한다.

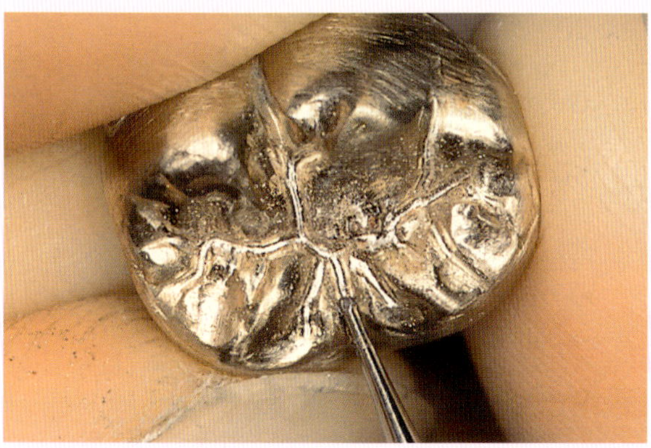

그림 5-11. 구 · 소와열구에 round bur를 사용하는 방법. 상악 치열 교합면에 하악 치열 교합면이 접근할수록 분쇄된 음식은 도망갈 곳을 찾듯이 일부는 협측으로, 일부는 설측으로, 또 다른 일부는 교합면 상에 모인다. 그리고 하악이 상악에 대해 이개를 시작하면 분쇄된 음식은 협점막이나 혀에 의해 교합면 상에 모이게 되고 음식은 분쇄를 반복하면서 더 잘게 부스러진다. 이들 기능을 의식하면서 작업을 하는데, round bur(round bur, Small, Meisinger ST1 HP 006; Heraeus Kulzer)가 바닥을 통과할 때 손가락으로 요철을 감지하기 위해 힘을 주어서는 안 된다. Round bur의 절삭 능력에 맡기면서 바닥을 활택하게 조작한다.

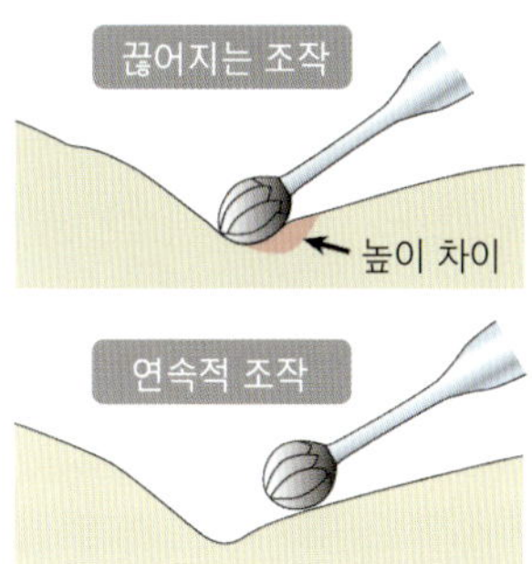

그림 5-12. 조작 방법에 따른 높이의 차이. 소와열구 부근에서는 약간 힘을 주면서 구의 바닥 부분을 여러 차례 왕복하는데 구와 구가 교차하는 곳에서 작업을 중단하면 높이에 차이가 생기므로 끊김이 없는 작업에 신경을 쓴다. 힘을 너무 주면 fin이 발생해 연마가 곤란해지므로 바닥을 삭제한다기보다 매끄럽게 만든다는 감각으로 연속적으로 조작하면 좋을 것 같다.

과정 5 Metal margin의 처리

Metal margin은 교합면처럼 예민한 곳이며 세심하게 주의하면서 연마해야 한다. 미리 silicone point(brown silicone point, K.O.Dental)로 연마하면 광택조작이 용이해진다. 이때에도 선단부분을 삼각형으로 정리하면 그곳에 한정된 조작이 가능하다. 또한 눈으로 확인하면서 작업하므로 under margin이 생기는 일이 감소한다.

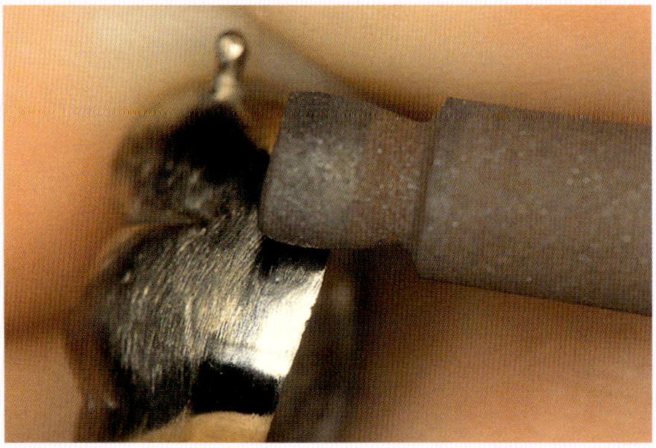

그림 5-13a. 치경 마진부. 포인트류 사용법의 비결은 힘 조절이다. 힘의 가감은 형태에 강한 생명력을 표현하기도, 생기를 없애기도 한다. 일정한 힘으로 연속적으로 조작하면 형태에 힘이 생기지만 끊어지는 조작은 그렇지 못하므로 형태적 주장이 희박해진다.

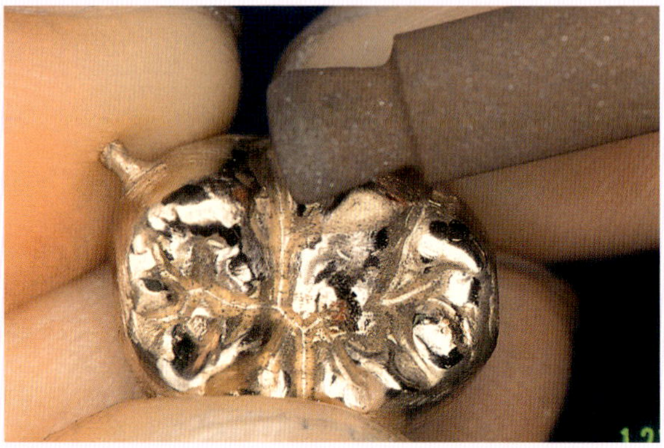

그림 5-13b. 교합면. 치경 마진부는 어떤 일정한 힘으로 조작하지만, 복잡한 교합면부에는 장소에 맞게 힘의 강약이 요구된다. 가령 비교적 평면에 가까운 장소라면 힘을 주는 것도 좋은데 볼록한 면은 힘이 강하게 가해지기 쉬우므로 힘을 빼면서 조작한다.

그림 5-13a, b. Silicone point의 사용법.

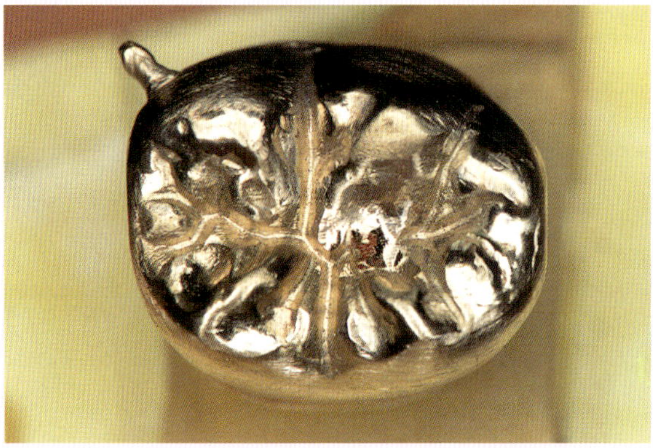

그림 5-14. 대충 연마의 완성. 대충 연마라고 해서 거친 상태를 말하는 것은 아니며, 보철물에 요구되는 여러 조건에는 ①생리적 적합(지대치 모형 마진부의 적합이나 치은과의 조화), ②기능의 회복(대합치 교합면부와 적절한 접촉 관계)이 있다. 그 결과 치관 외형(교합면도 포함)이 광택을 발하여 세 번째 조건인 ③심미적 회복으로 이어진다.

'작업한다' 는 '손이 닿다' 를 말한다

다양한 작업 과정에서 섬세하게 기술 지도 해도 실력이 나아지지 않는 치과기공사가 적지 않은데, 그 사람들의 작업을 옆에서 관찰하면 공통점을 발견할 수 있다. 가령 silicone point를 사용해 미세한 흠집을 제거하는 작업을 하는데도 흠집이 그대로 남아 있거나 오물을 제거하기 위해 스팀을 사용하는데도 오물이 그대로 있는 경우이다. 그것은 지도받은 대로 작업을 하지 않고 확인을 하지 않는 것이다. 교합면 상의 좁고 가는 구와 소와열구의 연마 작업이 성공하기 위해서는 좁고 가는 곳에 도달하는 기공기구가 필요하며 기구가 있다면 반드시 연마 재료가 그곳에 도달해야 한다. 그러나 유감스럽게도 기존 기공기구 중에서는 그런 제품을 찾을 수 없다. 그래서 필자는 '도달하는 기구(면봉용 bur)' 를 제작하고 있다.

그림 5-15. a, 선단 1cm 정도의 길이를 4개의 평면으로 깎는다. 이때 버의 장축에 대해 직각 방향으로 삭제하면 솜이 잘 말리고 평행 방향으로 삭제하면 솜이 쉽게 빠진다. **b**, 면봉용 bur를 회전시키면서 선단부의 중심축을 다시 찾아 주어야 하는데, 이는 작업 중 회전 시 선단부가 동요하지 않도록 한다.

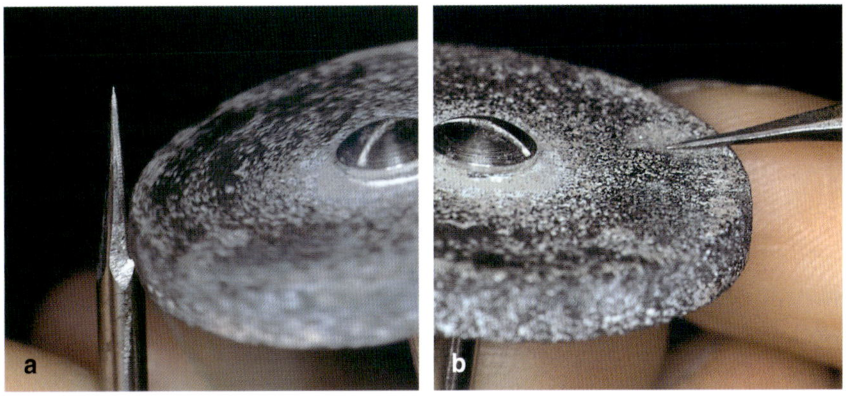

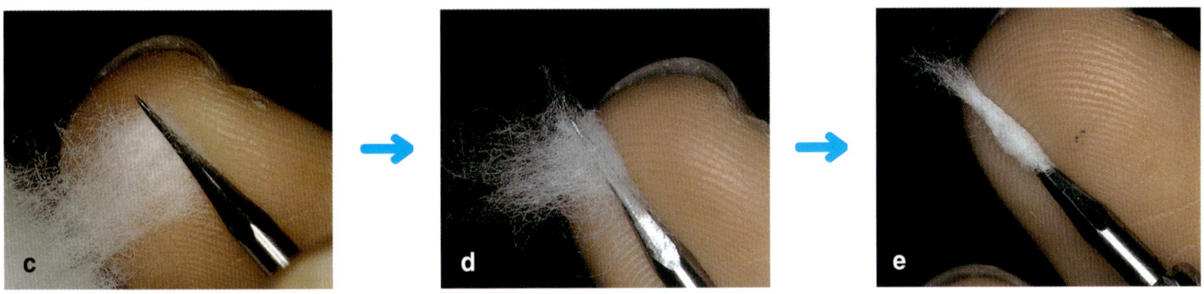

그림 5-15c, d, e. 필요한 만큼 솜을 손가락의 지문면과 면봉용 bur 사이에 끼우고 잡아 빠듯이 회전시켜 면봉용 bur에 말아준다.

그림 5-15. f, 면봉이 된 bur를 회전시키면서 Tico를 솜 표면에 묻히는데, 면봉에 필요 이상 연마재를 묻히면 연마재의 유분 자체가 오물이 되어 연마 효율성이 떨어지므로 면봉 표면에 소량의 연마재만 묻힌다. **g**, Tico를 솜 표면에 묻혀 손가락의 지문면 부분을 사용해 감은 솜이 면봉용 bur의 선단부 금속을 충분히 덮고 있는지 확인한다. 덮지 않고 있다면 작업 시 보철물의 구를 훼손시킬 수 있다.

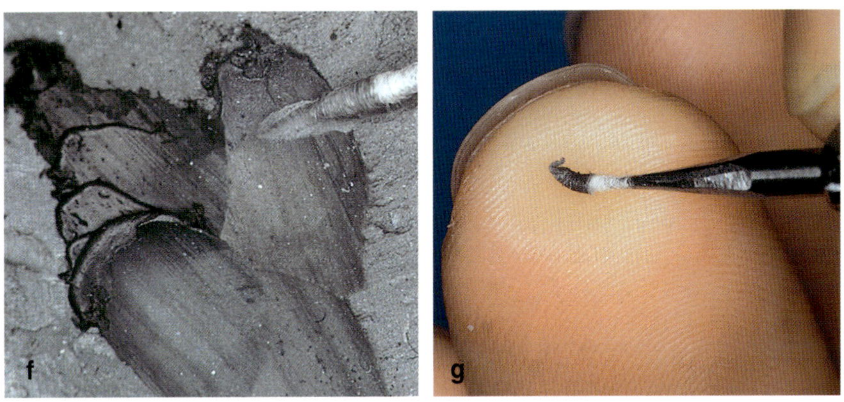

그림 5-15a~g. 면봉용 bur의 제작 순서: 낡은 round bur의 개조.

연마 재료

흠집을 제거해 활택하게 만드는 것이 연마 작업인데 과정에 따라 사용하는 연마 재료와 기구에 차이가 있으며 사용법과 재료의 선택이 잘못되면 양호한 연마를 기대할 수 없게 된다. 또한 많은 양의 Tico(그림 5-16c), green rouge(그림 5-16d) 등을 사용하면 광택을 낼 수 없고, 지나치게 사용하면 오히려 제품에 들어있는 유분 등에 의해 광택이 억제되는 경우도 적지 않다.

연마가 서툰 치과기공사는 연마재를 필요 이상 사용해 작업의 질을 떨어뜨릴 뿐만 아니라 기공 책상 주변, 자신의 손가락과 얼굴까지 더럽힌다. 이렇게 해서 광택을 내기 전 단계까지 작업이 종료되었는데 단순히 보철물 표변을 활택하게 만드는 것이 아니라 부족한 형태를 연마 작업 중에 수정하면서 확인을 하고 완성도를 올리기 위해서도 매우 중요하다는 것을 이해했으면 한다.

그런데 초보자의 경우 작업 환경에 익숙하지 않아 모형을 제작하거나 왁스 형성을 하거나 주조를 하거나 연마를 하면, 각 과정을 진행하는 데만 집중한 나머지 다음 제작 과정을 생각할 여유가 없는 경우가 많다.

그것은 어쩔 수 없는 일로, 필자도 초기에는 이런 실패를 경험한 적이 있었다. 실패를 하면 '다음에는 실패하지 말아야지' 라는 생각을 하면서 의욕이 넘쳐나는 적도 있었다. 가장 위험한 것은 치과기공사로서 자신의 기술 수준이 어느 정도 되는지 모르면서 매일 작업을 진행하는 것이다.

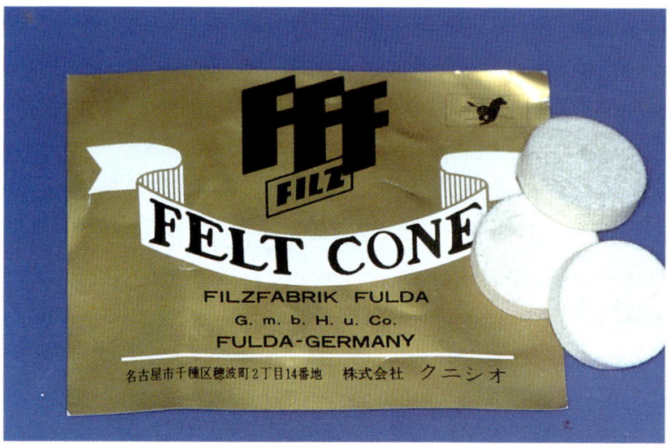

그림 5-16a. FELT CONE(FULDA gERMANY, 쿠니시오). 면적이 넓고 형태가 단순한 치관부 측면을 연마하는 데 적합한 경도와 부드러움을 갖고 있다.

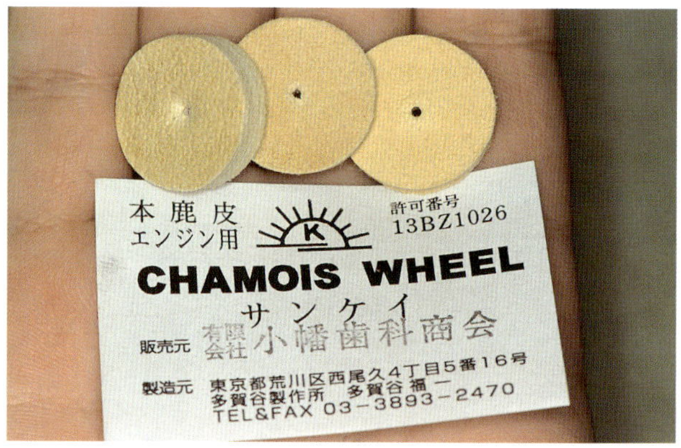

그림 5-16b. 사슴가죽 buff (CHAMOIS WHEEL, 小幡치과상회). 매우 부드럽고 촉촉한 재질로 최종 광택을 내는 데 최적의 누런 가죽(Chamois, 샤모아; 유럽 고산지역에 사는 야생 염소인데, 실제는 사슴 가죽을 사용하고 있으며 언제부터인가 일반적으로 사용하게 된 것 같다).

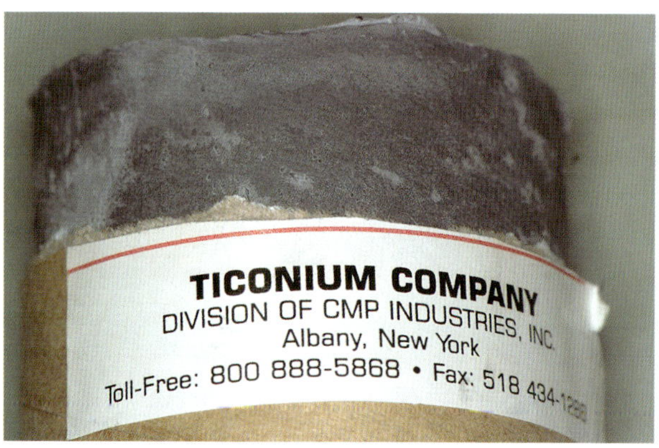

그림 5-16c. Tico(TicoNIUM COMPANY, 東京치과산업). 금속 표면의 상처를 제거하는 연마제. 연마 효율이 높고 유분도 적당해서 사용하기 좋다.

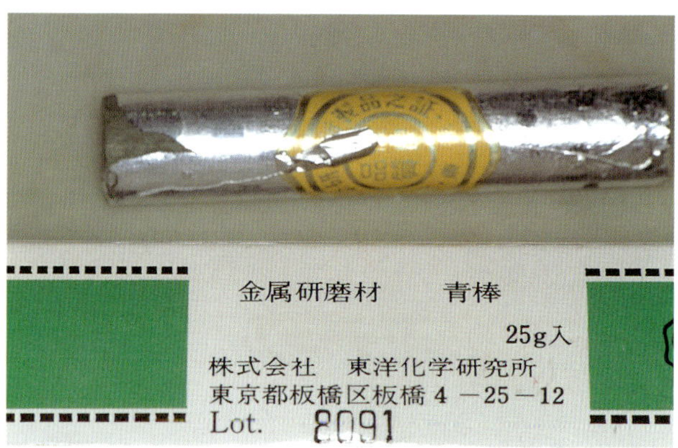

그림 5-16d. Green rouge(동양화학연구소). Buff에 green rouge가 착색될 정도로 사용한다. 많은 양을 사용하면 광택을 얻을 수 없다.

과정 6 구(groove), 소와(pit), 열구(fissure)의 초벌 연마

경험이 부족한 치과기공사가 많이 힘들어하는 과정이지만 어려움을 극복하면 그리 힘들지 않다. 이번에 사용하는 연마기구는 그림 5-15a~e에서 제작한 면봉에 솜을 감은 것으로 구, 소와 및 열구를 대충 연마한다. 모든 형태에 확실하게 작업하려면 구의 폭보다 좁은 면봉 bur를 사용해야 한다.

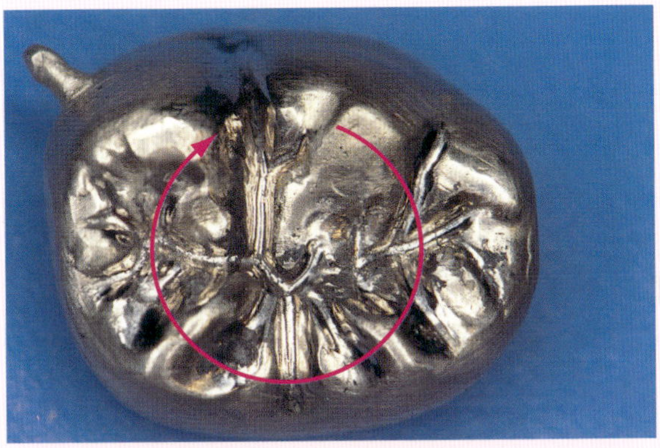

그림 5-17. 구는 시계 방향으로. 여기저기 불규칙하게 구를 연마하면 반드시 작업하지 않은 곳이 생기므로 일단 출발 위치를 정하고 시계 방향으로(시계 반대 방향도 무방하다) 구를 1개씩 연마하고 작업이 달성되었는지 확인하면서 다음 구로 진행하면 좋다.

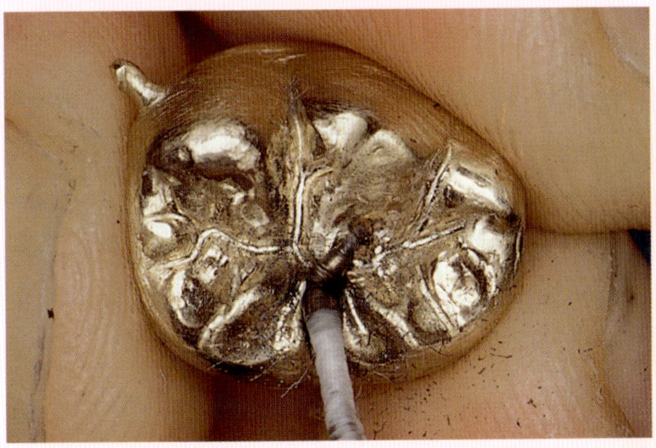

그림 5-18. 구의 교차점은 꼼꼼하게. 구와 구가 교차하는 곳은 높이에 차이가 생기기 쉽고 광택 연마를 해도 연마가 잘 되지 않을 뿐만 아니라 구의 기능(음식의 유동)도 떨어뜨린다. 높이에 차이가 생기지 않도록 면봉 bur 선단부에 살짝 튀어나온 솜이 인접하는 구를 횡단하듯이 작업한다.

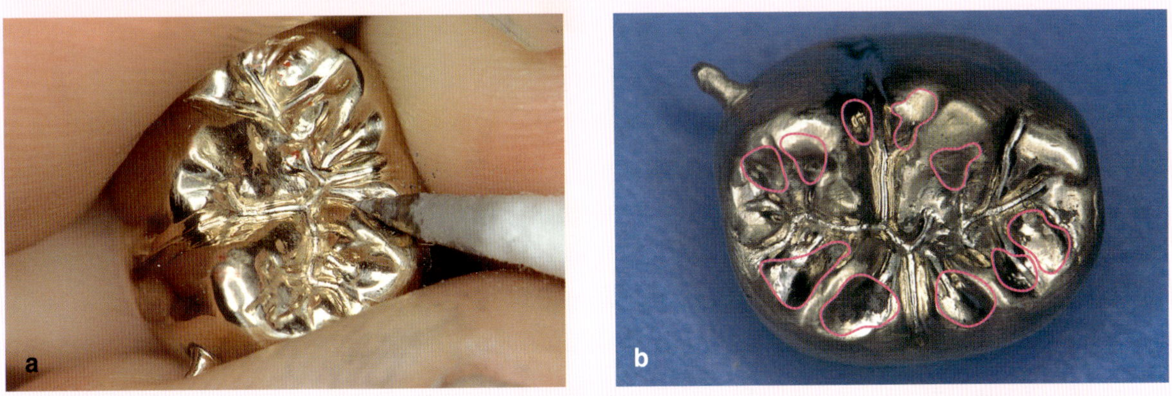

그림 5-19a, b. 구의 말단부 함몰면. 소와열구에서 발생한 구는 드디어 구의 형태를 갖게 되고 함몰된 형태로 변해간다(붉은 표시 부분). 구를 연마할 때는 구 바닥에 닿도록 솜을 소량으로 하여 가늘게 면봉 bur를 만들었는데, 이 부분은 구에 연장된 함몰 형태이므로 약간 많은 양의 솜을 둥글게 감아 굵은 면봉 bur를 만들어 사용해야 한다.

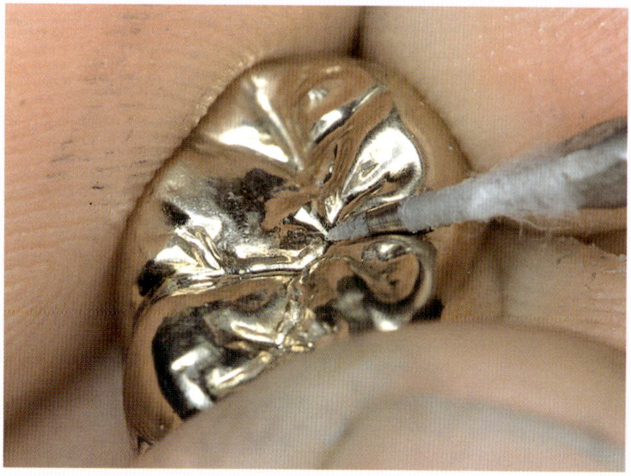

그림 5-20a. 직선에 가까운 구. 면봉 bur의 축 방향과 구 방향을 평행하게 눕혀 작업한다.

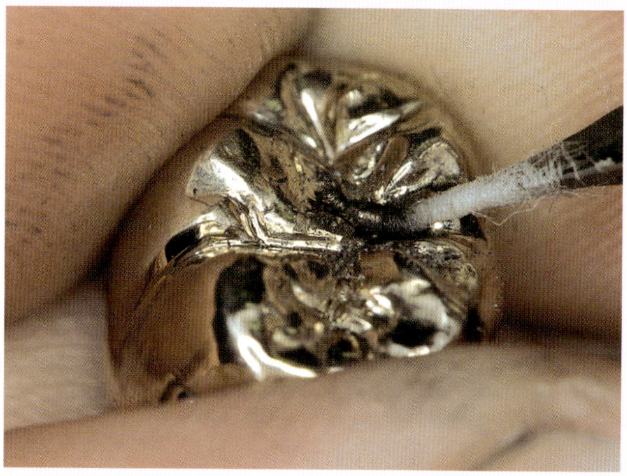

그림 5-20b. 구가 교차하는 곳. 면봉 bur를 세워 주로 선단부를 사용하고 인접하는 구에는 걸치듯이 작업한다.

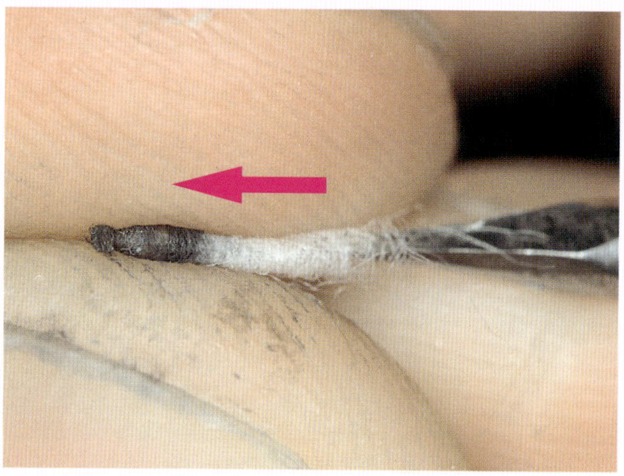

그림 5-20c. 감은 솜에서 면봉 bur 선단부가 보인다면……. 솜을 손끝으로 잡고 면봉 bur 선단 방향으로 살짝 잡아당기면 반복 사용할 수 있다.

그림 5-20a~c. 면봉 bur와 보철물의 위치.

과정 7 융선부의 초벌 연마

교합면부의 각 교두정과 근원심 변연부 및 중앙와 부근은 대합치와 접촉하는 관계가 있어 그 접촉 관계를 잃어서는 안 되는 중요한 곳이다. 그리고 접촉 영역은 볼록한 형태이며 연마할 때 강한 힘이 작용하기 쉽고 접촉 관계를 잃기 쉬우므로 신중한 작업이 요구된다. 종종 기공용 선반(lathe)에 솔(brush)을 장착해 거칠게 작업하는 치과기공사를 볼 수 있는데 이렇게 하면 목표로 설정한 접촉 관계를 잃기 쉽고 작업하는 의미가 없어진다. 또한 솜을 사용할 때에도 구를 연마할 때 사용한 솜의 양보다 다소 많은 양의 솜을 말아 사용해야 한다.

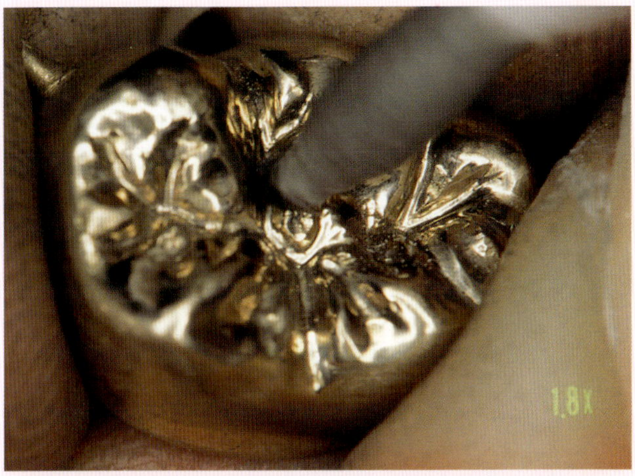

그림 5-21. 구와 같은 순서로. 여기저기 작업하면 반드시 놓치는 부분이 발생한다. 구와 똑같이 일정한 방향으로 회전하듯이 작업하면 놓치는 부분이 감소한다. 작업할 때마다 확인을 반복하면 작업 품질도 향상될 것이다.

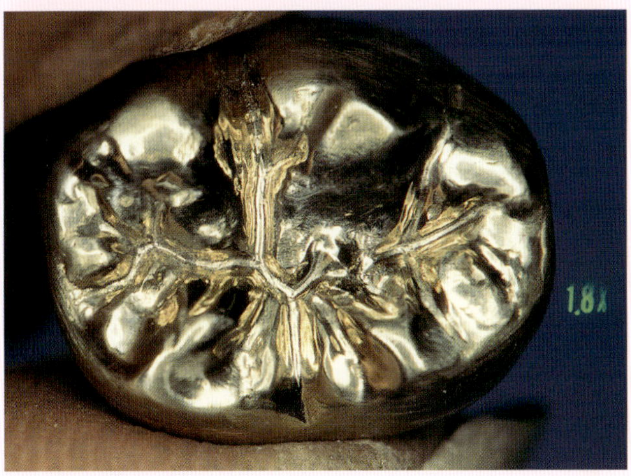

그림 5-22. 작업의 재확인. 구나 교두융선부의 대충 연마가 원하는 수준에 도달했는지 확인하지 않으면 이후 같은 작업을 다시 해야 될 수도 있는데, 제작 시간이 늘어날 뿐만 아니라 많은 수의 크라운을 제작할 때 돌이킬 수 없게 되어 결국 포기하게 되는 경우도 있다. 그래서 솜을 면봉용 bur에 많이 감아 아무것도 묻히지 않고 일단 교합면에 남아 있는 연마재를 제거해 보면, 상처가 남아 있는지 여부만이라도 쉽게 발견할 수 있을 것이다. 이렇게 하면 각 단계에서 발생할 수 있는 작업 실수를 해결할 수 있다.

과정 8 치관측면에서 협설면 구의 초벌 연마

교합면의 복잡한 형태와 특징이 다른 치관부 측면은 연마하기가 쉽다고 생각하기 쉬운데 실제는 형태가 단순한 만큼 연마 시 서툰 솜씨가 눈에 확 들어오는 곳이기도 하다. 특히 연마기구의 선택은 중요하다. 그것에 따라 연마 방법에도 큰 차이가 생긴다. 교합면은 대합치와 접촉하는 곳이므로 세심한 손가락 사용이 요구되는 한편, 치관부 측면에서는 운동량이 비교적 큰 작업이 필요하고 치관부 측면에는 협설측 외사면에 구가 하방으로 연장되어 내려오므로 필자는 면봉이 아니라 paper disc를 직접 제작해 사용하고 있다.

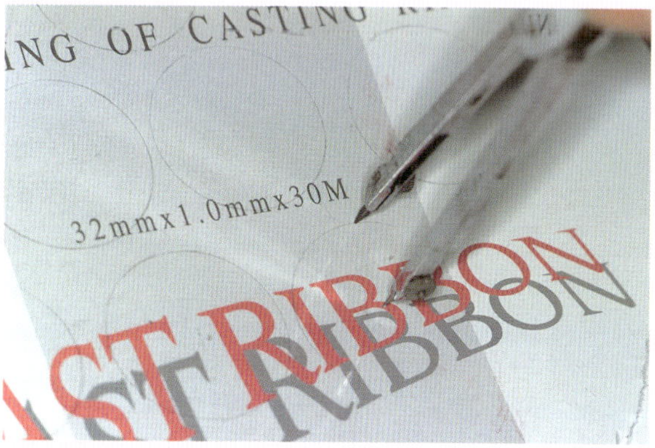

그림 5-23a. 컴퍼스를 사용해 반경 2cm(너무 크면 작업이 곤란하므로) 정도의 원을 그린다.

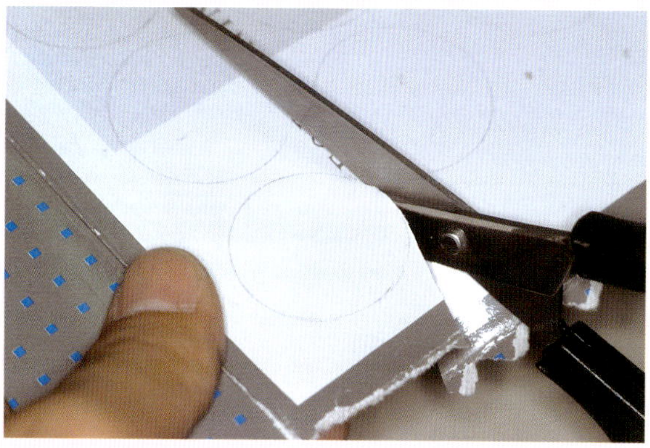

그림 5-23b. 원을 따라 자른다.

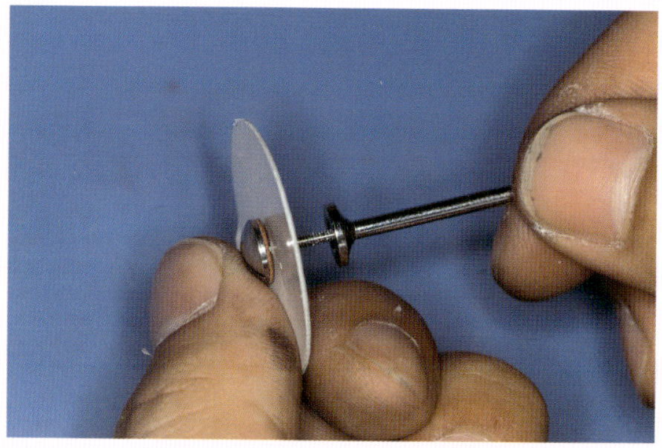

그림 5-23c. 페이퍼 맨드릴에 장착한다.

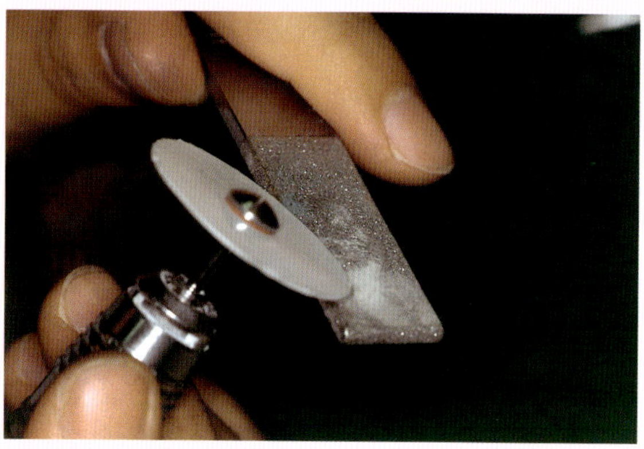

그림 5-23d. Diamond dresser로 변연부를 정돈한다.

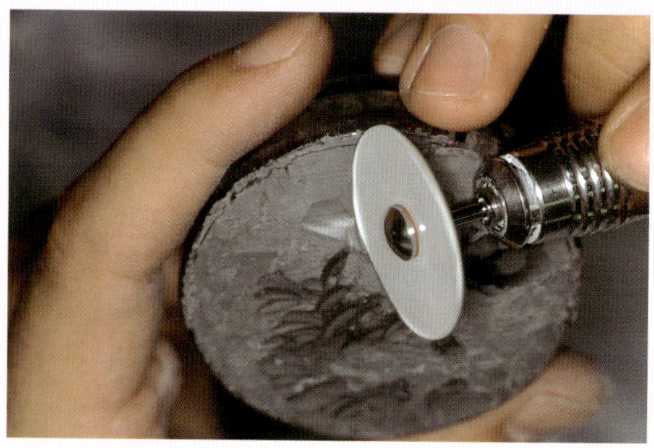

그림 5-23e. 저속 회전시켜 연마재를 묻힌다.

그림 5-23a~e. 직접 제작한 페이퍼 디스크의 사용법.

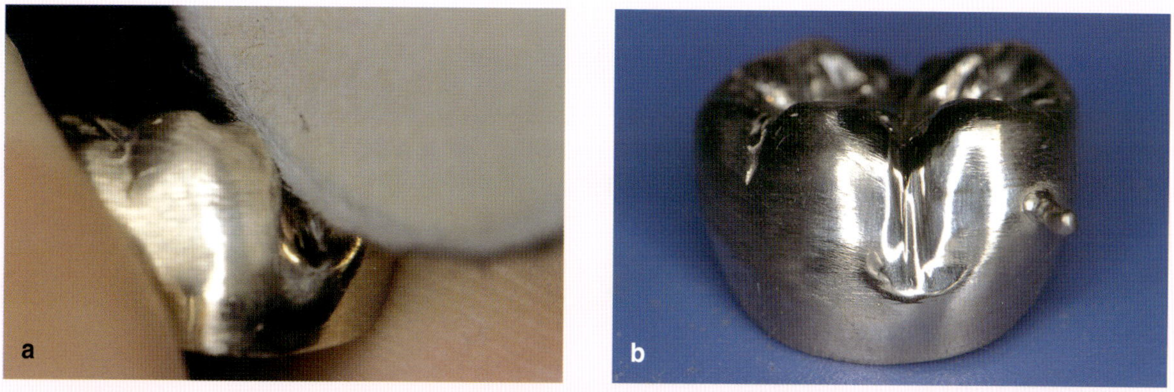

그림 5-24a, b. 직접 제작한 페이퍼 디스크를 사용해 대충 연마. 협측면 구처럼 잘 들어가지 않는 곳을 연마할 때는 기공 재료를 포장했던 상자를 둥글게 잘라 맨드릴에 장착하고 회전시켜 Tico를 변연부에 묻혀서 원하는 위치에서 연마 작업하면 효율이 좋다. 또한 종이이므로 형태를 따라 변형하기 때문에 보철물을 훼손하는 일도 적고 장소에 따라 두께가 다른 포장지를 선택하면 효율이 더 올라간다. 그러나 1곳에 집중해 작업하면 그곳이 구처럼 될 수 있으므로 작업할 때는 힘을 빼고 항상 위치를 이동시키면서 작업하도록 신경을 쓴다.

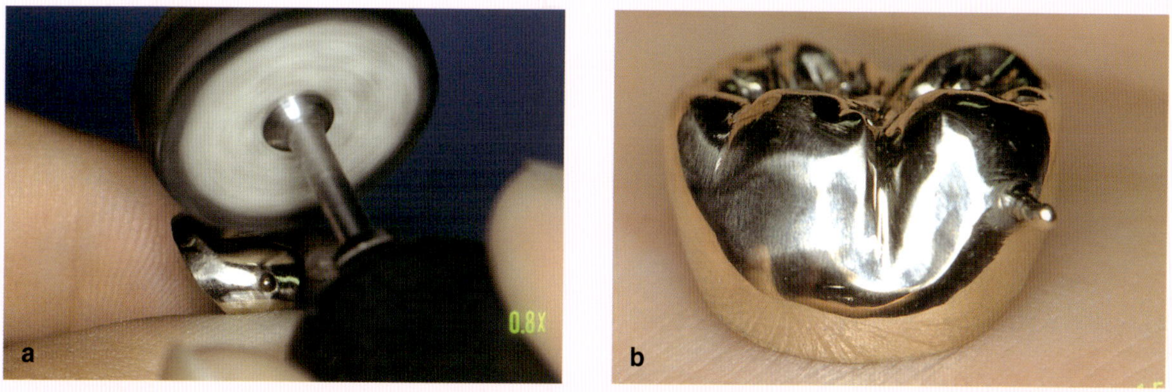

그림 5-25a, b. 이 작업도 출발 위치를 나름대로 결정하고 치관부 측면을 일주하듯이 작업하면 놓치는 부분이 생기지 않는다. 또한 felt wheel은 보철물 치관장축 방향으로 배치하고 근원심 방향으로 섬세하게 왕복하면서 상처를 제거한다. 보철물은 치관측면 형태에 felt wheel이 균등하게 접촉하듯이 협설 방향으로 동요하면서 작업하면 좋다.

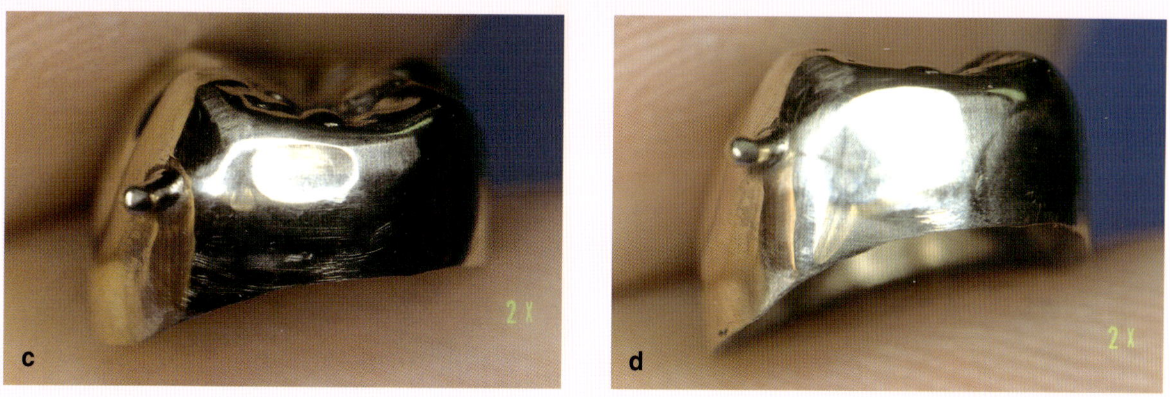

그림 5-25c, d. 인접면에는 인접치와 접촉하는 영역이 있으므로 접촉 영역을 피하면서 felt wheel의 변연을 사용해 작업한다.

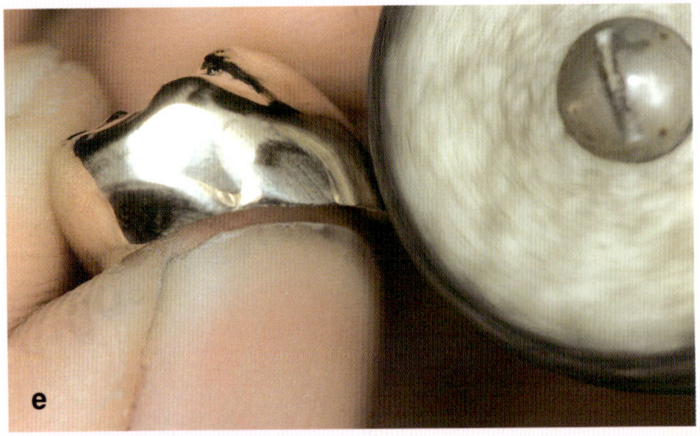

그림 5-25e. 치경 마진 부근은 brown silicone으로 미리 활택하게 마무리되어 있어 felt wheel을 가볍게 사용하면 좋다.

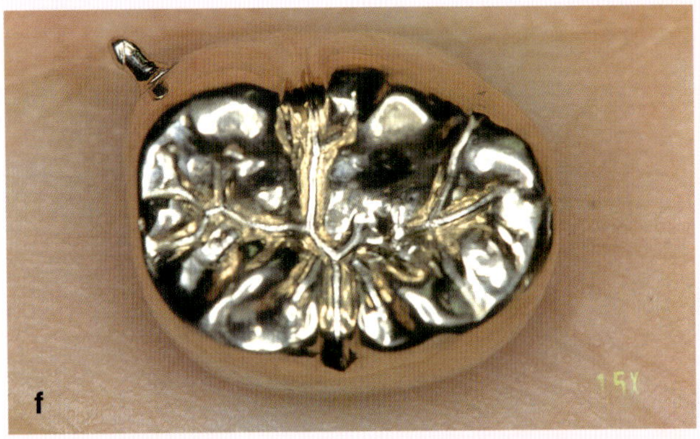

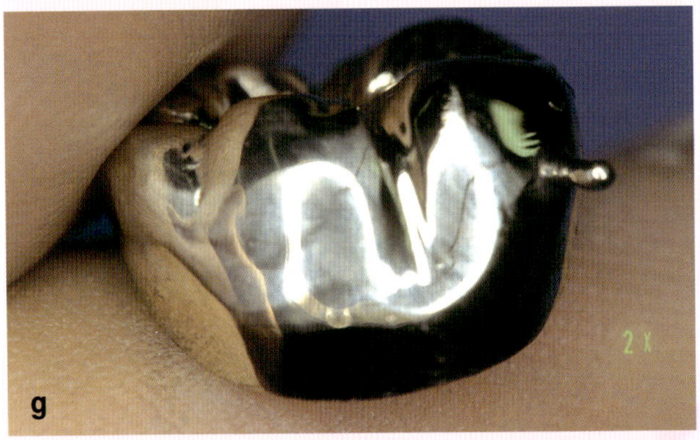

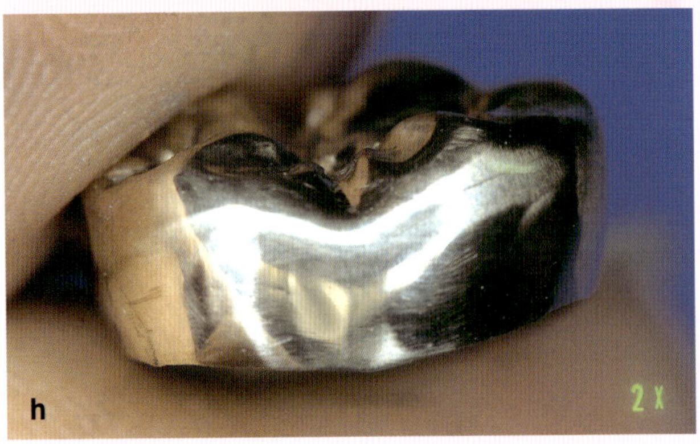

그림 5-25f, g, h. 상처가 확실히 제거되었는지, 광택의 반사 등을 이용해 판단한다.

그림 5-25a~h. Felt wheel을 사용한 치관부 측면의 대충 연마. 넓은 면적에 걸쳐 있는 치관 측면부에는 넓은 면적으로 작업할 수 있는 기공 재료가 적합하다. 교합면에서 사용한 면봉 bur는 다면체가 되기 쉽고 형태를 훼손하기 쉽다. Felt wheel은 경도가 적절하며 작업면적도 넓으므로 사용하기 편하다

과정 9 각 접촉부의 확인

연마 효율이 높은 재료(Tico, 그림 5-16c)를 사용하므로 초벌 연마가 종료된 후, 교합 접촉과 인접치와 접촉하는 영역을 재확인할 필요가 있다. 치과기공은 작업 과정마다 항상 확인하여 실패를 미연에 방지해야 한다.

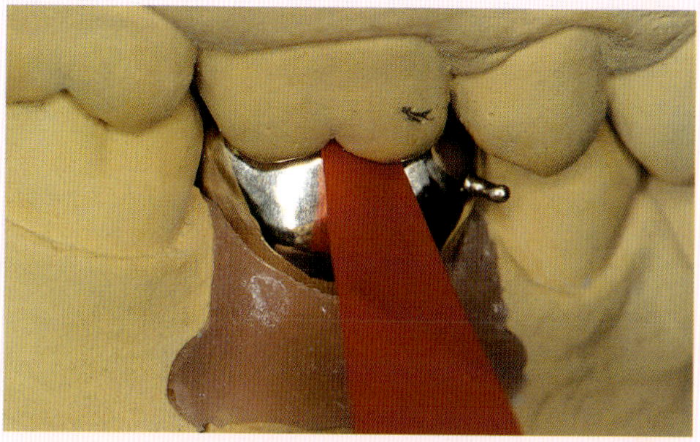

그림 5-26. 교합지를 사용한 재확인. 사용법에 큰 차이는 없지만 연마 방법에 따라 착색 흔적에 차이가 생길 수 있으며 접촉도에도 변화가 있을 수 있다.

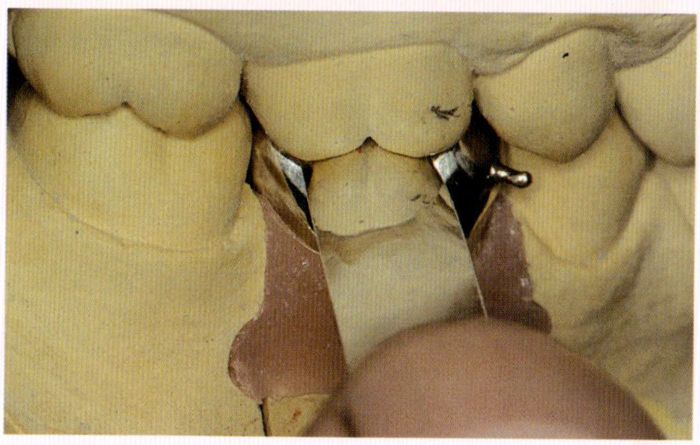

그림 5-27. Metal foil을 사용한 재확인. 착색 흔적으로 알 수 없는 접촉도는 metal foil로 앞으로 잡아당기듯이 사용해 확실하게 재확인한다.

연마의 의의

적절한 치관 형태가 재현되면 보철물에는 다양한 기능과 심미성을 달성할 수 있다. 즉, '생리적 적합; 지대치 모형이나 치경부 마진과의 적합, 또는 치은형태와의 조화', '기능의 회복; 대합치 교합면과의 적절한 교합 접촉이나 인접치 인접면과의 접촉 영역의 회복'이 달성된다. 그 결과 주변 인접치군이나 대합치열 등과의 조화, 즉 심미적 회복을 얻을 수 있게 된다. '심미'란 그 자체가 목적이 아니라 어디까지나 결과적으로 달성되어야 한다.

그리고 연마 작업은 이들 요소와 밀접한 관계 속에서 진행되어야 하며 단순히 광택을 내면 된다가 아니라 구강위생에도 영향을 미치므로, 연마 작업은 보철물의 성패를 쥐고 있다고도 말할 수 있다.

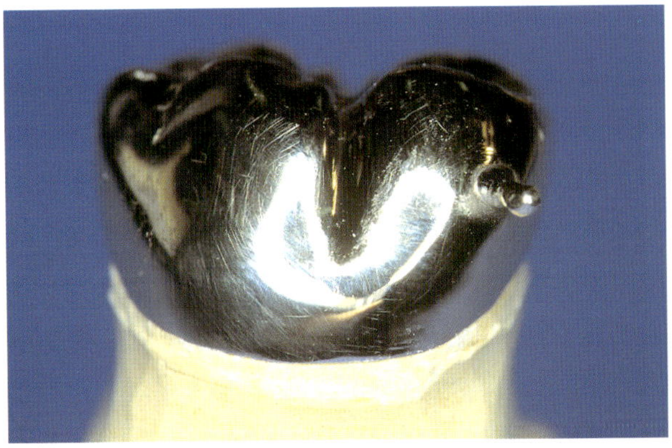

그림 5-28a. 적합한 연마. 마무리 연마 시 가장 신경을 써야 할 곳이 어디냐고 묻는다면 '치경 마진'이라고 말할 수 있다. 왜냐하면 지대치 치경 마진과 치은상연과의 적합이 매우 가까운 영역 내에서 치경 마진 연하에서 자연스럽게 연결되듯이 연마되어야 하기 때문이다. 그리고 확실하게 연마되면 음식물 잔사가 정체되는 것을 방지하고 위생적 요건도 만족하게 된다. 따라서 치경 마진 연하의 인상이 정확하게 재현되지 않으면 형태적으로 적합한 마무리 연마는 불가능하다.

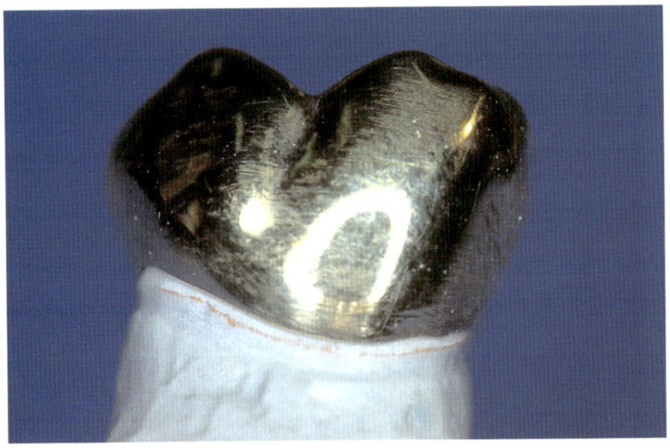

그림 5-28b. 부적합한 연마. 지대치 모형과의 적합이 달성되지 않았고 보철물 마진도 under에 위치하고 있다. 이 상태에서는 음식 잔사가 정체되고 가까운 장래에 2차 우식(secondary caries)을 유발할 것이다. 또한 협측면 구가 근분지부를 향하지 않고 치관 형태적으로도 부적절하다. 치관 측면에 큰 상처가 남아 있는 상태에서 무리하게 광택을 냈기 때문에 형태가 부자연스럽다. 작업 과정을 정확하게 확인하면서 진행하면 이런 실패는 방지했을 것이다.

그림 5-28a, b. 연마 후 지대치 치경 마진 연하의 형태와 적합 · 부적합

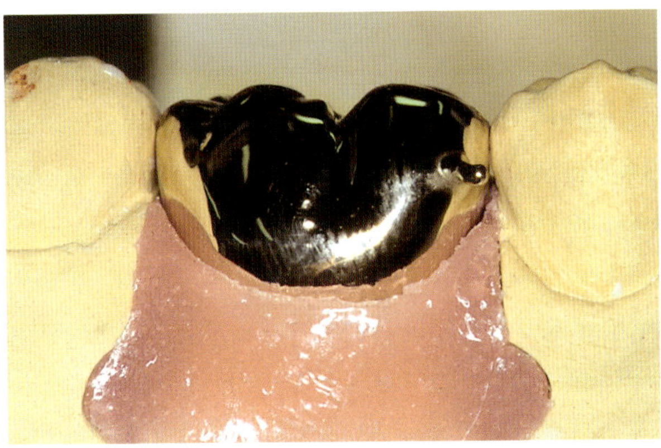

그림 5-29a. 적절한 연마면. 적당히 연마해도 괜찮은 곳은 어디에도 없다. 특히 치관 측면은 더 활택하게 연마되면 음식의 흐름이 좋아지고 청소 효율이나 교합면의 저작 효율도 좋아진다. 그리고 이질감도 낮아 환자는 쾌적한 식생활이 가능하게 되는데, 이들 기능은 어디까지나 형태가 있을 때의 말이며 어느 한 쪽만 완성되었다면 의미가 없다. 또한 치과기공사는 작업용 모형 상에 유사치은이 재현되었을 때 비로소 이들 작업을 확인할 수 있게 된다.

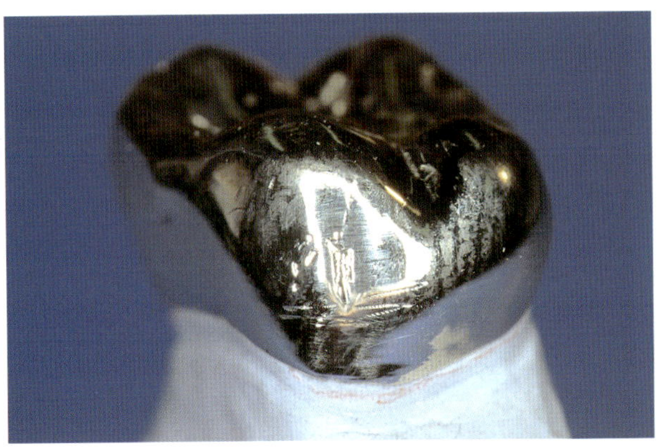

그림 5-29b. 부적절한 연마면. 주조 후 거친 면이 치관 측면에 남아 있는 상태에서 표면을 마무리하면 음식 잔사가 쉽게 부착하여 정체될 뿐만 아니라 특히 예각적인 돌기 형태가 남아 있으면 협점막이나 혀에 상처를 주어 염증을 일으킬 가능성이 있다고 한다. 구강 내 점막은 색조에는 반응하지 않지만 부적절한 형태에는 민감하게 반응한다고 한다.

그림 5-29a, b. 치관 형태에서 연마의 적합 · 부조화

과정 10 구(groove), 소와(pit), 열구(fissure)의 광택 내기

연마는 기본적으로 연마가 곤란한 부위부터 작업을 시작한다. 왜냐하면 연마가 곤란한 부위는 양치질도 곤란하며 불결 영역을 구축하기 쉬운 부위이기 때문이다.

또한 교합면의 최심부(소와열구)부터 연마를 시작하지 않으면 융선 형태와 자연스럽게 연결하기가 어렵고 형태를 훼손하기 쉽다.

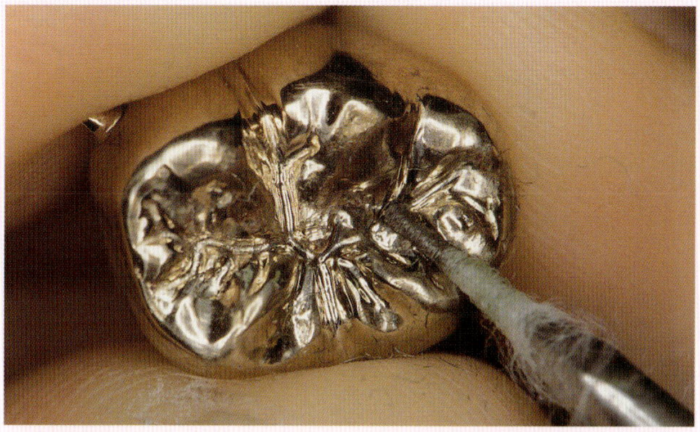

그림 5-30a. 이번에는 Tico가 아니라 green rouge를 사용해 광택을 내고 있다. 작업방법은 Tico의 경우와 동일하다.

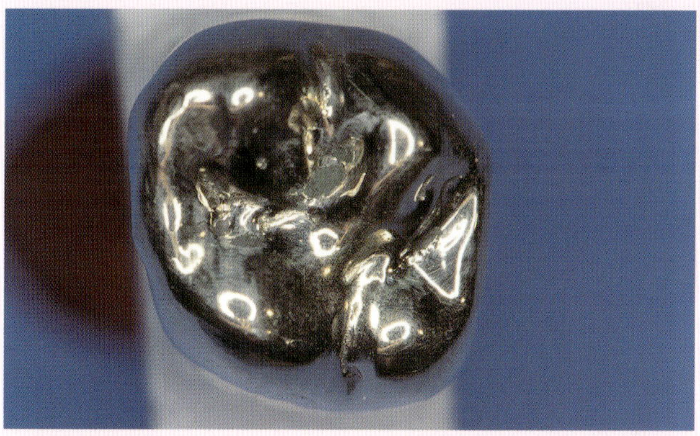

그림 5-30b. 구나 소와열구의 최심부에 green rouge가 남아 있다면 그곳에 상처가 남지 않을까 의심해 본다. 그때 새 솜으로 바꿔 Tico로 작업을 다시 해 보면 좋다.

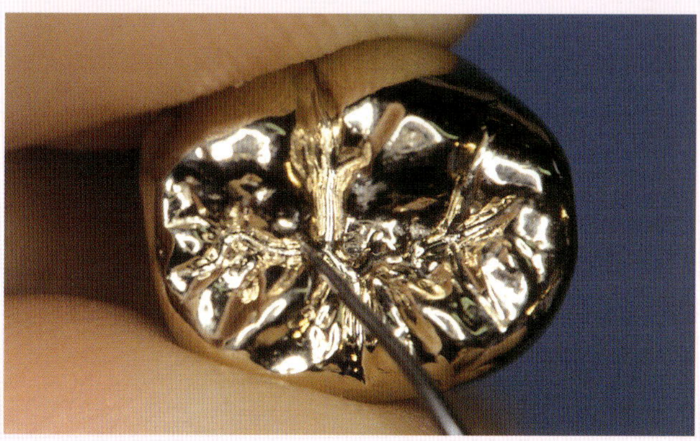

그림 5-30c. 다시 확인하고 바늘형태의 왁스 형성기구의 끝을 구나 소와열구에 안착시켜 가볍게 문질러 보면 눈에는 보이지 않는 미세한 요철감이 손가락 끝에 전해 온다. 만약 왁스 형성 기구가 지나갈 때 어딘가에서 정지하면 그곳에 상처가 있다고 생각할 수 있다.

그림 5-30a~c. Green rouge를 사용한 광택 내기.

과정 11 융선(ridge)의 광택 내기

치관 형태에는 구와 융선 및 교합면 등에 경계선이 없다. 모두 자연스럽게 연결되어야 한다. 따라서 연마 작업은 각 형태를 횡단하는 작업이 된다.

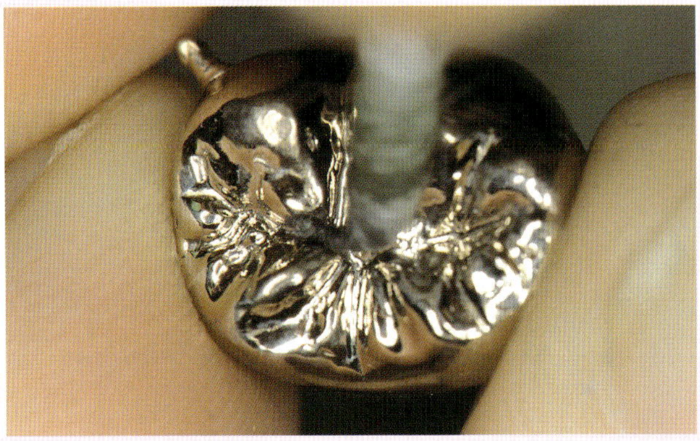

그림 5-31a. 함몰된 면인 구를 연마할 때는 면봉용 bur에 가는 솜을 말아 누르듯이 작업을 했는데 융선부 형태는 볼록하므로 많은 양의 솜을 감아 작업해야 한다. 작업할 때 힘을 강하게 주면 필요한 볼록면이 함몰되고 형태를 훼손할 수도 있으므로 융선 형태를 따라 힘조절을 하면서 면봉 bur를 사용하도록 한다.

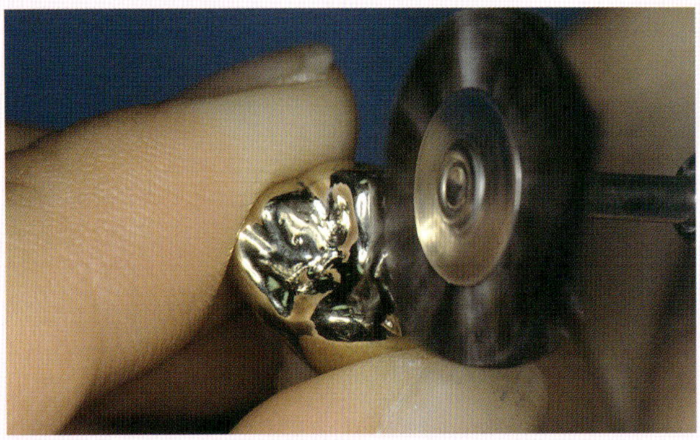

그림 5-31b. 브러쉬 디스크를 사용해 억지로 연마하는 치과기공사를 볼 수 있는데 이제 그만 했으면 한다. 왜냐하면 브러쉬 디스크를 사용하면 작업 시 힘의 조절이 곤란하여 왁스 형성 시에 완성한 접촉 영역이 상실되기 때문이다.

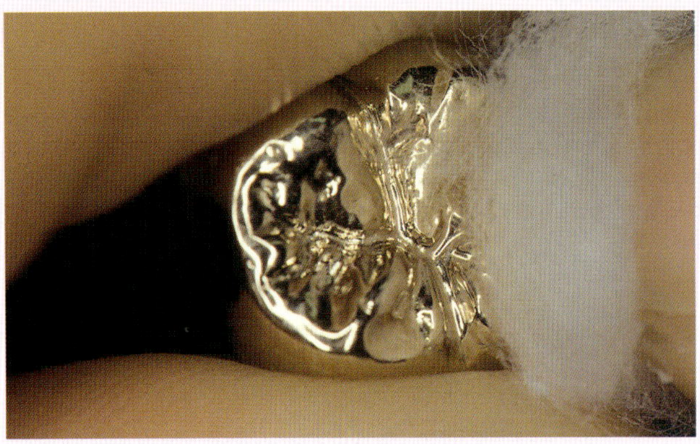

그림 5-31c. 전체 각 융선부의 광택이 재현되면 깨끗한 면섬유로 교합면을 문질러보자. 돌기 부분이 남아 있는 경우는 그곳에서 면섬유가 걸리기 때문에 쉽게 눈에 보이지 않는 곳까지 확실하게 확인할 수 있다.

그림 5-31a~c. Green rouge를 사용한 융선부 광택 내기.

과정 12 치관 측면부의 광택 내기

치관 측면부는 형태적으로 단순하므로 연마가 용이하다고 생각하기 쉬운데, 실제는 가장 중요한 형태를 잃기 쉽고 섬세한 힘의 가감이 요구되는 곳이기도 하다. 필자는 항상 포인트의 위치를 일정하게 하고 포인트에 대해 작업면이 직각이 되도록 작업을 한다.

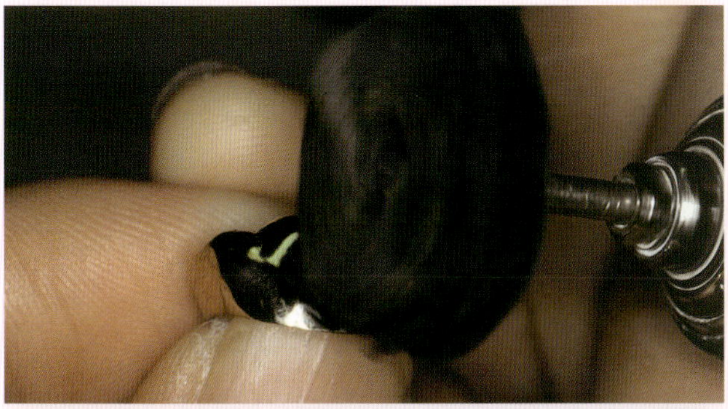

그림 5-32a. 힘의 조절이란 형태에 맞게 힘을 가감하는 것을 말하는데 가령 협측면 구에 인접한 함몰된 면에서 구까지 연마하려고 하면 주변 형태를 훼손하기 쉬우므로 주의가 필요하며 가능한 범위에서 연마를 그만 두는 것이 좋다. 자신이 사용하는 포인트 능력의 한계를 아는 것도 중요하다.

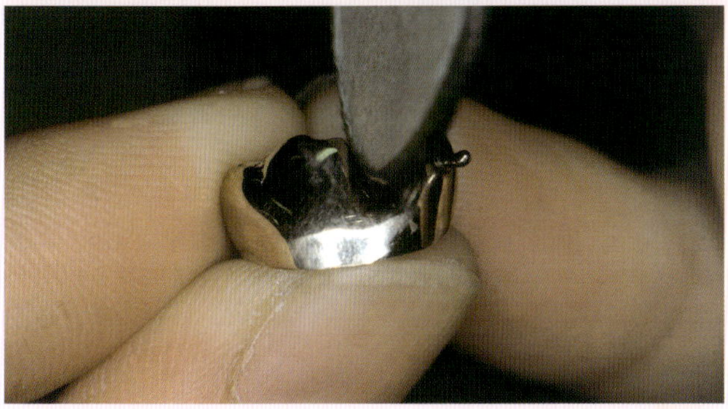

그림 5-32b. 구의 광택을 낼 때는 직접 제작한 페이퍼 디스크를 회전시켜 가면서 green rouge를 마찰시키듯이 사용하면 목적하는 곳의 형태를 훼손하지 않고 광택을 낼 수 있다.

그림 5-32a, b. 치관 측면부의 광택내기

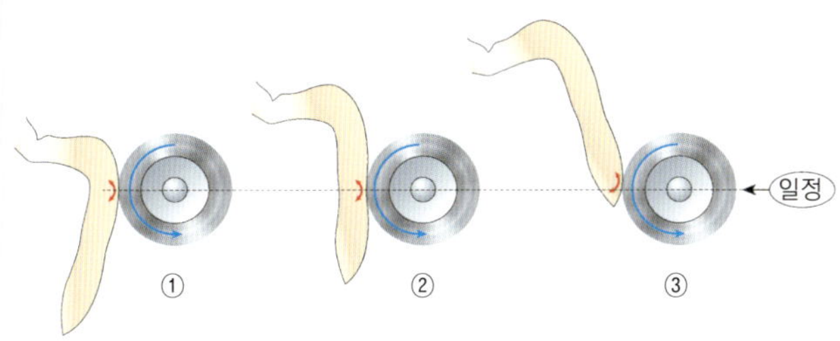

그림 5-33. 요철면에서 힘의 조절.

① 볼록한 면에서 함몰된 면으로, 그 반대의 경우라도 형태가 변화하는 곳을 진행할 때는 힘을 약간 빼가면서 작업을 한다. 치관 형태를 훼손해서는 안 되므로 작업 중에는 항상 작업면의 변화를 관찰하고 확인하면서 작업을 진행한다.
② 볼록한 면에서 함몰된 면으로 작업면이 이동했을 때에는 회전수나 힘의 가감을 풀고 그 장소에 적합한 힘을 찾도록 노력한다.
③ 미리 brown silicone을 사용해서 그다지 강한 힘이 필요하지 않다. 또한 예민한 곳임을 감안하면 회전수도 떨어뜨리는 것이 안전하며 확실하다. 특히 buff를 사용해 작업할 때는 치경 마진이 걸리면서 밖으로 튕겨나가 종종 보철물을 분실하거나 크게 변형시킬 수 있다.

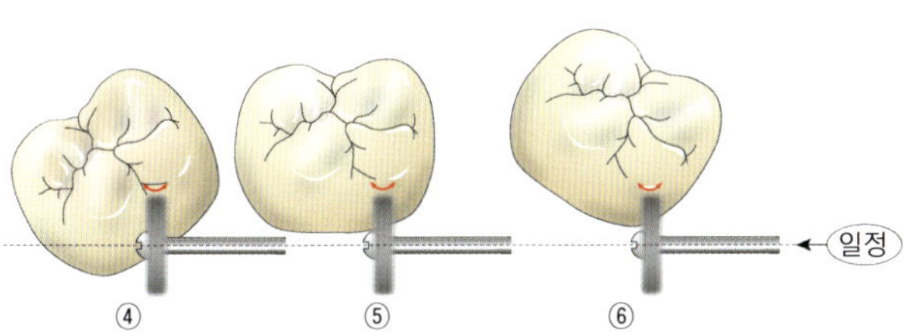

그림 5-34. 교합면 방향에서 관찰한 작업 시 힘의 조절.

④ 여기에서도 포인트의 위치는 항상 일정하게 유지하고 보철물의 작업면이 포인트를 향하도록 작업한다. 힘의 가감은 형태에 따라 미묘하게 변화를 준다.
⑤ 볼록한 형태이므로 비교적 힘을 빼고 작업을 한다.
⑥ 우각 특징은 근심과 원심에 차이가 있으므로 형태를 고려하면서 작업을 한다. 다만 인접면의 접촉 영역도 매우 가깝다는 것을 잊어서는 안 된다.

과정 13 인접면의 광택 내기

인접면은 가만히 있어도 불결 영역이 되기 쉬운 곳이므로 강하게 연마해야 한다. 또한 접촉 영역을 조정했을 때 높이에 차이가 발생하기 쉬우므로 그런 형태적 차이도 해소해야 한다. 작업 과정을 착실하게 단계별로 좇아가는 것이 보철물의 완성 수준을 높이는 유일한 방법이다.

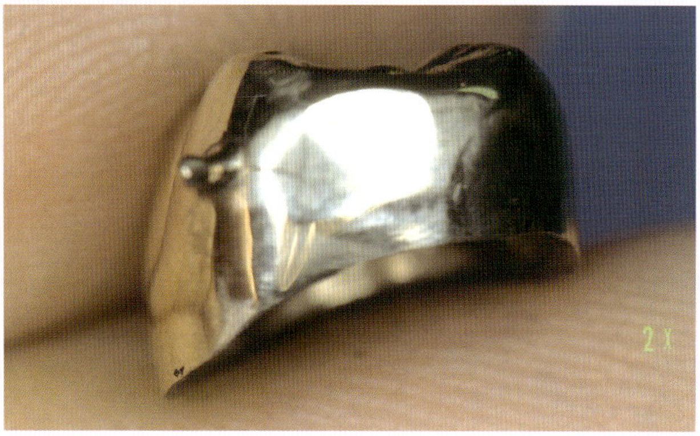

그림 5-35. 인접면 방향에서 관찰한 작업 시 힘의 조절. 접촉 영역을 조정할 때 생긴 형태적 차이는 felt wheel 작업으로 개선되었으므로 이 단계에서 광택을 낼 때 힘을 강하게 주어서는 안 된다. 이미 인접면은 자연스럽게 연결되었으므로 접촉 관계를 상실하지 않도록 힘의 가감에 주의한다.

과정 14 치경부 마진 부위의 광택 내기

치경부 마진 부위도 신경을 써야 할 부분이다. 치경부 마진 부위는 이미 silicone point가 지나갔으므로 연마 작업에 많은 힘을 들이지 않더라도 광택을 얻을 수 있다. Silicone point가 지나가지 않은 치관 측면부와 같은 힘의 가감으로 연마하면 under margin이 되기 쉽다. 또한 작업 방향도 중요하다. 치경부 마진 방향(시계 방향)부터 작업하면 under margin이 되거나 buff가 치경부 마진에 걸려 동요하면서 튈 수 있다

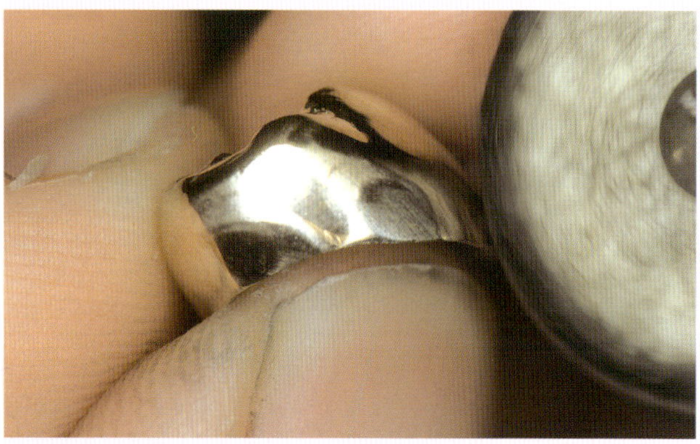

그림 5-36. 엄지를 치경 마진부에, 검지를 교합면부에 두고 보철물을 끼우듯이 안정시킨다. Buff는 치관장축 방향으로 배치하고 시계반대 방향으로 회전한다. 치경 마진에 buff가 가까워질수록 보철물에 가하는 힘을 가볍게 조절한다.

최종 연마

대합치 교합면의 어느 곳과 접촉시킬지, 인접치 인접면 어느 곳과 접촉할지, 치관 형태는 무엇을 기준으로 구축되어 있는지 등을 이해했을 때 비로소 다음 작업 과정을 진행할 수 있게 된다. 그리고 이것은 말할 것도 없이 종료 지점으로 가는 최단 경로이다.

확인 작업을 항목별로 배열해 보면 힘든 작업처럼 생각되지만 결코 그렇지 않다. 경험을 쌓아가면서 점점 자연스럽게 무리 없이 실행할 수 있게 된다. 매일의 작업은 고통의 연속일지 모르지만, 이것은 치과기공에만 한정된 실정이 아니며 어떤 직종이나 똑같다. 그리고 그 고통은 불가능하기 때문에 고통스러운 것이다.

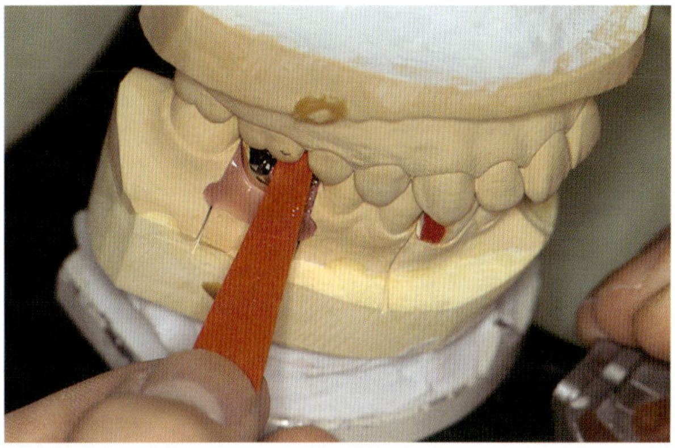

그림 5-37a. 왁스 형성 시와 똑같이 HANEL 교합지(붉은색 40㎛)를 사용해 교합 접촉 위치를 확인한다.

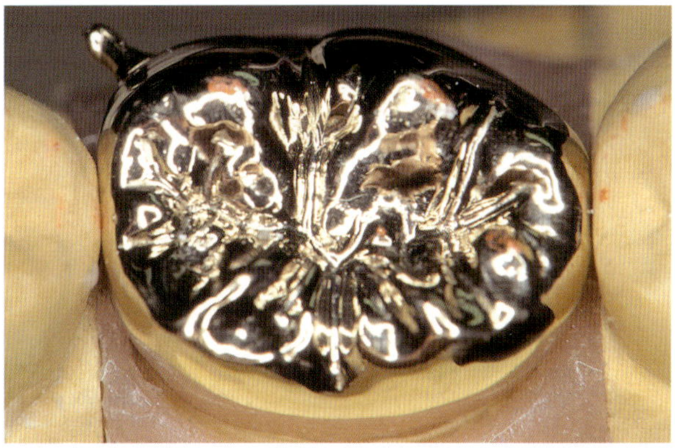

그림 5-37b. 원하는 교합 접촉 부위가 상실되지 않았다.

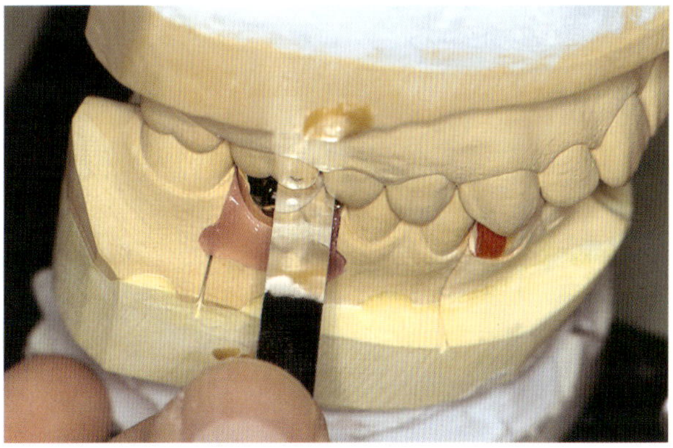

그림 5-37c. Metal foil(8㎛, Shimstock)을 사용해 접촉도를 검사한다.

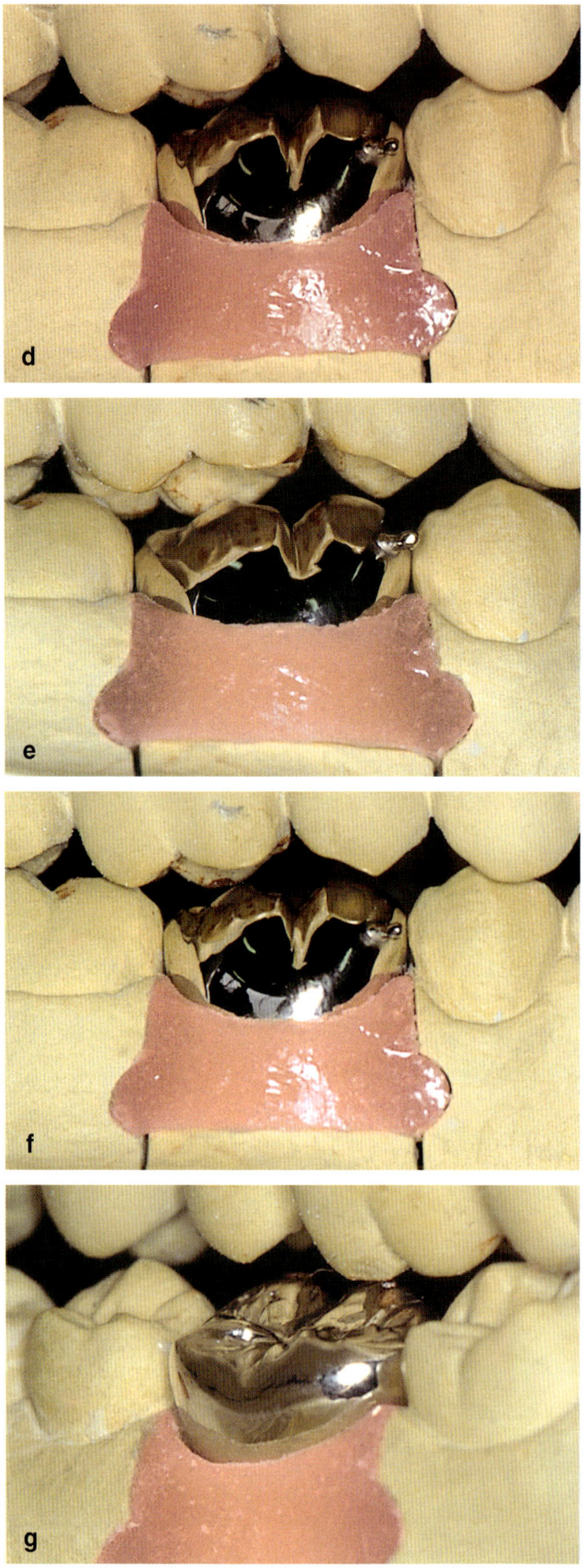

그림 5-37d~g. 교합기 상에서 측방 · 전방 운동을 하고 적절하게 이개되었는지 확인한다. 인공 치은과 자연스럽게 이어지는지 확인한 후 상하악 치열을 관찰하고 마무리 연마도 포함해 전체적으로 조화를 이루는지 확인한다.

그림 5-37a~g. 다양한 확인 작업.

Part II

Core 제작의 핵심

제6장
전치부 Core

왁스의 온도 조절

Core용 지대치 형성은 크게 포스트 부분과 지대치 모형 근면 상의 치관 부분으로 나눌 수 있으며 이것들을 일체화해 'core'라 부른다. 이것이 이후 수복물을 제작하기 위한 토대가 된다. Part I 제2장에서 "wax up할 때는 온도 조절이 필요하다"라고 기술했는데, core 제작에 있어서도 온도 조절이 완성도의 열쇠를 쥐고 있다.

Full cast crown(전부주조관)의 경우는 응고된 왁스를 일단 형성기 상에서 녹여 가능한 온도차가 발생하지 않는 시간 내에서 왁스를 치관 형태로 축성해 간다. 이것은 '수축'이라는 피할 수 없는 왁스의 성질을 우리 편으로 만드는 방법이다(축성한 왁스를 가능한 한 균일하게 수축시킨다). 그러나 core 제작에서의 온도 조절은 의미가 다르다. 가늘고 깊은 포스트 부분과 치관 부분에서는 왁스 패턴을 얻는 방법에 큰 차이가 있으며, 다른 존재를 연결하는 것이 작업을 어렵게 하는 또 다른 요인이 된다. Full cast crown에서는 녹은 왁스를 축성해

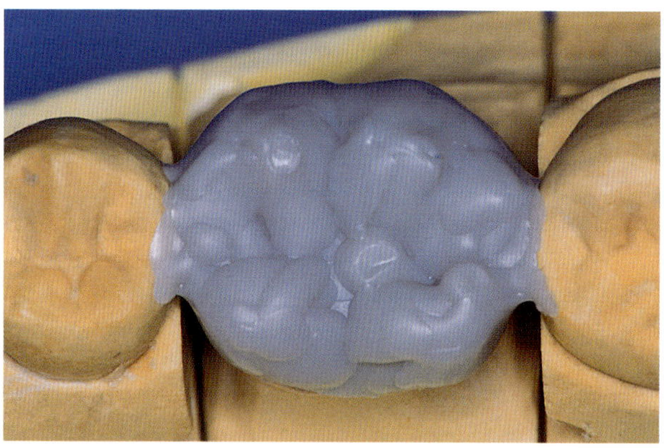

그림 6-1. Full cast crown 제작 시 왁스의 온도 조절. 지대치 모형을 덮듯이 축성하고 대합치 교합면 상의 목표 설정된 위치에 교합 접촉을 구해 그것들을 정점으로 인접치 치관부 풍융과 근원심 변연융선의 높이 또는 인접치나 반대측 동명치의 교합면에서 융선 방향 등을 관찰하고 가능한 한 단시간에 왁스 형성 기구 상에 덜어낸 왁스가 왁스 패턴 상에서 굳기 전에 축성해 간다. 그래도 다소의 온도 차이가 있다. 그러나 축성할 때마다 왁스를 응고시키고 그 위에 다시 녹은 왁스를 축성하는 데 따르는 온도 차이와 비교하면 온도 차이가 적다.

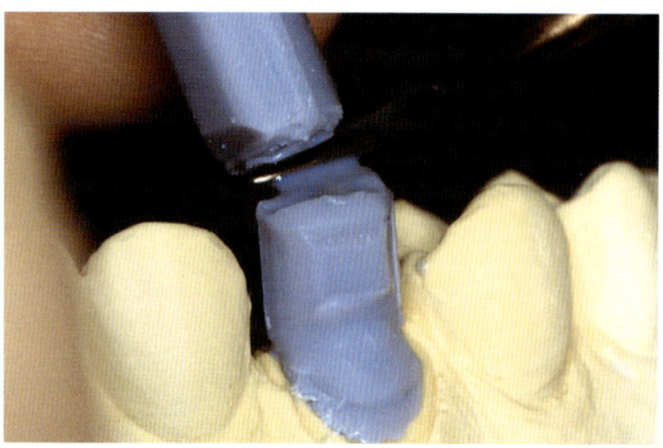

그림 6-2. 코어 제작 시 왁스의 온도 조절. 포스트 부분에서 지대치 모형 내측부분을 향한 wax up과 치근면 상에 축성하는 외측성 wax up이 혼재하는 코어는, 응고 수축의 영향을 가능한 한 줄이기 위해 녹인 왁스를 가능하면 사용하지 않도록 한다. 즉, 이미 응고 수축된 왁스를 필요한 양만큼 추가해 변형을 최소화한다. 온도 조절이란 왁스의 수축 조절이다.

전체적인 외관 형태를 얻었지만, core의 왁스 패턴을 같은 방법으로 얻을 수는 없다. 왜냐하면 왁스를 압입해 형태를 만드는 포스트 부분과 녹은 왁스를 축성하는 치관 부분을 연결하면 온도 분포에 큰 차이가 발생하여 변형을 일으키기 때문이다.

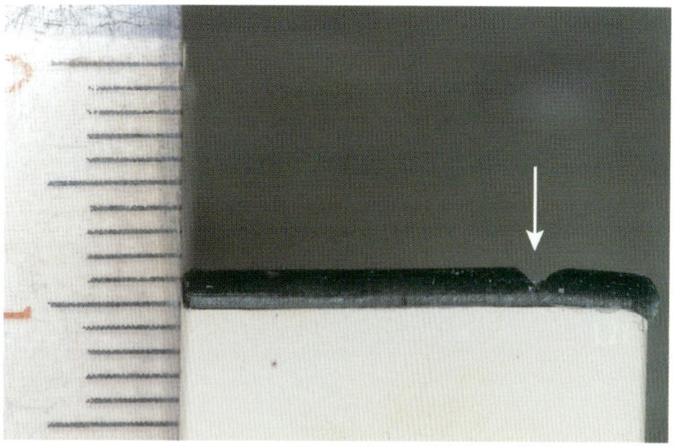

그림 6-3a. 왁스 선을 모형에 확실하게 밀착시켜 그곳에서 2cm 되는 곳에 표시를 한다.

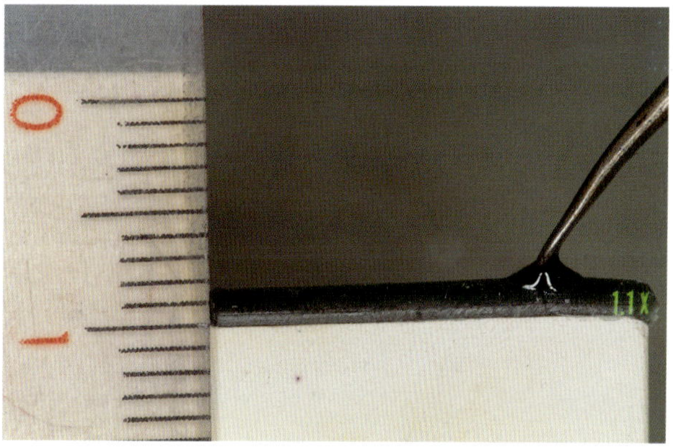

그림 6-3b. 표시한 부분에 녹은 왁스를 주입한다. 주입된 왁스는 중심부를 향해 응고 수축한다.

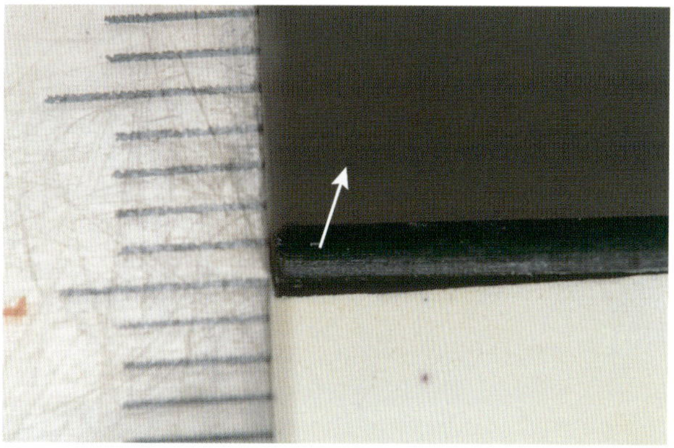

그림 6-3c. 녹은 왁스가 응고 수축하여 왁스 선단부가 들떴다. 불과 몇 분 후의 일이다.

왁스의 수축 방향

한 번 가열되어 녹은 왁스는 열 공급이 차단되면 동시에 응고수축이 발생하고, 그 수축은 중심부를 향해 진행된다고 한다. 판매되는 왁스 용기 중에 왁스와 용기 가장자리에 공간이 발생하는 것은 이 이유 때문이다. 가령 왁스선을 쐐기 모양으로 잘라 그곳에 녹은 왁스를 주입하면 어떻게 될까? 그림 6-3a~c에서 왁스가 응고 수축하는 성질을 이해할 수 있으리라 생각하는데, 녹은 왁스 양이 많거나 필요 이상 많이 녹이면 그곳에 미치는 영향은 적지 않다. Core를 제작할 때도 이런 현상이 발현하며 그 영향을 최소화하기 위해서 녹인 왁스의 양을 줄이면 응고수축의 영향도 감소한다는 것을 명심했으면 한다.

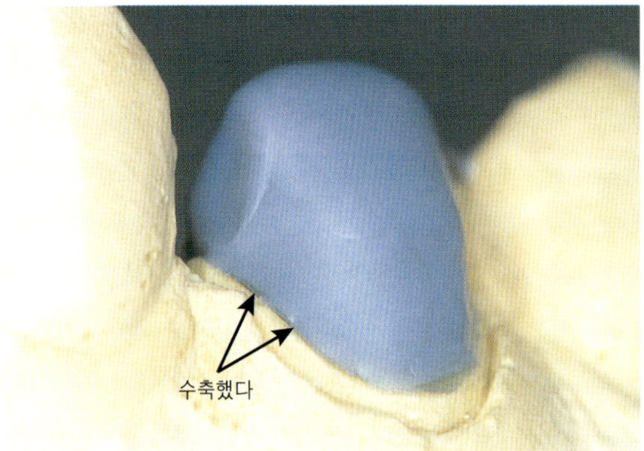

그림 6-4. 상부 구조는 축성하지 않는다. 어떤 왁스든 일단 녹았다가 경화하면 수축이 발생한다. 포스트 부분에 왁스를 주입했을 때 치근면 상에 녹인 왁스를 축성하면 적합이 헐거워진다. 축성한 왁스는 항상 고온이며, 치근면 상부에 그대로 노출하므로(모형면에 접촉하는 것은 치근면부만) 수축의 영향이 근면부에 나타나기 쉽다. 따라서 이들 영향을 최소화하는 wax up법이 필요하다. 그리고 이런 형태 변화는 거의 모든 치과 재료에서 보인다고 말할 수 있다. 가령 구강 내 인상재는 수축하고 여기에 주입되는 석고는 경화 팽창하며 지대치 모형 상의 왁스는 수축하고 매몰재는 가열 팽창하며 주입된 치과용 금속은 수축한다. 이런 환경에서 치과기공사는 전쟁을 치르고 있다.

Core용 작업용 모형 제작 시 주의점

Core와 수복물을 동시에 제작할 때에는 dowel pin을 식립해야 하는데, core만 제작하는 경우에는 포스트 음형이 존재하므로 식립 공간이 제한되기도 해 특별히 필요는 없다. 만약 형성기가 인접면에 잘 들어가지 않으면 인접면이나 교합면부에 접촉 영역을 회복할 필요가 없으므로 분할하면 된다. 그러나 연화된 경석고를 인상면에 주입할 때 포스트 부분을 변형시킬 우려가 있으므로 이 점에 대해서는 연구가 필요하다.

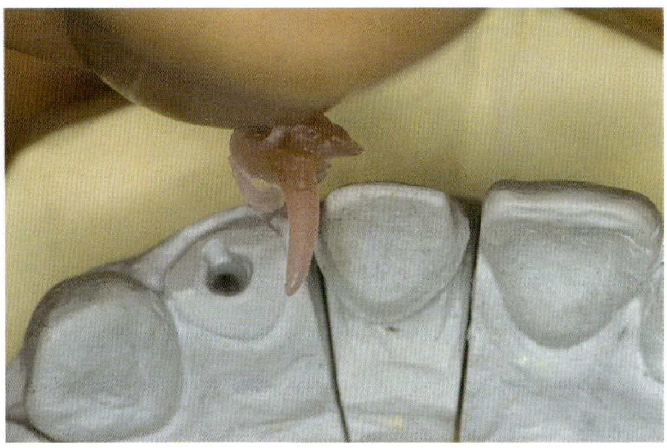

그림 6-5. 변형된 포스트. 포스트 내면을 왁스로 인상을 떠보면 종종 활처럼 휜 경우가 있다. 치과의사가 포스트 내면에 undercut을 만드는 일은 있어도 포스트를 활 모양으로 형성했을 리는 없다. 이 원인은 어디에 있는 것일까? 이것은 인상 내면에 연화된 경석고가 주입될 때 치열 방향으로 교합면을 타고 흘러들어가므로 가느다란 포스트 부분이 경석고의 흐름 방향으로 밀려 활처럼 휘어진 결과라고 생각한다. 즉, 치열 방향이 아니라 포스트 식립 방향으로 연화된 경석고를 흘려보내고자 노력한다면 포스트는 쉽게 변형되지 않을 것이다.

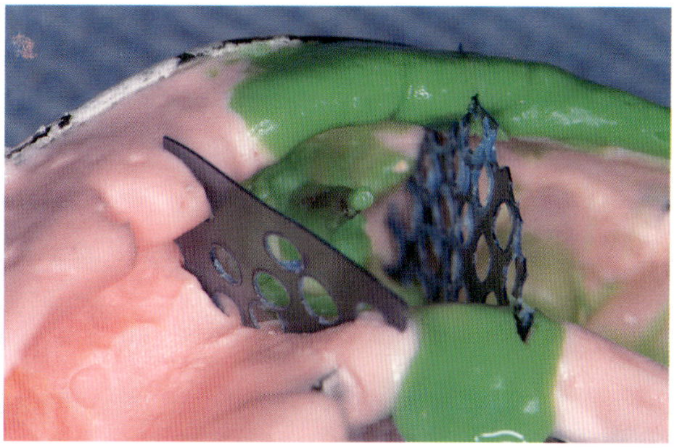

그림 6-6a. 알지네이트와 한천의 연합인상의 경우, 인상재의 강도가 불안하므로 포스트 내면에 보강용 라디알핀 등을 식립한 경우가 적지 않다. 그러나 연화한 경석고가 교합면을 타고 흘러들어오는 방향에서 받는 압력에는 저항하기 어렵다. 그래서 폐 슬라이드 필름을 적당한 크기로 잘라 구멍을 만들고 포스트부의 근원심부에 세워주면 포스트부가 경석고 흐름으로부터 받는 압력을 완화시킬 수 있다.

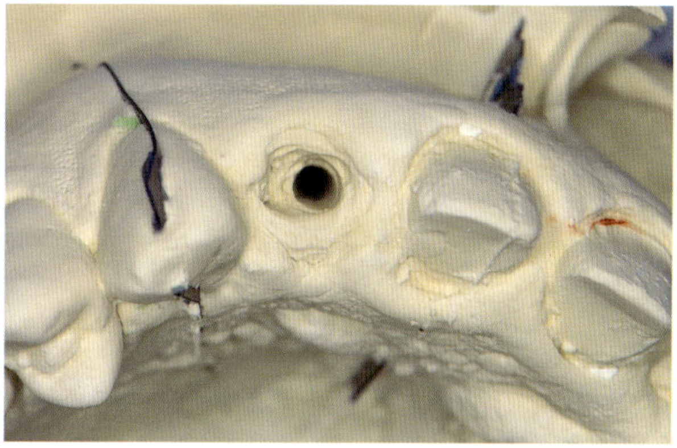

그림 6-6b. 경석고가 경화한 후 인상체에서 꺼내어 인상재에 끼운 필름 중 모형 밖으로 빠져 나와 있는 부분을 삭제하여 제거하면 작업에 방해가 되지 않는다. 또한 필름에 미리 구멍을 뚫어 놓았던 이유는, 필름을 중심으로 경석고가 서로 연결상태를 유지하고 있기 때문에 작업 중에 모형이 분리되거나 파절되지 않도록 하기 위함이다.

그림 6-6a, b. 포스트 인상의 변형을 막는 방법.

과정 1 분리재의 도포

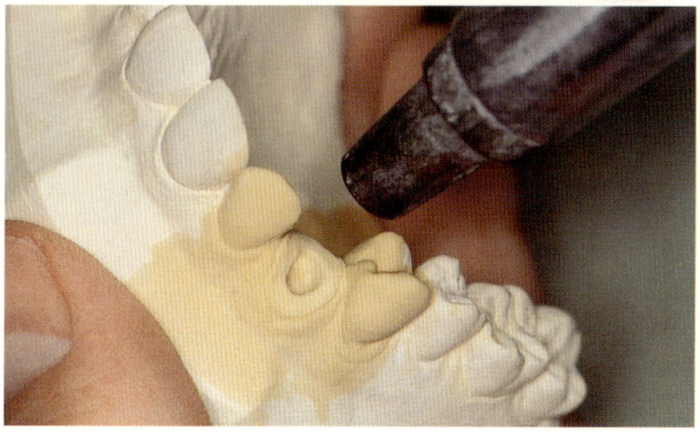

그림 6-7. 포스트 부분에는 분리재가 잘 고이므로 에어건으로 공기를 불어 여분의 분리재를 넓게 펴서 분산시키는데, 모형 표면이나 포스트 내면의 광택이 강하다면 티슈로 흡수하여 촉촉한(습도가 균등한) 상태로 만든다.

과정 2 왁스의 압입

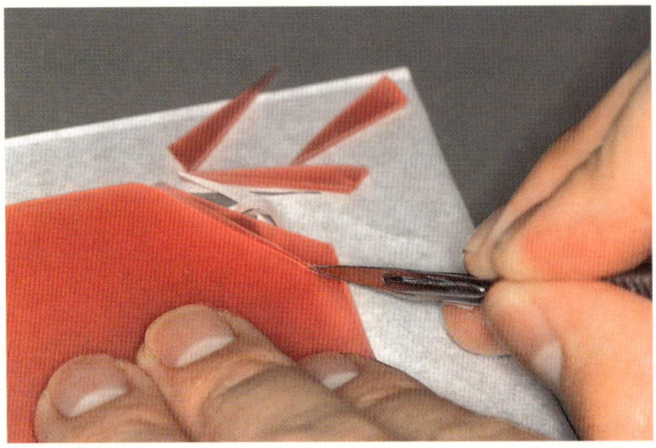

그림 6-8. 왁스를 삼각형으로 잘라 여러 개를 준비한다. 삼각형의 왁스를 눌러 포스트 형태로 자르는데, 삼각형의 왁스는 포스트가 가늘면 가늘게, 두꺼우면 두껍게 적절한 크기로 잘라서 준비한다. 이 작업에는 어느 정도의 숙련이 필요한데 반복 작업을 하면 적절한 크기를 알 수 있게 된다.

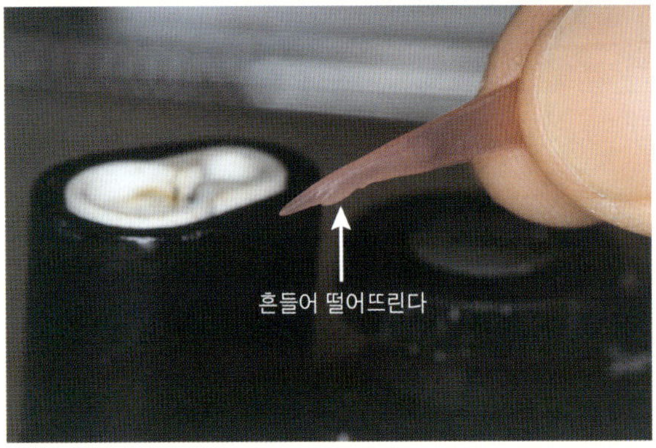

그림 6-9. 삼각형의 파라핀 왁스를 녹인다. 왁스를 토치 불에 굴려 왁스 표면만 녹여 심(녹지 않은 부분)이 남아 있도록 한다. 이 상태를 정확하게 얻으려면 다소의 훈련이 필요할지도 모르는데 여러 차례 반복하면 왁스의 적절한 표면 상태를 습득할 수 있다. 표면만 녹은 왁스는 삼각형 선단부에 고이기 쉬우므로 흔들어 떨어뜨려 모형 포스트에 신속하게 끼운다.

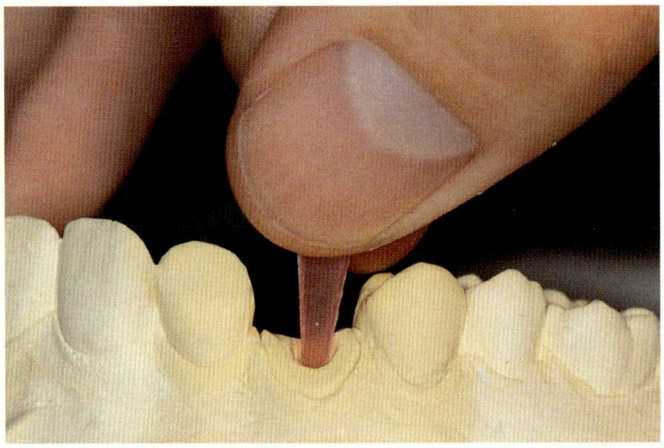

그림 6-10. 포스트에 삽입하는 방향. 포스트와 같은 방향으로 삼각형의 왁스가 삽입되지 않으면 충분한 압력이 포스트 선단까지 가해지지 않으므로 왁스 표면을 녹이기 전에 포스트 방향에 왁스를 가볍게 삽입해 손가락 끝으로 포스트 방향을 기억한다.

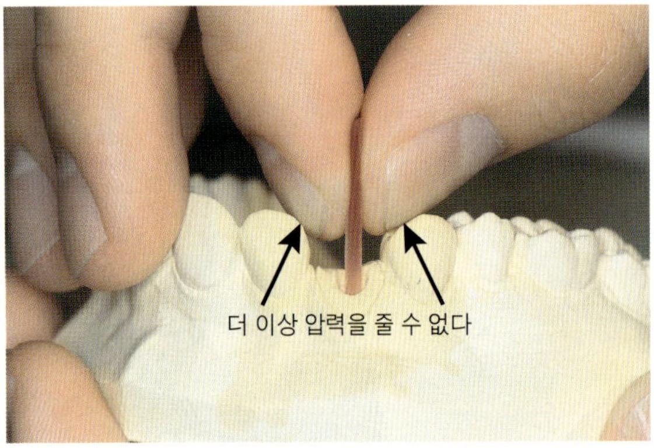

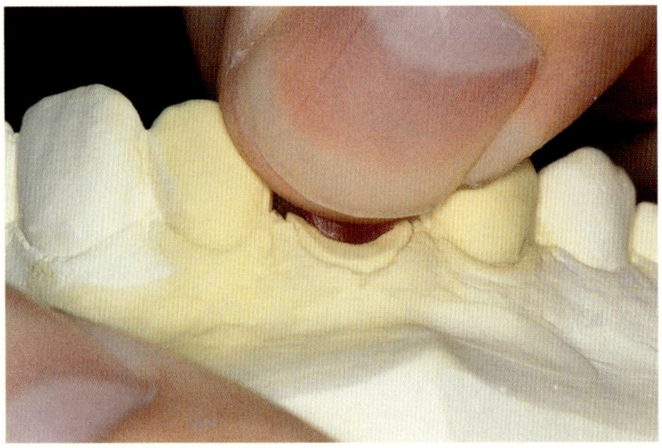

그림 6-11a, b. 삽입할 때 손가락 사용법. 왁스를 잡은 엄지와 검지의 연결 방향이 치열 방향과 평행하면 손가락 끝이 치열 모형에 부딪혀 충분한 압력을 줄 수 없으므로 왁스를 잡은 손가락이 치열 방향에 대해 직각이 되도록 한다.

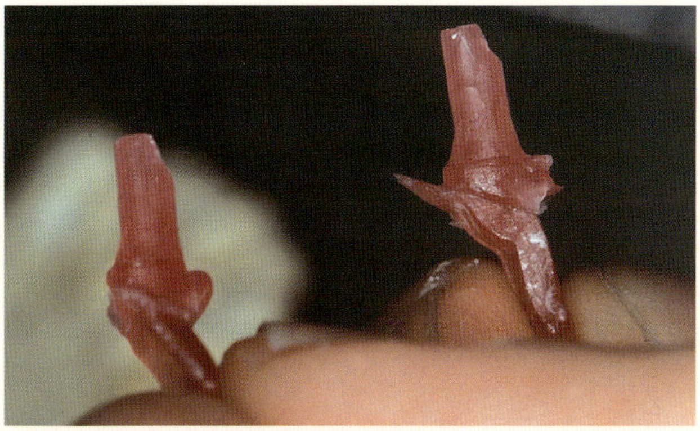

그림 6-12. 여러 개의 포스트를 삽입. 1회로는 작업이 정확하게 진행되었는지 판단을 내릴 수 없으므로 여러 개의 포스트부에 삽입을 해 정확하게 채득되었다고 생각되는 2개를 비교해 똑같다면 그것을 사용해도 좋다. '2개 중 잘된 것을 사용하자' 는 생각은 최고의 선택이 될 수 없다.

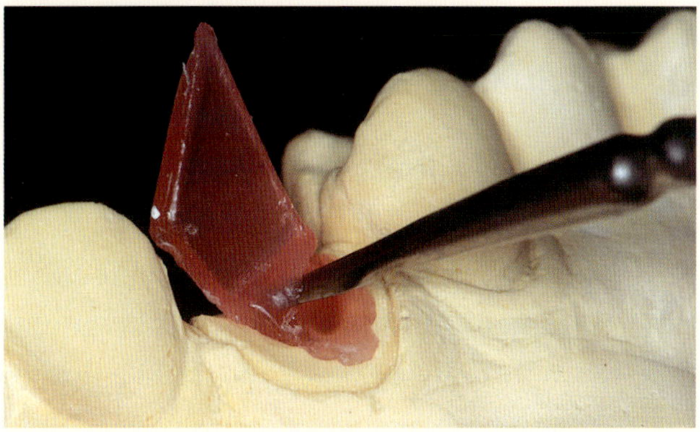

그림 6-13. 거친 표면 제거. 포스트 내면에 삽입 얼룩은 적지만 포스트부에서 치근면 상부 부근은 압력이 가해지지 않으므로 왜곡되거나 표면이 거칠 수 있다. 그 상태에서 치근면 상부에 wax up을 진행하면 내면에 주름이 생기고 파절 등의 원인이 된다. 형성기를 가열해 녹여 자르면 모형 표면도 상처를 만들지 않고 거친 면을 삭제할 수 있다.

과정 3 왁스의 축성

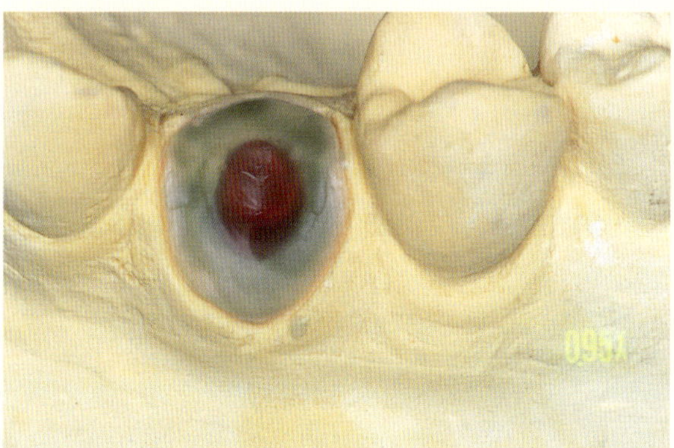

그림 6-14. 치근면 부분의 코팅. Soft wax를 '높은' 온도로 녹여 치근면 부분 전체를 덮어버리면 포스트 부분과 치관 부분의 접합면에 주름이 생긴다.

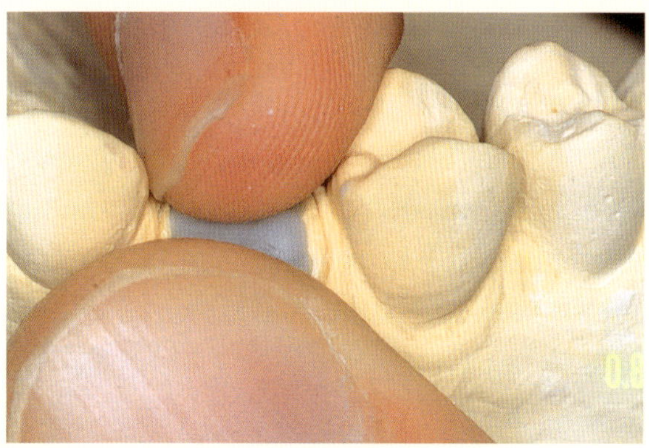

그림 6-15. 일부 치관 부분의 축성. 치근면 부분에서 1mm 정도 치관형성용 왁스를 축성하고 손가락 지문 부분으로 가볍게 눌러준다.

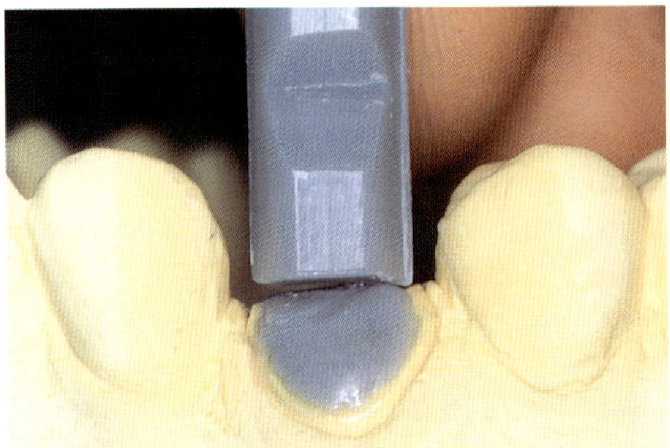

그림 6-16. 나머지 치관 부분에 wax block을 준비한다. 여기에서는 이미 응고 수축이 억제된 왁스를 사용하는데 앞으로 완성할 형태를 대충 이미지해 삭제하면 마무리 형성이 간편해지고 변형될 가능성도 낮아진다.

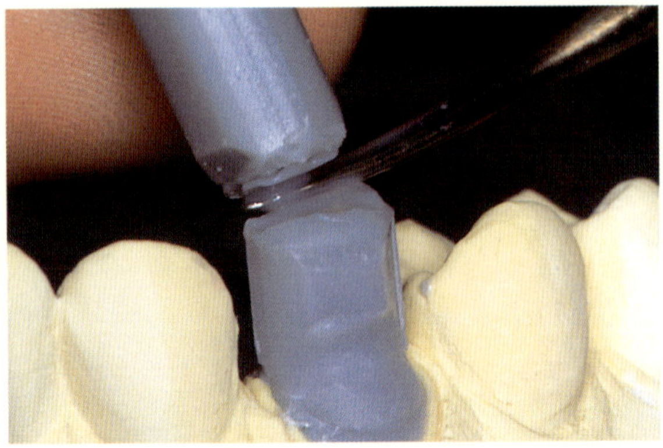

그림 6-17. 포스트 부분과 치관 부분의 연결. 이미 포스트 부분도, 치관 부분도 응고수축이 억제되었으므로 연결하기 위해 (순협설측) 사용하는 왁스에만 응고 수축이 존재한다. 전체를 축성했을 때와 비교하면 그 영향이 매우 적다.

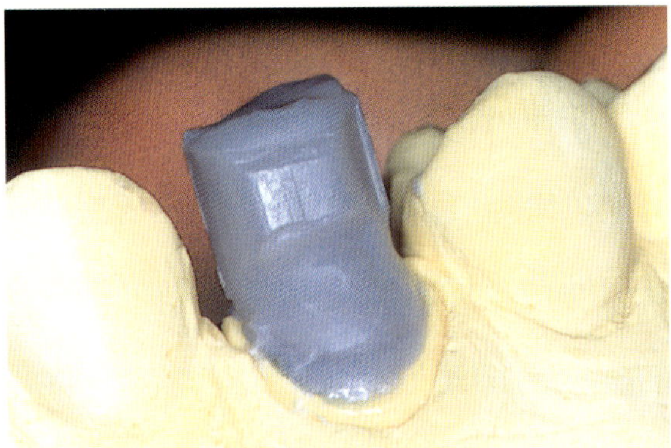

그림 6-18. 응고 수축을 억제한 왁스 패턴.
Wax block을 사용해 응고 수축이 억제된 왁스 패턴이 완성되었는데 완성까지는 길이 멀기 때문에 코어 형태가 아닌 부분을 삭제해야 한다. 이 작업에도 변형시키는 요인이 숨어 있으므로 나름대로 연구가 필요하다.

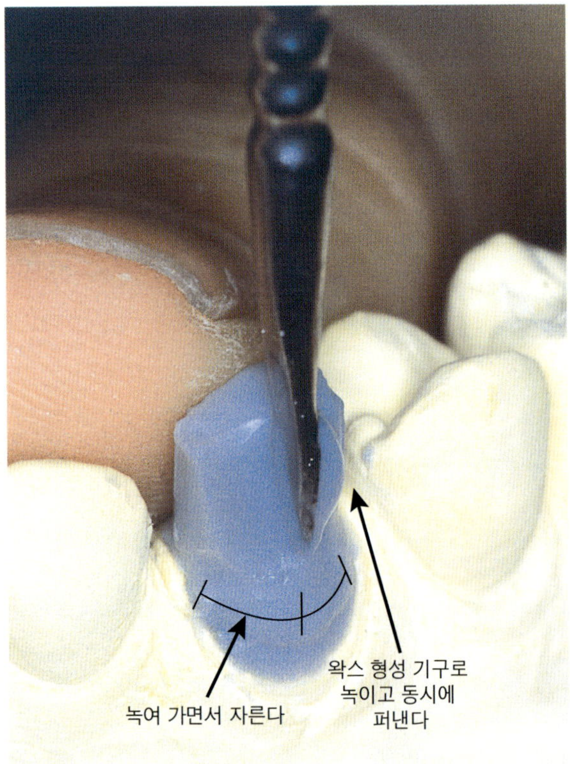

그림 6-19. 필요최소한의 wax carving. 축성작업으로 원하는 형태를 완성할 수 있다면 좋겠지만 그렇게 되지는 않는다. 순협설측에 상하로 동요하는 왁스 패턴을 볼 수 있는데, 실제는 carving 조작 시에 변형의 요인이 숨어 있다. 가령 순측을 조각할 때는 설측에 가볍게 손가락을 갖다 대고 걸리는 힘을 눌러준다. 그리고 왁스 형성 기구를 가볍게 가열해 녹여 자르고, 용해된 왁스를 동시에 왁스 형성 기구로 뜨면 변형을 방지할 수 있다(측방압이 가해지지 않고 녹은 왁스의 열에 영향을 잘 받지 않기 때문에).

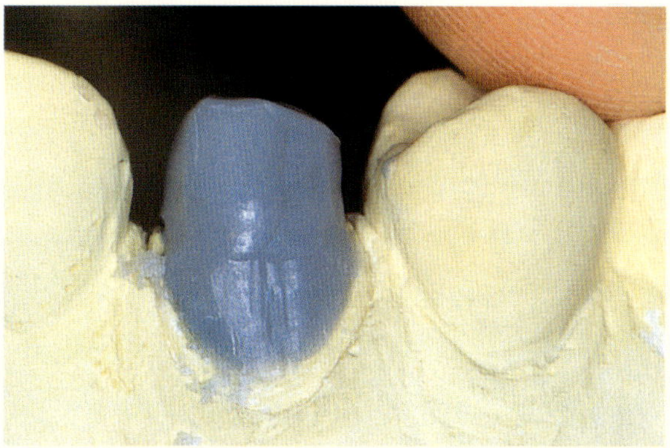

그림 6-20. 녹여 잘라 형성. 기본적으로 wax up한 시점은 원하는 형태와 거리가 멀다. 과잉 형태를 제거하기 위해 '녹여 자르는' 2종류의 작업을 동시에 진행하였다. 이 단계에서 왁스 형성은 미완성이다.

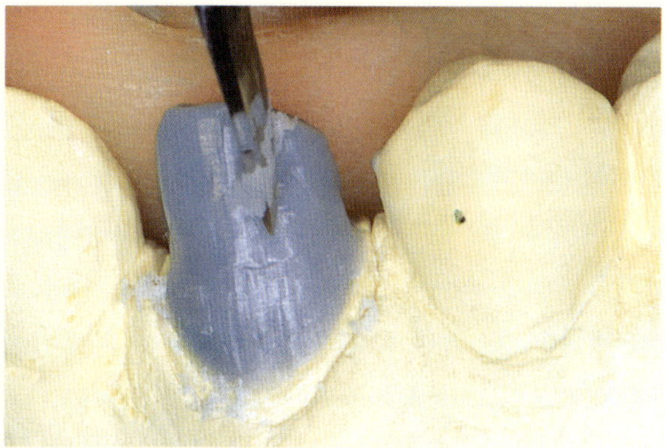

그림 6-21. 마무리를 위한 wax carving. 코어 표면에는 요철이 있고 이것을 조각해 정돈한다. 작업량이 많지는 않지만 절삭력이 불량한 왁스 형성 기구는 치축 방향에 대해 직각으로 힘이 가해져 변형시킨다. 또한 이때에도 작업하는 면에 반대되는 면에 손가락을 갖다 댄다.

임상에서 core 형태를 확인

왁스를 원하는 위치에 축성하기만 하면 된다면 삼일만 훈련받으면 초보자도 가능할 것이다. 왜냐하면 재료를 다룬다는 것은 단순히 "How=어떻게 다루는가?"라는 한 점에 초점이 맞춰지기 때문이다. 그러나 치과기공사는 전문가인 이상 "Why=왜 그렇게 식립하는지"를 숙지한 후에 재료를 다루어야 한다.

과정 4 절연 방향과 위치 및 순측 축면의 결정

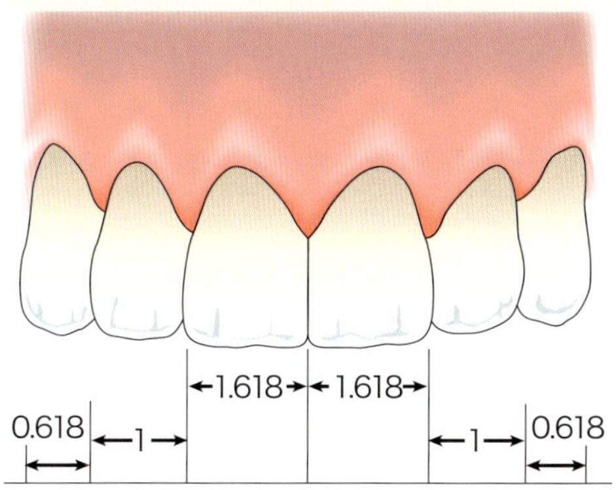

그림 6-22a. 정중 방향에서 관찰했을 때 2|2를 1로 한 경우, 중절치가 1.618, 견치가 0.618로 보이는(실제 체적과 다르다) 크기가 배열이 아름답고 안정적으로 보이는 비율이라고 하며, 이를 '황금분할'이라 한다. 가령 견치의 코어를 제작할 때는 0.618 크기로 보이는 방향으로 형성하면 좋다.

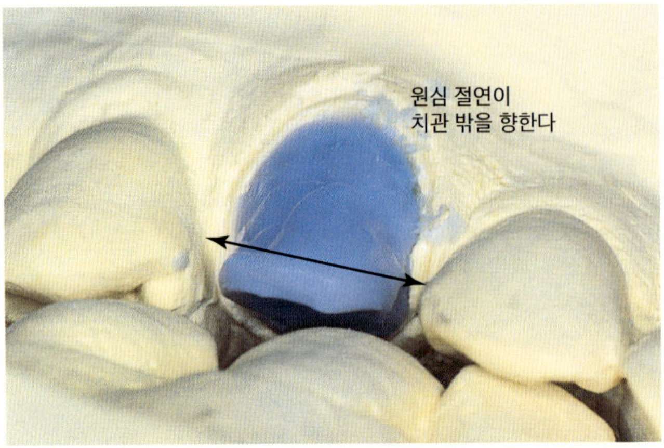

그림 6-22b. 대합치 공간을 확인하면 근심부 절연이 치열 내측에 형성되어 있으므로 대합치 사이에 공간이 없어 황금비를 실현하기가 곤란하다.

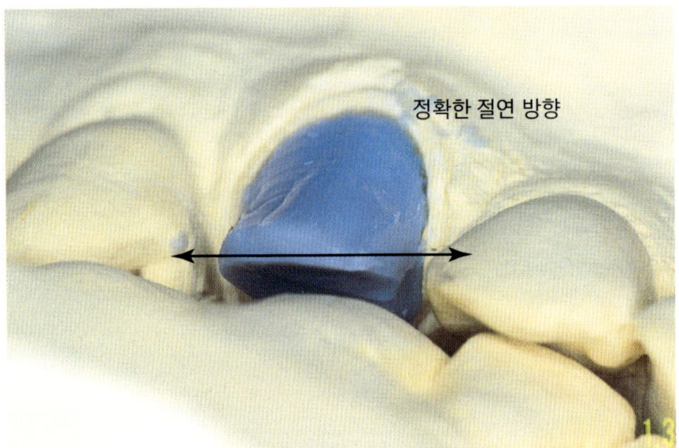

그림 6-22c. 대합치 사이에 공간을 만들면 절연은 자동으로 황금비를 달성하는 방향으로 향하고 그것은 대합치 절연의 방향과 평행한 경우가 많다.

그림 6-22a~c. 절연의 방향과 위치의 결정.

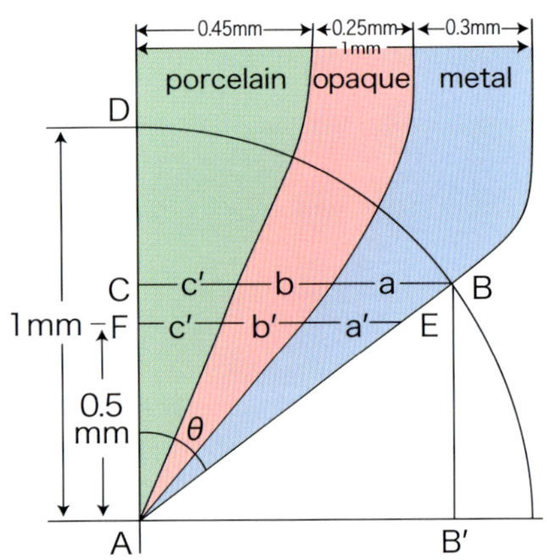

그림 6-23. 순측 축면의 결정. 전치는 레진이나 porcelain 전장관 증례가 대부분을 차지한다. 그런 증례는 완성하는 보철물 치관 외측에서 코어 표면 사이에 심미적 요건을 만족하기 위해 필요한 공간을 확보해야 한다. 보통 그 공간은 두께를 말하며 metal의 경우 0.3mm, opaque의 경우 0.25mm, porcelain의 경우 0.45mm가 필요하다고 하며, 보철물의 순측면에는 총 1mm의 공간이 요구된다. 즉, 코어 순측 표면에서 치관 외측면까지 두께가 1mm 이상 확보되는 위치에 형성되어야 한다. ＊ "Ceramometal Technology 1"(桑田正博, 의치약출판)에서.

과정 5 유지력은 core의 어디에서 구할까?

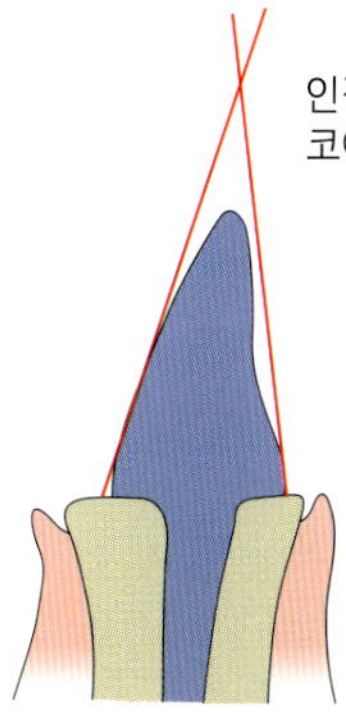

a

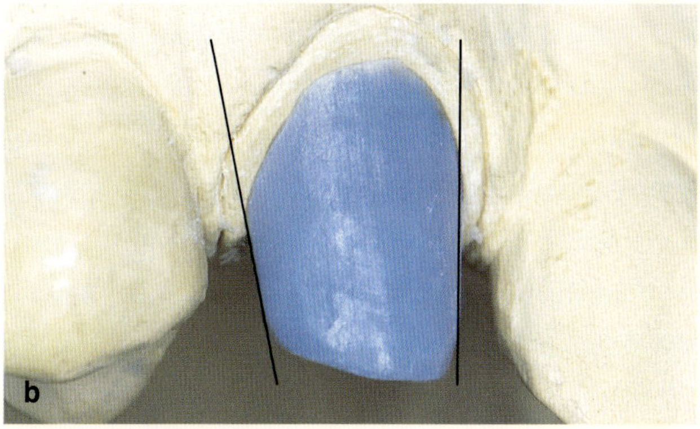

b

그림 6-24a, b. 전치부를 인접면 방향에서 관찰하면 절연을 향해 가늘고 좁은 삼각형이다. 이런 형태는 순설면 방향으로 유지력을 구하기가 곤란하다. 따라서 인접면 경사가 보철물의 유지력을 위해 활용되어야 한다.

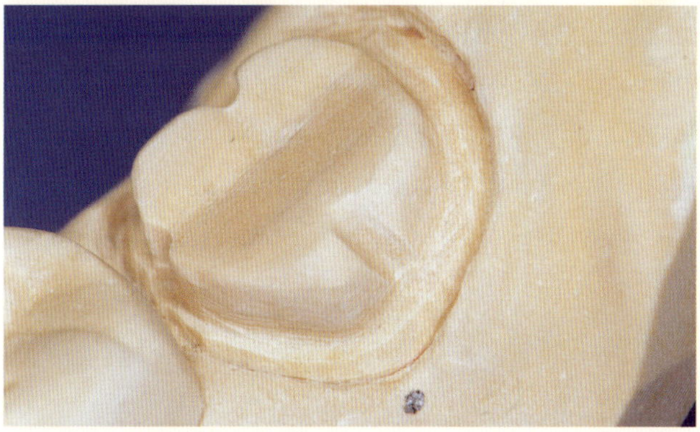

그림 6-25a. 치관장이 짧은 경우, 유지력을 구하는 나머지 축면 각도를 강하게 주면 유지력은 얻을 수는 있지만 적절한 치관 형태를 재현하기가 곤란하다. 그래서 축면에 groove를 부여한다.

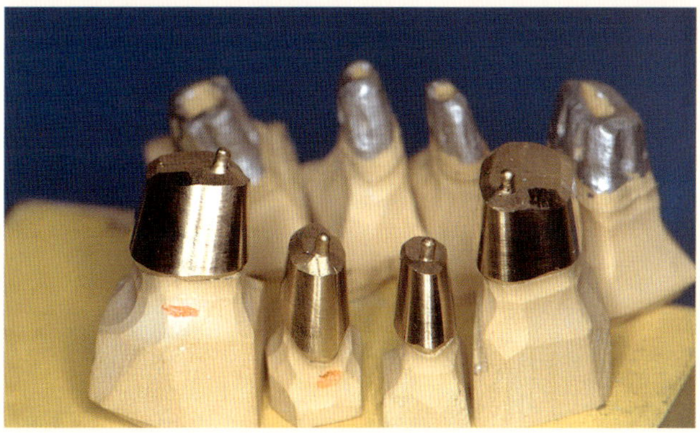

그림 6-25b. 내관이 탈락하지 않도록 groove와 포스트를 부여한 증례이다.

그림 6-25a, b. 유지력을 구하기가 어려운 경우의 대처법.

과정 6 축면 형태의 설정

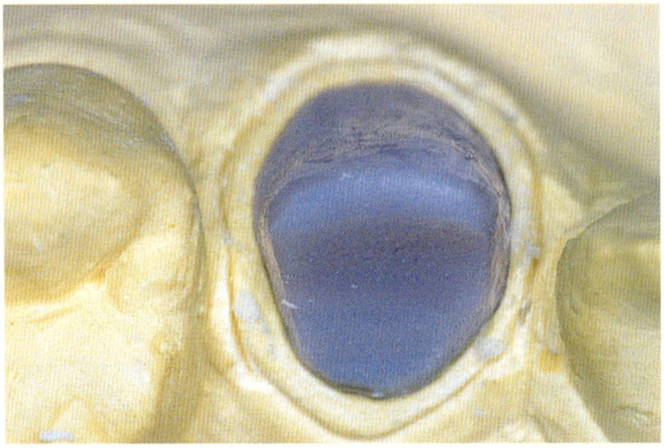

그림 6-26. 순측에서 양인접면으로 이어지는 부근에 각이 있는 코어를 볼 수 있는데 그것은 보철물의 강도를 발휘할 수 없을 뿐만 아니라 적합 정밀도도 향상되지 않는다. 또한 치관 형태를 관찰하면 원(곡면)이 이어져 있는 경우가 대부분이므로, 원의 연속으로 이루어진 치관 형태의 토대에 각이 있고 모가 난 코어를 올려 얻을 수는 없다.

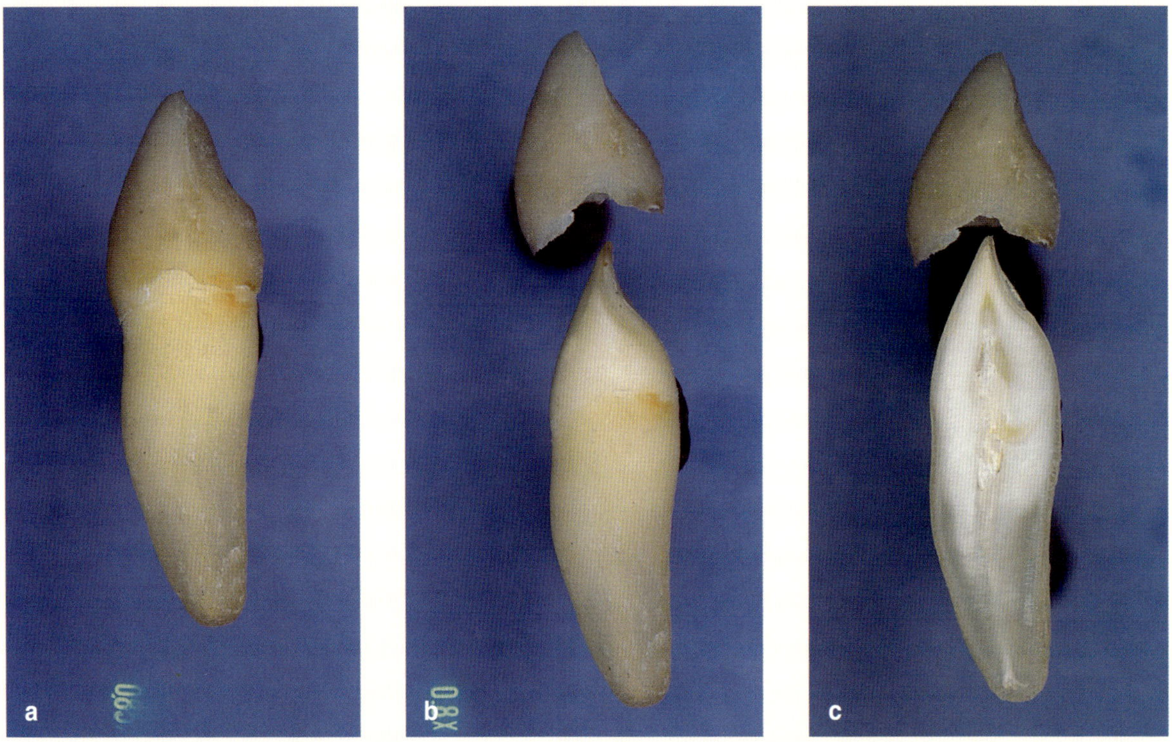

그림 6-27. 축면 방향과 치축의 일치. .a, 발거된 자연치의 치관 부분을 미리 인상채득 해 희석 염산으로 법랑질만 녹여 상온중합레진으로 치관 부분을 재현하였다. **b**, 치관 부분을 제거해 보면 치관 절연부와 상아질 절연, 치관 첨부 부분이 직선으로 연결되는 관계를 관찰할 수 있다. **c**, 치수강은 치근 중앙에 위치하며 치축과 동일한 방향에 있는 경우가 많다. 코어도 이 관계가 모방되어야 한다.

과정 7 확인 작업

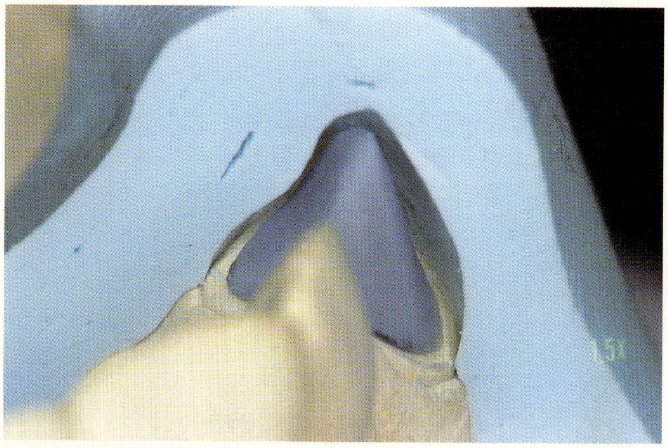

그림 6-28a. 본 증례에서는 필요 없는 임상 모형을 사용하고 있으며 지대치 형성하기 전에 미리 치관 형태를 기공용 실리콘으로 인상채득 해 이것을 순설측면 코어로 사용해 확인하였다. 치관부 절연과 왁스 패턴 절연이 일치하고 순설측에도 수복물 제작을 위한 공간이 충분히 확보되어 있다. 이렇게 다양한 요건을 해결하면 부가가치가 높은 보철물이 되고 그렇지 않으면 '코어' 에 불과하다.

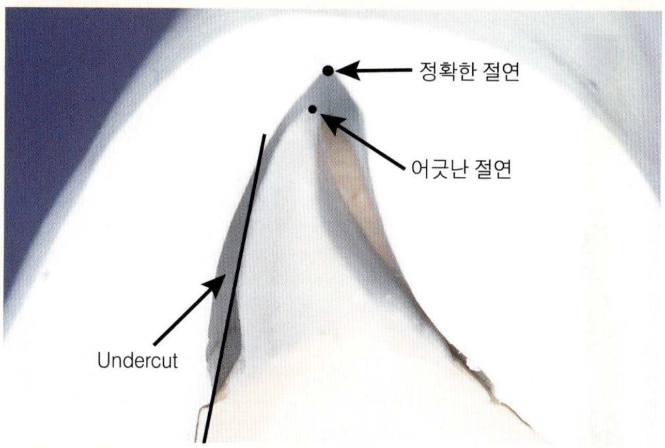

그림 6-28b. 대합치와 관계에서 설측면을 많이 삭제한 결과, 순측으로 돌출하고 치경 마진 부근에는 undercut도 있다. 원래 있어야 할 절연의 위치에서 벗어나 있고 실리콘으로 표시한 치관 외형도 재현할 수 없다. 이 상태에서는 보철물 제작이 곤란하다는 것을 예상할 수 있다.

매몰 · 가열 · 주조

매몰 · 가열 · 주조에 대해서는 Part I 제3장에서 소개했으며, core에 있어서도 기본수기에 차이는 없다. 다음은 주조 후 작업을 설명하고자 한다.

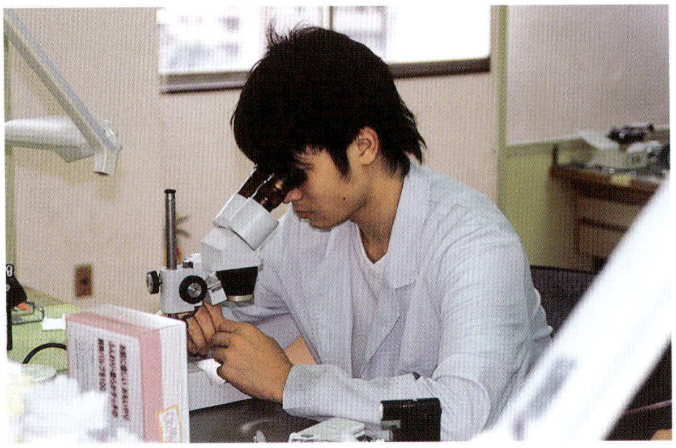

그림 6-29. 주조체의 확인. 왁스 패턴은 기포가 들어가는 매몰, fin이나 거친 표면 등을 동반하는 가열이라는 가혹한 작업을 거친다. 또한 주조 작업 시 지저분한 곳이 생기거나 이물질이 들어갈 수 있다. 약 2시간의 긴 여정을 마친 여행자와 같은 왁스 패턴은 흠집 투성이의 주조체가 되어 치과기공사 손에 되돌아온다. 꼼꼼하게 확인해야 하는데 눈으로 확인해서는 놓치는 부분이 많으므로 반드시 확대경을 사용하여 확인할 필요가 있다.

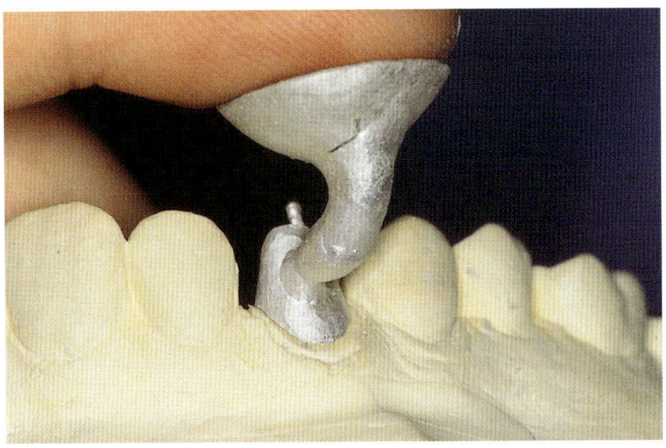

그림 6-30. Earth cast(주조가 막 종료된 상태)에서 지대치 모형에 삽입. 기포나 fin 등의 이물질이 없는지 확인했다 하더라도 작업 모형에 억지로 삽입해서는 안 된다. 확대경으로 발견할 수 없는 이상도 있으므로 신중하게 삽입한다. 모형 포스트 내면에 걸리는 느낌이 손끝에 전해오면 삽입을 중지하고 어디에 원인이 있는지 확대경으로 다시 확인한다. 만약 표면에 거친 부분이 있다면 모형 포스트 내면의 경석고가 마찰되어 코어의 포스트부 측면에 얇게 부착해 있을 것이다. 이것을 놓치고 모형 포스트 부분에 억지로 삽입하면 모형은 깎여 나갈 수밖에 없다. 재제작하려고 해도 같은 작업용 모형 상에서는 불가능하다.

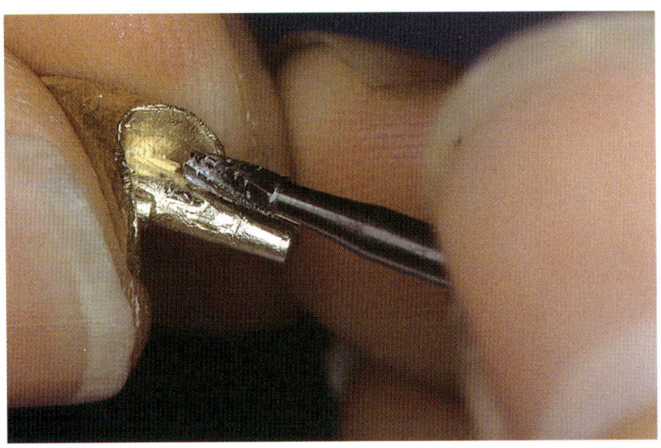

그림 6-31. 거친 면의 조정. 조정 없이 작업용 모형에 장착할 수 있다면 좋겠지만, 임상 기공에서 그런 예는 소수에 불과하다. Lab. side에서 이 작업이 적절하게 진행되지 않으면 chair side에서 치과의사가 구강 내에 장착할 때 고생하게 된다.

포인트류의 선택과 사용법

치과기공사의 기공 책상, 서랍 등을 살펴보면 '평소에 이것이 필요할까?' 라는 의문이 들 정도로 많은 포인트가 빼곡히 들어있다. 이는 필요한 포인트를 찾는 데 시간을 낭비한다. 평소 정리 정돈하는 습관을 기르고 어디에 무엇이 있는지 바로 알 수 있도록 정리했으면 한다.

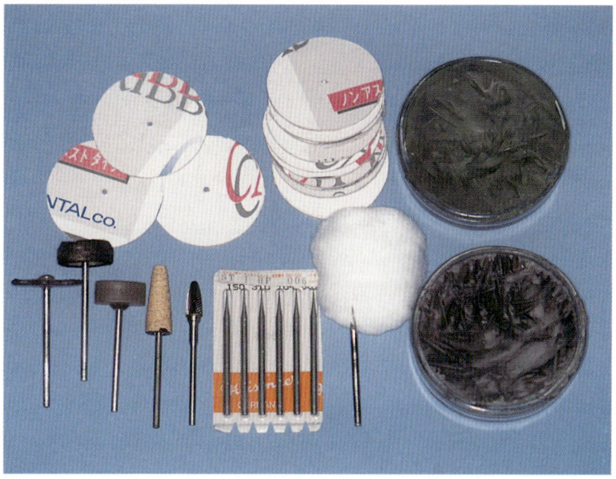

그림 6-32. 필요한 포인트류는 미리 주변에 정리. 기공 작업 테이블은 쉽게 더러워지고 정리가 잘 안 되는데 이것은 마음먹기에 달려있다. 바쁜 현실의 변명보다는 앞으로 사용할 포인트류를 주변에 잘 정리해 놓으면 찾는 시간을 줄일 수 있다.

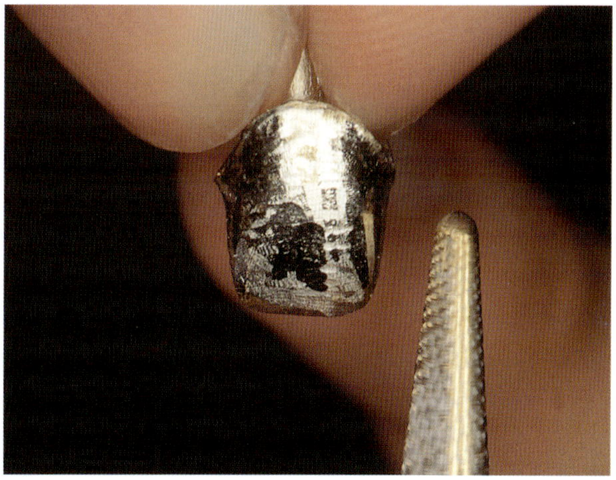

그림 6-33a. 과도한 힘을 실어 작업한 면의 상태. 포인트의 종류가 매우 다양한데, 그것은 치과기공사의 요구에 대해 제조회사가 부응한 결과이다. 그것을 생각하지 않고 무리한 힘을 실어 작업을 하면 깊은 상처를 낼 뿐만 아니라 정확한 작업 조절을 곤란하게 만들어 삭제하지 않아도 될 부분까지 삭제하게 만든다.

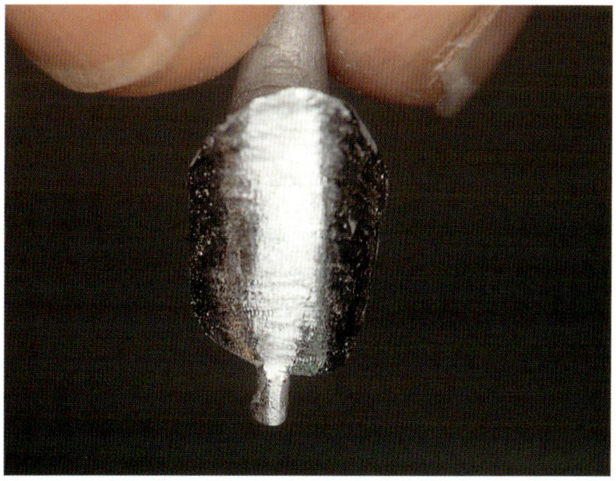

그림 6-33b. 절삭 능력에 맞춰 작업한 면의 상태. 왁스 패턴을 제작할 때 곤란했던 불완전한 부분을 보완하기 위해 치관부 표면을 가벼운 터치로 절삭하면 작업을 충분히 조절할 수 있고 형태 수정이 쉬울 뿐만 아니라 흠집도 깊어지지 않는다. 그리고 포인트의 작업 방향을 코어축에 대해 직각 방향으로 유지하면 잘 보이게 된다.

그림 6-33a, b. 포인트류는 절삭 능력에 맡긴다.

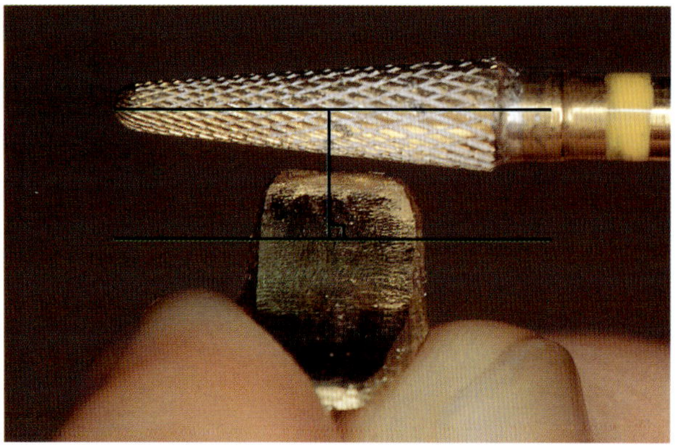

그림 6-34a. 작업 방향을 직각으로. 작업 방향을 치축에 대해 직각으로 유지하면 코어의 설측면 형태가 치축과 같은 방향에 오게 되고 코어 전체가 조화를 이룬다.

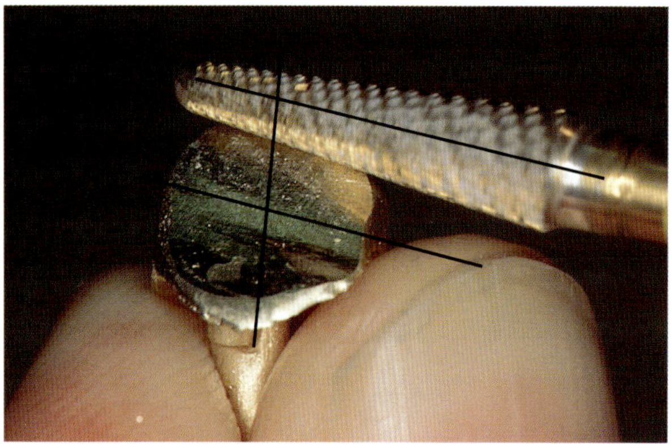

그림 6-34b. 작업 방향과 직각이 아니면……. 치축에 대해 포인트 끝이 좌측으로 올라간 상태에서 작업하면 코어 설측면이 우측으로 내려가 보이기 때문에 코어의 전체 방향과 조화를 이루기 힘들다. 반대의 경우도 마찬가지이다.

그림 6-34a, b. 설측면 작업 방향은 가능한 한 치축과 직각 방향을 유지한다.

Core를 제작할 때도 눈에 보이지는 않지만 되돌릴 수 없는 실패와 직결되는 요인이 도처에 숨어 있다. 의치라면 주머니에 넣어 버리면 그만이지만, 구강 내 지대치에 고정되는 보철물은 그럴 수 없기 때문에 까다롭다.

필자는 일찍부터 이런 굴욕적인 말을 어디선가 들었다. "치료가 시작됨과 동시에 구강 내는 극적으로 비탈길을 굴러 내려간다." 이렇게 된 원인 제공자로서의 장본인 중 한 사람은 틀림없이 치과기공사가 포함되어 있으리라 생각한다. 젊고 경험이 부족한, 즉 장래에 치과계와 치과기공계를 짊어질 치과기공사는 이런 일이 없도록 core가 core다울 수 있는 근거를 확실하게 몸에 익혔으면 좋겠다.

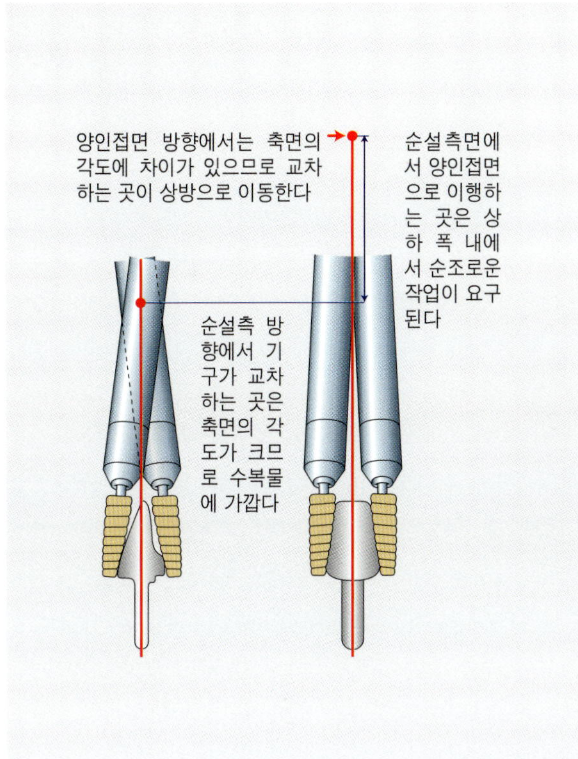

그림 6-35. 순측에서 양인접면 및 순측으로 이어지는 면의 작업. 순설면의 축면 각과 양인접면의 축면 각에는 차이가 있으므로 순측면에서 인접면 또는 인접면에서 설측으로 이어지는 곳은 순조로운 작업이 요구된다.

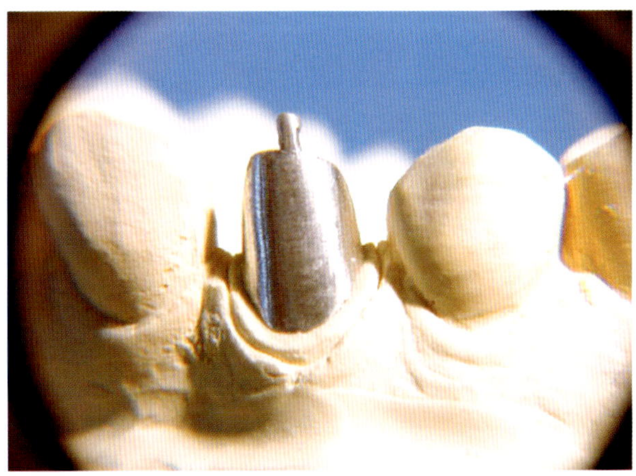

그림 6-36. 여러 요건을 만족하는 코어. 다양한 확인 작업을 거쳐 코어를 완성하고 구강 내에 장착했을 때 상황이 달라지는 경우가 있다. 필요 이상 길거나 대합치 사이에 공간이 생각보다 좁아 작업용 모형 상과 구강 내가 다르다는 것을 통감하게 되는데 이것이 임상일까?

제7장 구치부 Core

Undercut이란?

다양한 장면에서 'undercut'이란 용어가 사용되는데, 치과 영역에서 undercut에는 몇 가지 종류가 있으며 치관에 대한 clasp tip이 안착되는 부분도 undercut이고, 의치 장착에 방해가 되는 치조제 풍융부의 아래쪽도 undercut이다. 그러나 본 항에서 말하는 undercut은 인상채득 시 거친 표면, 완벽하지 못한 지대치 형성, 또는 포스트 간 착탈 방향에서 불량한 평행관계 등에 기인하는 것들을 말한다.

치과의사는 가능한 치질을 남기면서 지대치 형성을 하는데, 우식(caries)을 추적해 가다 보면 치질의 중요 부위를 삭제하는 일이 적지 않은 것 같다. 그 결과 undercut을 형성할 수도 있다. 그리고 귀찮게도 어느 정도의 undercut은 왁스 패턴을 완성할 때 왁스라는 소재의 유연성 때문에 그 undercut을 인식하지 못하는 경우가 있다. 즉, 다소의 undercut은 놓치게 된다. 그러나 '부적합'이라는 결과를 초래하게 되므로 치과기공사는 사전에 그것들을 확실하게 확인해야 한다. 그림 7-2a~c는 기본적으로 재형성과 재인상이 필요한 작업용 모형인데, 실제는 이 정도 수준으로 제작하는 일이 적지 않다. 본 항에서는 다근치에서 포스트끼리 식립 방향이 다른 경우 분할 core를 제작하는 방법에 대하여 해설하겠다.

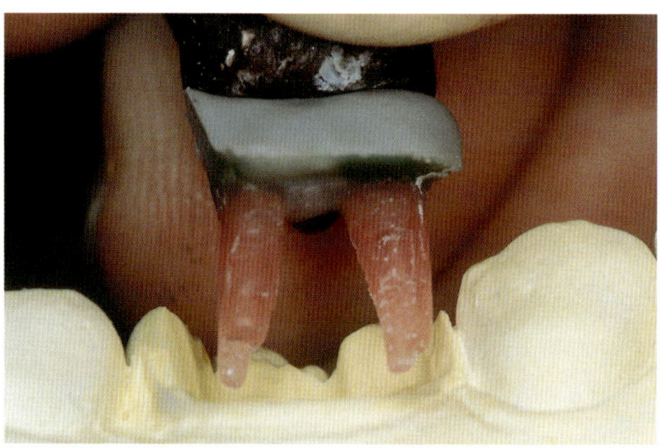

그림 7-1a. 포스트의 방향이 평행하지 않은데도 왁스 패턴이 작업용 모형에서 착탈된다. 아마 포스트 측면에 마찰되면서 변형되고 착탈하는 순간 왁스 포스트는 원래로 돌아가려고 한다. 이것은 눈으로는 확인하기가 곤란하며 주조 후에 부적합이라는 형태로 확인될 뿐이다.

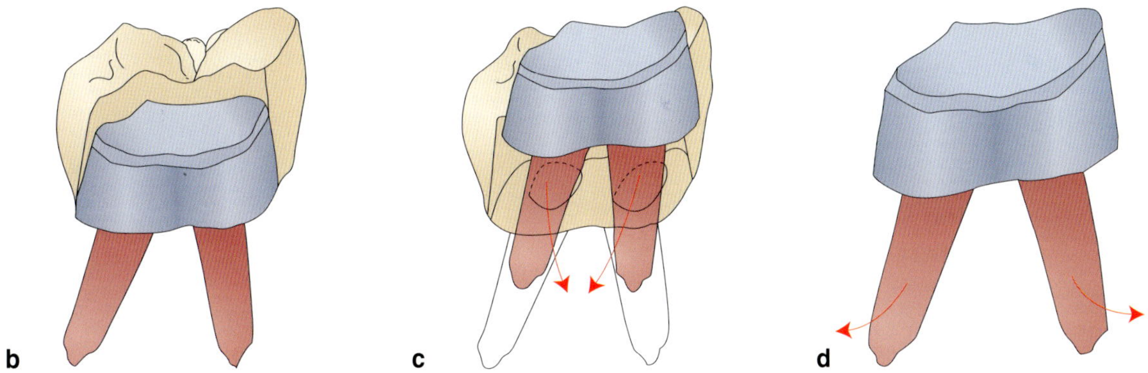

그림 7-1b. 포스트의 평행 관계가 불량한 것을 깨닫지 못하고 왁스를 형성한 것 같다. 평행 관계가 극도로 불량하면 왁스가 파절되어 치과기공사에게 문제를 제기하겠지만 미세한 undercut이 있는 증례라면 이후 문제를 일으키기 쉽다. **c.** 왁스 패턴을 지대치 모형에서 착탈할 때 근원심 포스트는 서로 착탈 방향이 다르므로 그 차이만큼 포스트 측면을 마찰하면서 화살표 방향으로 틀어져 내부 응력을 저장한다. **d.** 좁은 길을 따라 왁스 패턴은 다시 개방하게 되는데, 개방됨과 동시에 내부 응력이 저장된 왁스 포스트는 화살표 방향(원래의 위치)으로 돌아가려고 한다. 번거로운 것은 원래의 위치로 돌아가지 못한다는 것과 그렇게 돌아가려고 하는 움직임은 인간의 눈으로 인식할 수 없을 정도로 천천히 진행되어 주조 후에 비로소 부적합이라는 형태로 인식된다는 것이다.

그림 7-1a~d. 변형하면서 착탈하는 왁스.

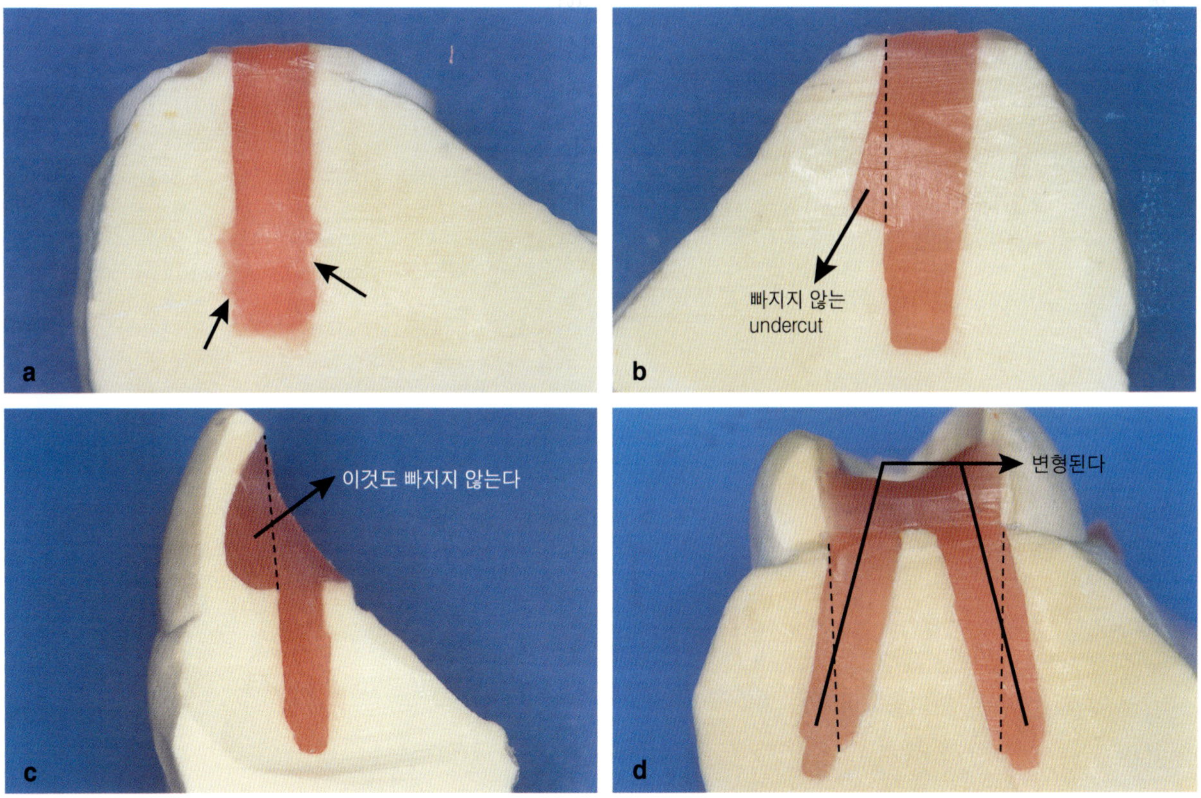

그림 7-2a~d. 다양한 undercut. a, 거친 인상 표면과 미세한 undercut. 지대치 형성 자체에는 undercut이 없는데도 왁스 패턴이 잘 빠지지 않는 경우가 있다. 왁스가 거친 인상 표면에 생긴 미세한 undercut에 들어가 빼내려고 했을 때 저항하므로 잘 빠지지 않는 현상이며, 빠지더라도 왁스 표면이 마모되어 본래의 포스트 형태를 재현할 수 없다. 이 경우 주조 후에는 부적합을 초래하고 구강 내 지대치에도 장착할 수 없게 된다. **b, 구치부의 불완전한 지대치 형성으로 생긴 undercut.** 전치, 구치를 가리지 않고 흔히 볼 수 있는데 형성된 포스트 측면에 있을 수 있는 보철물의 착탈 방향 혹은 장착 방향과 다른 형성면이다. 지대치 형성 시 두 번 파내려가서 생긴 결과라고 생각한다. **c, 전치부의 불완전한 지대치 형성으로 생긴 undercut.** 순측 내면에 undercut을 구축한 상태. **d, 2개의 포스트가 다른 방향으로 장착되어 생긴 undercut.** 형성된 포스트를 단독으로 관찰하면 undercut은 존재하지 않지만 2개의 포스트의 식립 방향이 달라 결과적으로 undercut이 되어 버렸다.

실제 제작 과정

Core 제작은 치과기공사가 다양한 보철물을 제작할 때 핵심이 되는 작업이다. 치과기공 작업은 작업용 모형 상에서 형상화하는 경우가 많고, 전부주조관의 경우 치관 외형을 wax up하면 그 이미지는 더 구체화된다. 그러나 core의 경우는 완성될 보철물의 모습을 core의 축면과 교합면 상에서 동시에 형상화해야 하는 만큼 풍부한 경험과 충분한 지식이 요구된다.

과정 1 모형을 관찰하고 기억한다

그림 7-3~6처럼 모형을 관찰해 보자. 이 상태에서 1piece core를 제작하면 모형에서 왁스 패턴을 착탈할 때 undercut으로 인해 왁스 패턴의 포스트 축면에 무리한 힘이 가해지고 변형되는 것을 알 수 있다. 작업 전에 이 부분을 인식하느냐, 하지 못하느냐에 따라 작업 순서와 완성도에 큰 차이가 발생한다.

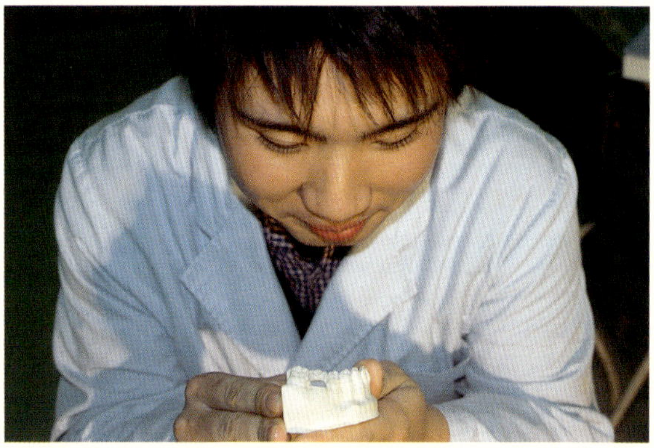

그림 7-3. 작업용 모형의 관찰. 치과의사가 치과기공 의뢰서에 기록한 내용을 제대로 읽으면 무엇을 제작할지 알 수 있지만 어떻게 제작할지에 대해서는 작업용 모형이 말해 주는 경우가 많다. 치과기공사는 모형을 읽고 해석하는 능력을 갖고 있어야 한다.

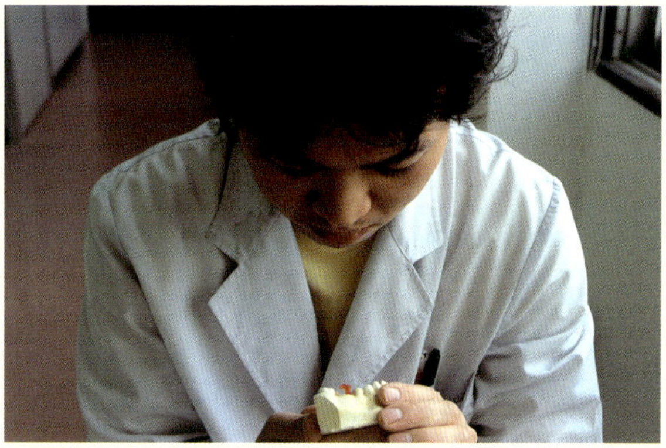

그림 7-4. 본다는 것은. 인간의 안구는 정면을 향하고 일정한 거리를 두고 좌우 2개가 배열되어 있다. 이것으로 사물을 입체적으로 파악하고 거리 등도 판단할 수 있다고 한다. 상하 130°, 좌우 180° 영역을 파악하는 주변 시야와 약 20° 범위를 파악하는 중심 시야 2종류가 있다고 한다. 광범위한 영역을 파악하는 주변 시야는 움직이는 물체나 점멸하는 물체에 민감하게 반응하지만 세밀하게 관찰하는 데는 부족하다. 중심 시야는 사물의 형태를 꼼꼼하게 관찰하거나 색조를 인식하는 데 유리하다. 치과기공사는 중심 시야를 주로 사용해 일을 하게 된다.

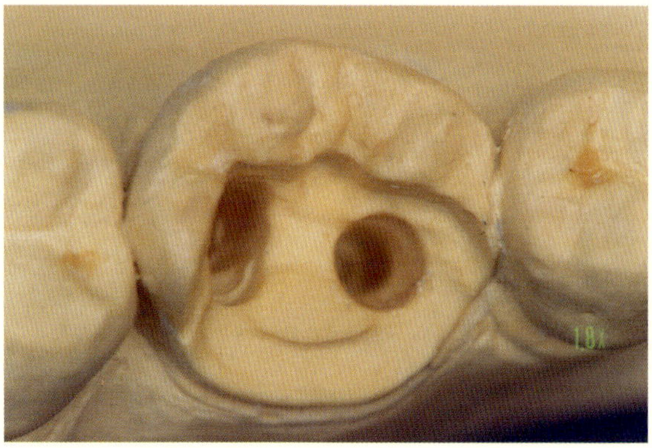

그림 7-5a. 오른쪽 눈으로 관찰. 오른쪽 눈으로 관찰하면 오른쪽 면이 더 많이 보이므로 undercut은 좌측면에서 더 많이 관찰된다.

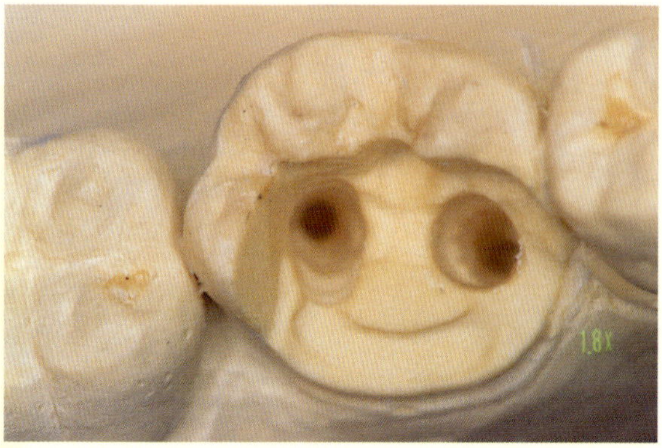

그림 7-5b. 왼쪽 눈으로 관찰. 중심 시야가 왼쪽 눈으로 이동하면 왼쪽면이 더 많이 보이므로 왼쪽 눈으로 관찰되는 undercut은 감소한다.

그림 7-5a, b. 한쪽 눈으로 포스트 방향을 본다.

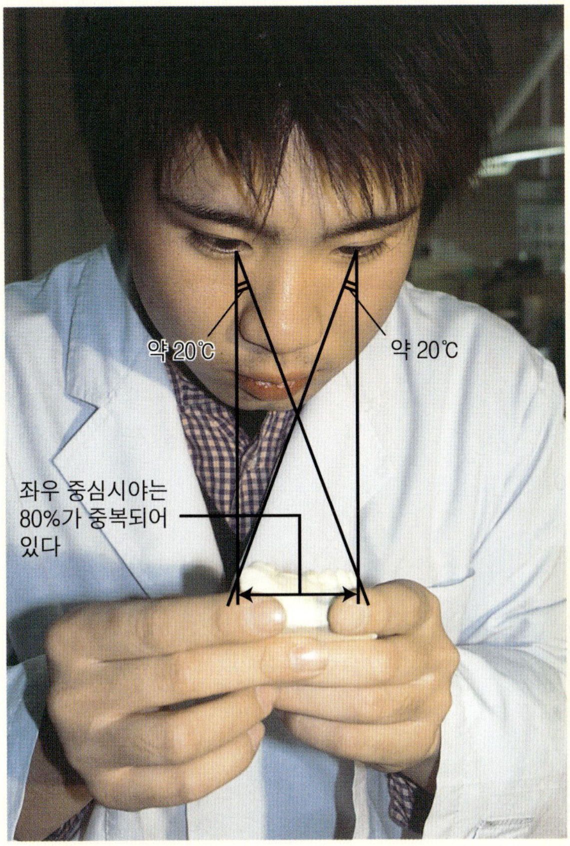

그림 7-6a. 인간은 중심시야 내에서 대상물을 관찰하는데 좌우 시야각도(20° 씩)는 80% 정도 중복되어 있다.

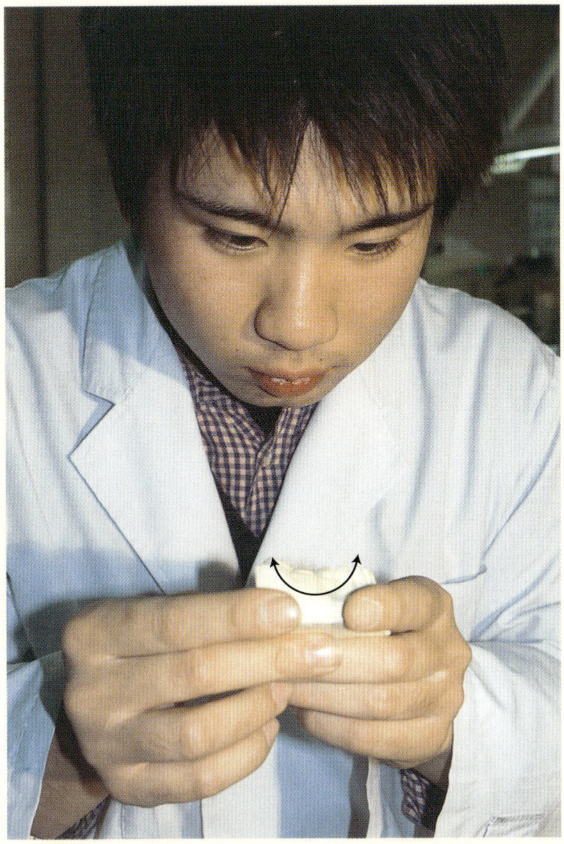

그림 7-6b. 중심시야 내에서 대상물의 방향을 이리저리 바꾸어 보면(◡) 관찰도는 증가한다.

그림 7-6a, b. 두 눈으로 포스트 방향을 본다.

과정 2 분리재의 도포

문자 그대로 분리시키기 위한 분리재이다. 그러나 가늘고 긴 내면에는 분리재가 정체하기 쉽다. 바람으로 대충 날리고 포스트 내면은 휴지를 말아 과잉 분리재를 흡수하면 된다.

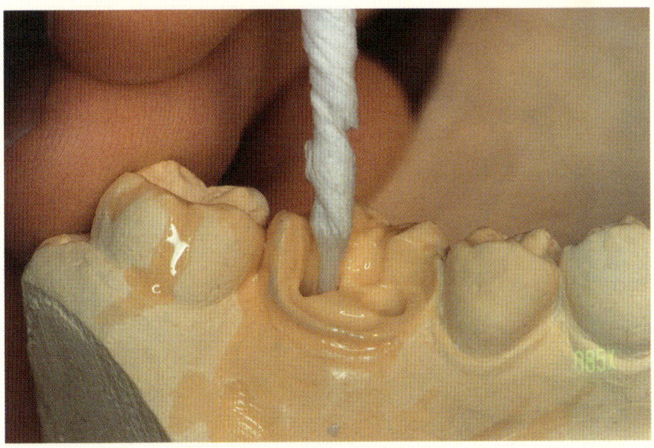

그림 7-7. 분리재의 도포. 분리재를 도포할 때 포스트 내부에 과잉분이 잘 고이므로 반드시 제거해야 한다.

과정 3 Male post와 female post를 어떻게 분리 설치할까?

그림 7-8에서 male post는 근심근에, female은 원심근으로 하는 것이 좋다는 것을 알 수 있는데, 임상에서는 응용의 문제가 있어서 모든 증례가 똑같아질 수는 없다. 어떻게 하면 '작업하기 좋고', '구조적으로 뛰어난' core가 될지 증례별로 판단하고 결정해 가자.

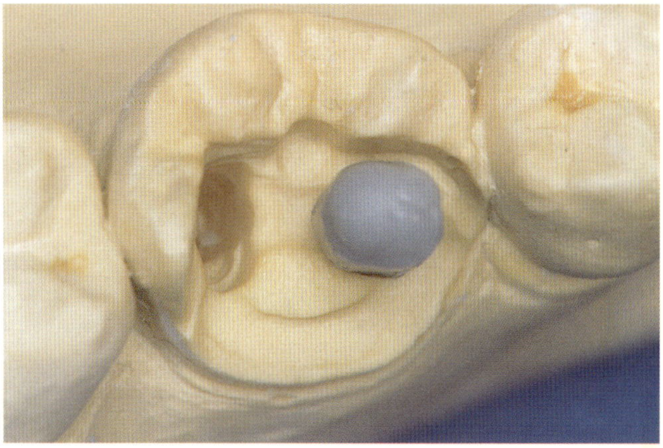

그림 7-8a. 근심근을 male post로 정한 경우. 포스트 부분에서 연장된 치관 부분에서 male post의 위치가 예측되고, 그 위치는 코어 교합면부 중앙 부근이 되어 female을 확실하게 감싸준다고 한다. 코어의 구조로 뛰어나다.

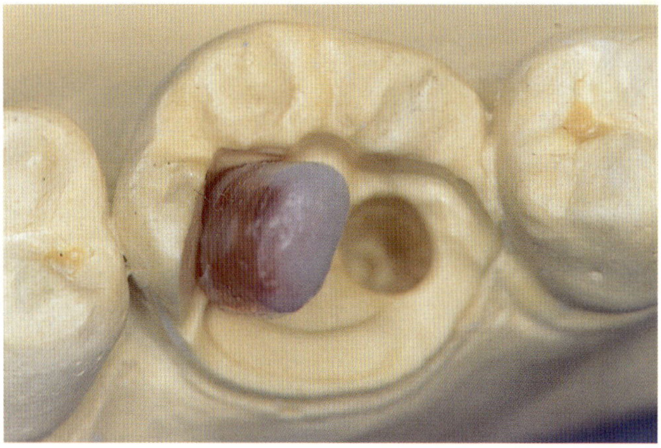

그림 7-8b. 원심근을 male post로 정한 경우. 같은 작업을 원심근에서 진행해 보면 치관 부분에서 male post의 위치가 원심 잔존 치질 축면에 근접해 있고 female post가 male post를 확실하게 감싸기가 곤란하다.

과정 4 왁스를 사용해 male post 부분의 형태 만들기

기본적으로 포스트 형태는 삼각형으로 자른 파라핀 왁스를 불로 달궈 근심 포스트 내면에 압입하면 왁스 패턴이 완성된다.

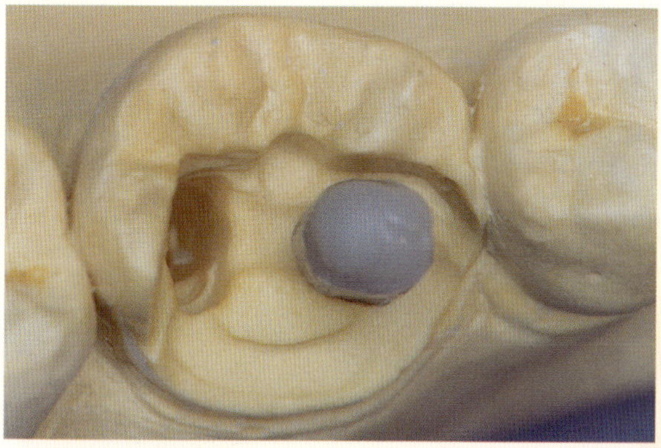

그림 7-9a. male post에서 연장되는 치관 부분의 wax up. 원심근 포스트 부분(female)은 코어 치관부와 일체화되고 주조 후에 지대치 모형에 먼저 장착된 후에 male post에 해당되는 포스트가 합체되어 한 쌍의 코어가 된다. 따라서 male post가 되는 포스트 치관 부분의 왁스 형성은 근심근 포스트 형성 방향과 똑같게 하지 않으면 장착하기가 곤란해진다. 그리고 왁스 상태의 male post는 female post를 wax up할 때 녹아 버리므로 왁스 포스트를 레진 등으로 치환할 필요가 있다.

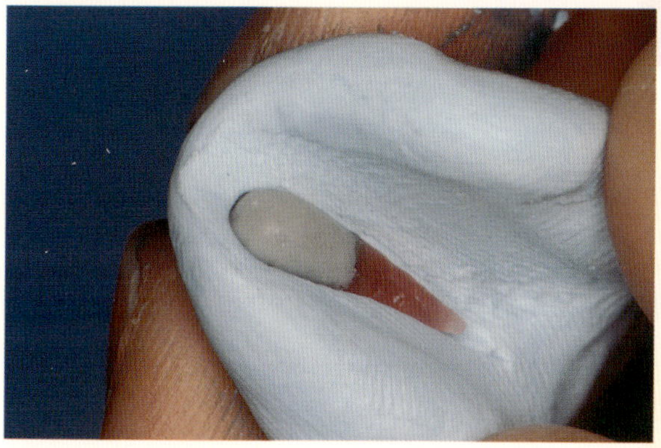

그림 7-9b. 실리콘으로 male post를 인상채득. 기공용 silicone(松風)으로 male post를 감싸듯이 인상을 채득하는데, male post 머리가 인상 표면에서 보이는 위치에 오도록 한다.

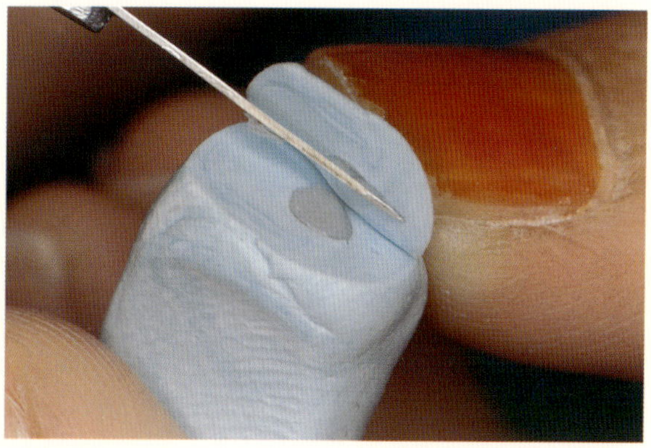

그림 7-9c. 인상 표면의 male post 머리 부분을 자른다. Male post 부근의 인상 표면을 잘라 male post의 머리를 노출시키면 이곳이 나중에 패턴 레진의 주입구가 된다.

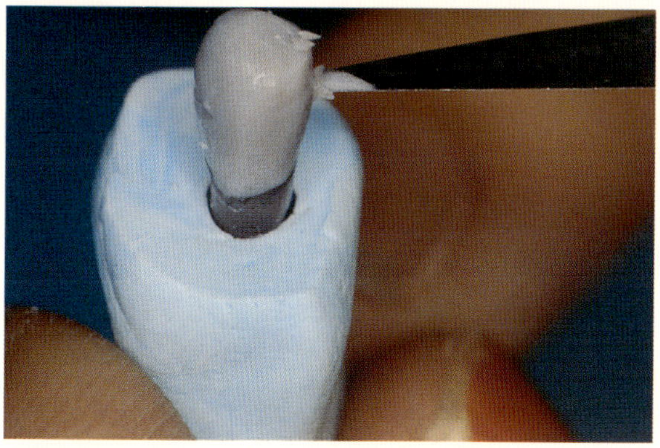

그림 7-9d. Male post 왁스를 꺼낸다. 왁스 형성 기구의 끝을 머리 부근에 끼워 위로 들어 올리면 쉽게 철거할 수 있다.

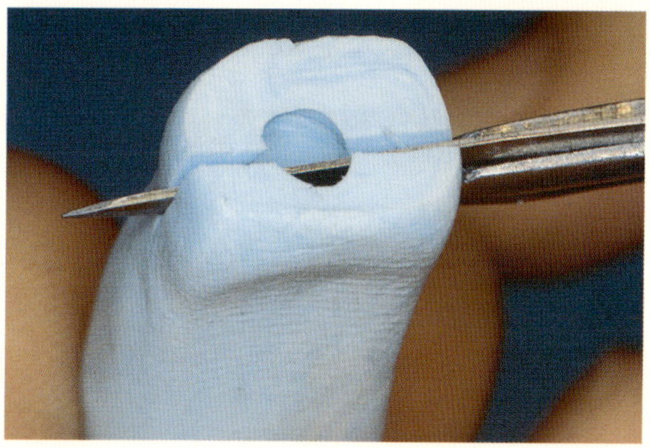

그림 7-9e. 레진 주입구의 확대. 패턴 레진이 포스트 선단까지 확실하게 도달하도록 포스트 중앙 부근을 포스트 선단에서 2mm 정도 남기고(완전히 자르지 않음) 절반을 분할한다.

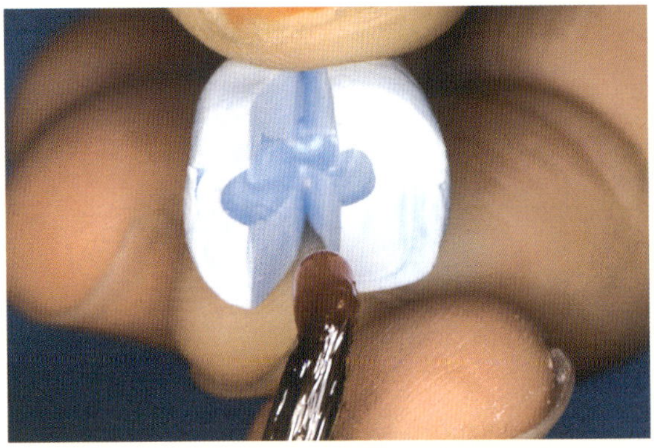

그림 7-9f. 패턴 레진의 주입. 붓 끝으로 떠올린 레진이 포스트 선단부에 확실하게 도달하도록 분할된 부분을 확대하면서 작업을 한다.

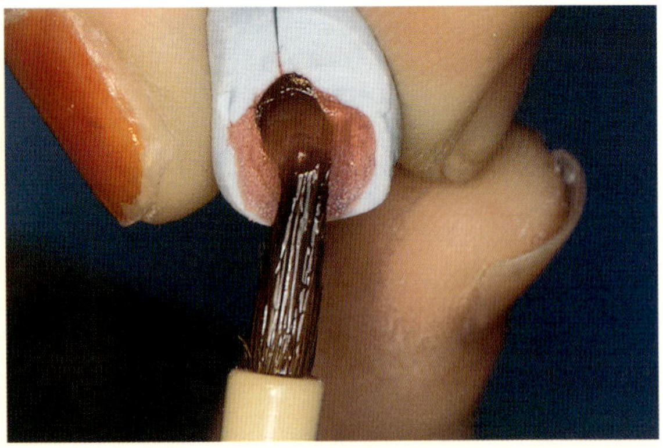

그림 7-9g. 분할된 부분을 닫는다. 패턴 레진이 경화하기 전에 신속하게 분할된 부분을 맞추어 닫지 않으면 왁스로 완성한 형태가 재현되지 않는다.

과정 5 패턴 레진의 male post 수정

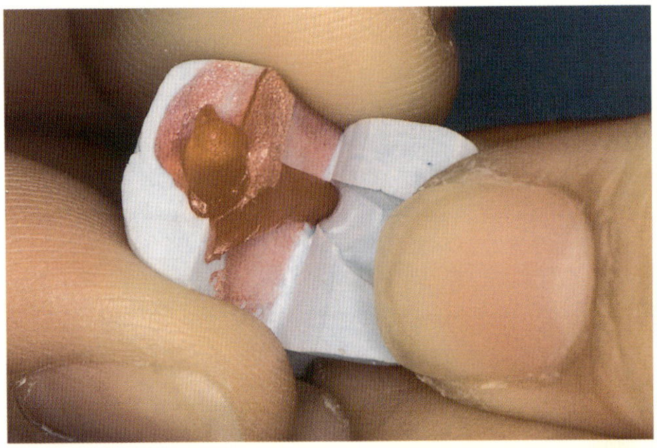

그림 7-10a. 기공용 silicone이 분할된 부분에 fin이 발생하였다면 디자인 나이프로 잘라낸다.

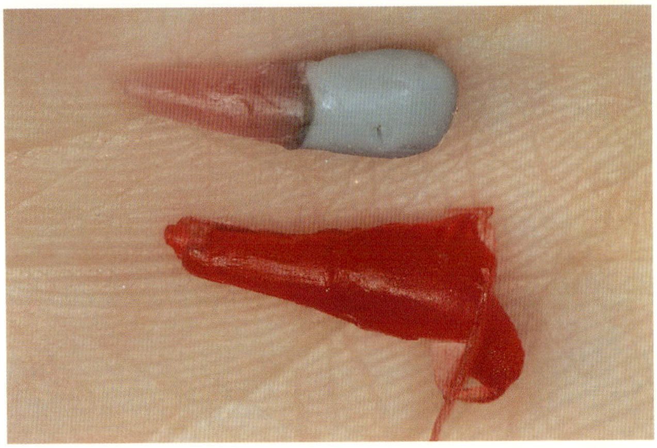

그림 7-10b. Fin이 제거되고 male post 왁스가 패턴 레진으로 교체되어 female post 형성 시 왁스에도 들러붙지 않고 꺼낼 수 있는 환경이 만들어졌다.

과정 6 지대치 모형에 삽입, 형태 수정

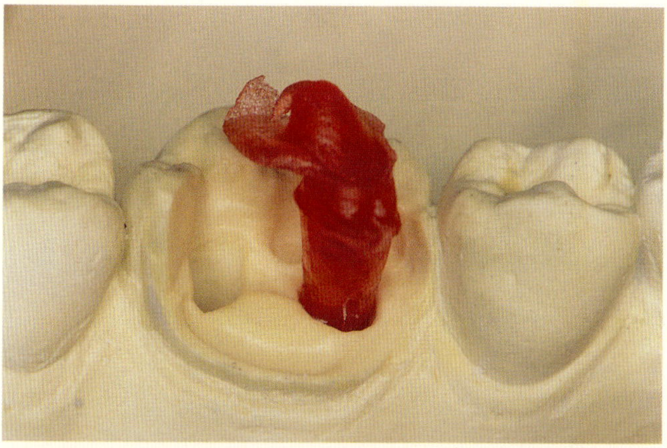

그림 7-11a. 레진 포스트는 female post 내 male post의 위치를 대충 확보하기 위한 임시물이지만 female post가 주조되면 male post가 들어가는 형태는 나중에 더 수정되어야 한다. 따라서 female post에서 male post를 착탈할 수 없는 형태가 되어서는 안 된다.

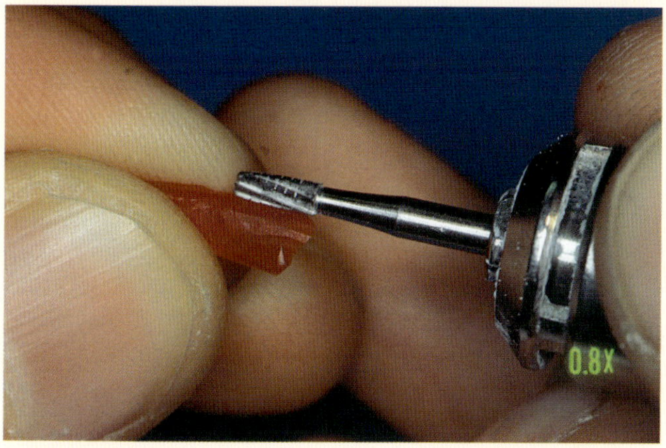

그림 7-11b. 지대치 모형 포스트 부분에서 밖으로 노출되어 나와 있는 male post 부분은 female post에서 착탈을 쉽게 하기 위해 교합면 방향으로 갈수록 넓은 원추 형태로 수정되어야 한다.

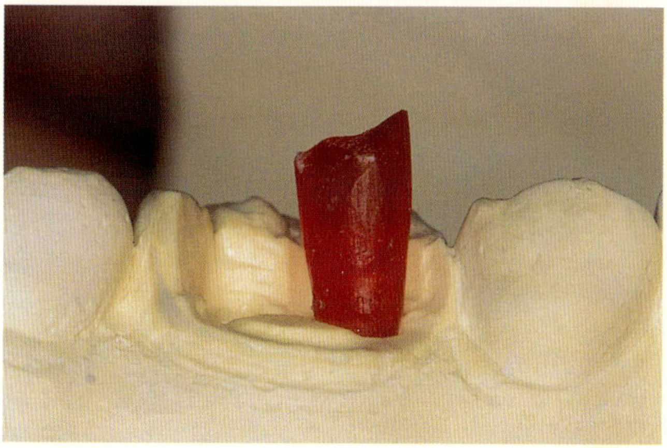

그림 7-11c. 교합면 방향으로 갈수록 넓어진다.

과정 7 Female post부의 왁스 형성

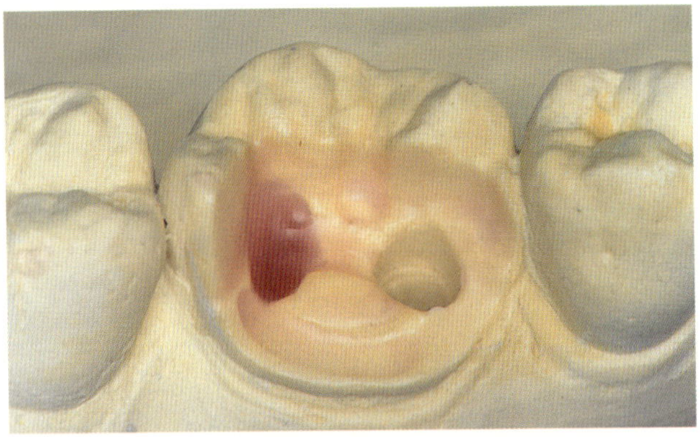

그림 7-12a. Female post의 왁스 압입. 지대치 모형 표면에 보이는 조잡한 부분을 정돈하고 왁스 포스트와 치관부 코어가 접합하는 면에 분리재가 있으면 확실하게 접합하지 않으므로 휴지로 닦아 없애준다.

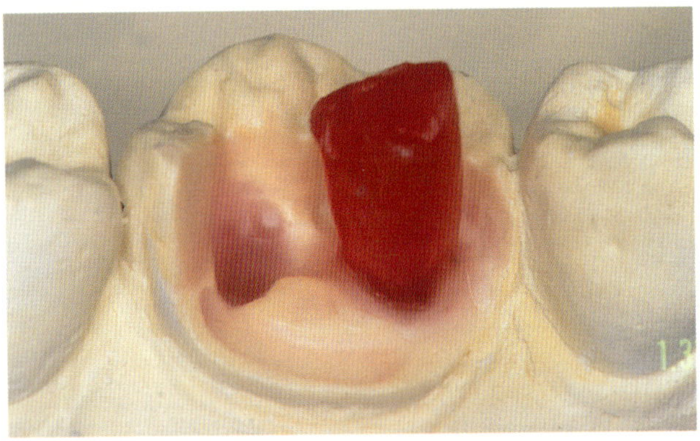

그림 7-12b. Soft wax의 지대치 모형 표면에 도포. Male post부에 미리 분리재를 도포하고 과잉 분리재를 제거한 후 지대치 모형에 끼워 soft wax를 치형 표면과 male post 축면에 도포해 둔다. 이것은 그 위에 축성하는 치관부 형성용 왁스가 단단하고 잘 부서지는 성질을 갖고 있기 때문이며 착탈할 때 쉽게 파절되어 그로 인한 충격을 흡수하기 위해 지대치 모형 표면과 코어 형성용 왁스 사이에 얇게 도포하듯이 soft wax를 끼워 넣기 위해서이다. 물론 male post에도 도포해 주는데 잘 들뜨기 때문에 손가락으로 눌러가면서 작업하면 좋다.

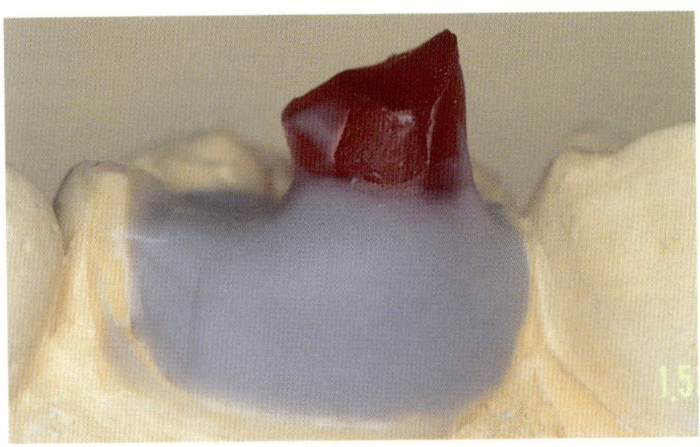

그림 7-12c. 치관부 형성용 왁스의 축성. 이 작업에서는 많은 양의 왁스를 녹여 필요한 장소에 올린다고 표현하였다. 전치부의 코어 제작과 달리, 이미 응고 수축한 왁스 덩어리를 사용할 수는 없으므로 수축을 억제하는 방법을 생각해야 한다.

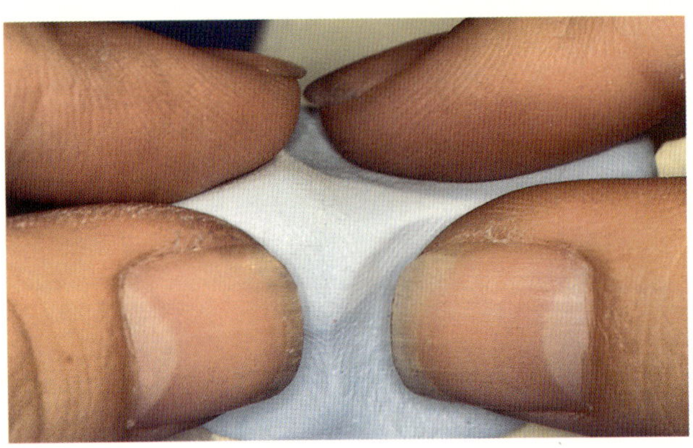

그림 7-12d. 축성한 왁스의 압접. Male post가 교합면부에 튀어나와 있으므로 손가락의 지문 부분을 사용해 균등하게 압접하기가 곤란하다. 그래서 female 부분의 wax up이 종료된 후 지체하지 말고 Dent Silicone(松風)으로 전체를 감싸서 경화되면 손가락 지문 부분으로 압접한다.

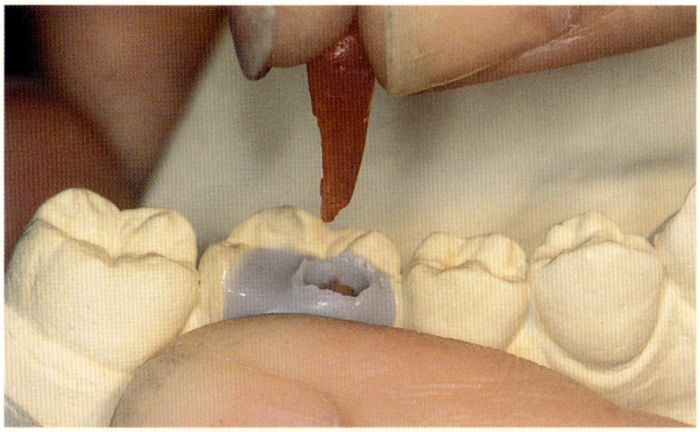

그림 7-12e. Male post 철거. 축성한 치관부 왁스가 응고 수축한 후에 male post를 오른손으로 잡고 식립 방향으로 조심스럽게 들어 올려 철거한다. 그때 왼손은 가능한 한 치관부 축면에 밀착시켜서 male post를 따라 떠 올라가지 않도록 한다.

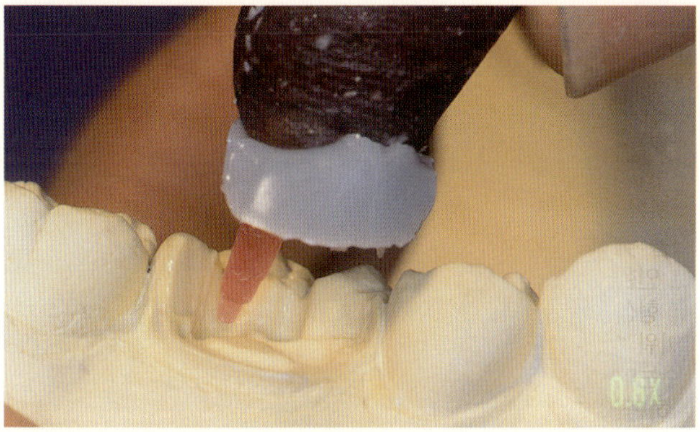

그림 7-12f. 치관 부분의 왁스 패턴 착탈. Wax up이 잘 되었는지 확인하기 위해 한 번 지대치 모형에서 착탈하는데, 착탈 방향은 원심 포스트가 형성된 방향과 일치하는 것으로서 일반 주조관의 착탈 방향과는 다르다. 약간 근심 방향으로 들어 올리지 않으면 포스트가 쉽게 변형된다. 또한 필자는 점착성이 높은 왁스(beeswax 등)를 wax up된 교합면 부근에 가볍게 눌러 밀착시켜 가면서 착탈한다. 내면을 확인하고 나면 작업용 모형에 끼우고 손가락으로 왁스 패턴을 눌러가면서 오른손으로 잡아 밀착하고 있는 왁스를 치축과 직각 방향으로 돌리면 벗겨진다.

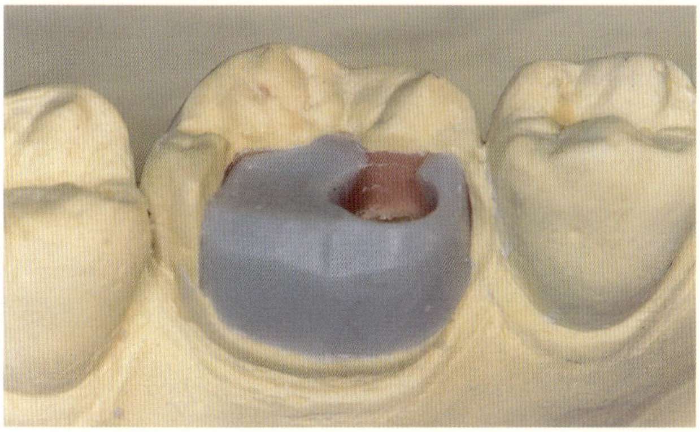

그림 7-12g. 치관 부분의 wax carving. Wax up을 확인하면 신속하게 지대치 모형에 끼워 wax carving을 시작하는데, 왁스 형성 기구의 날 부분이 볼록하면 원하는 형성면을 얻을 수 없으므로 직선 형태의 날을 갖는 왁스 형성 기구가 필요하다. 그리고 항상 형성면에 대해 직각으로 갖다 대고 중심축을 구하면서 왁스 형성 기구를 다루는 것이 중요하다(40쪽 39b', b" 참조).

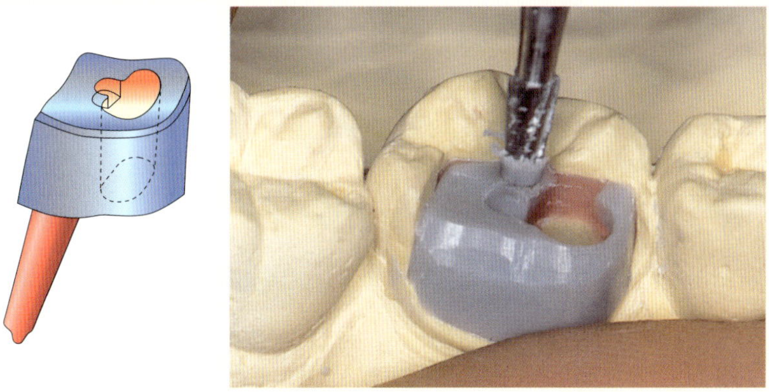

그림 7-12h, i. Female post 교합면부에 회전방지용 keyway 설정. Female post부와 male post부의 접합 부분이 코어 교합면부에 직선적으로 노출하기보다는 female post 교합면부에 male post가 얹히도록 함몰되게 keyway를 형성하고 male post의 교합면부에 뚜껑(key)을 만들면, 코어로서 구조적인 강도를 추가적으로 얻고 male post를 삽입할 때 방향성도 유지하게 되므로 작업할 때 헤매지 않게 된다.

과정 8 매몰 · 가열 · 주조

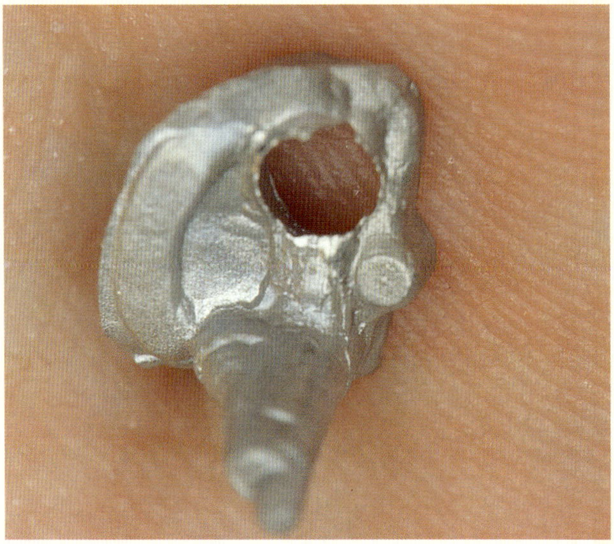

그림 7-13. 2-piece core에서 female의 경우에는 male post를 위한 터널 형태가 있어 기포가 들어가지 않도록 주의해야 하고 급가열하면 매몰재가 붕괴하므로 신중한 작업이 요구된다. 매몰 · 가열 · 주조 과정에 관한 상세한 내용은 Part Ⅰ 제3장을 참조하기 바란다.

적합의 검사

주조된 보철물을 지대치 모형에 장착했을 때 잘 적합하고 있는 것처럼 보이는 경우가 있다. 보철물의 소재에는 porcelain이나 레진, 금속이 사용되는데, 이것들은 연마가 곤란하며 fin이나 기포가 발생하기 쉬운 재료들이다. 한편 작업용 모형의 소재에는 일반적으로 석고류가 많이 사용되므로 이에 대해 보철물 내면을 확인하지 않고 지대치 모형에 그대로 장착하는 것은 매우 위험한 행위이다. 지금까지 본서에서도 반복해서 언급했었지만, 눈으로 확인하는 것만큼 애매한 것은 없으므로 확대경으로 정밀 검사하는 것이 중요하다.

확대경으로 충분히 검사한 후에 신중하게 지대치 모형에 삽입하는데 이번에도 강제로 작업해서는 안 된다. 내면을 확인했다고 해도 삽입한 후에야 비로소 새롭게 발견되는 문제도 있다. 삽입했을 때 보철물이 소정의 위치에 들어가지 않는다면 거기에는 반드시 무슨 원인이 있다. 만약 가볍게 눌렀을 때 적합한다면 임상적으로 허용 범위에 있다고 필자는 생각하며, 그래도 적합하지 않는 경우는 작업을 멈추고 보철물을 꺼내 일단 확대경으로 검사할 필요가 있다. 보철물뿐만 아니라 지대치 모형의 축면도 함께 검사하는 것이 좋다.

적합을 강하게 방해하는 곳이 있다면 지대치 모형 축면에는 강하게 마찰해 모형 본래의 색보다 하얗게 변한 곳이 관찰되며, 보철물 쪽도 똑같은 곳에 마찰되어 깎인 석고 가루가 붙어 있을 것이다.

원칙적으로 한다면 재인상채득을 부탁해야 하겠지만, 실제 임상에서는 그 부분을 삭제 조정하여 치과의원 및 환자의 구강 내에 전해지는 경우가 적지 않다. 그래도 눈에 보이는 범위 내에서 적합한다면 그래도 '다행이지만' 부적합 상태를 깨닫지 못하는 경우도 실제로 많다. 그렇게 되면 가까운 장래에 구강 내에서 탈락하는 원인이 된다.

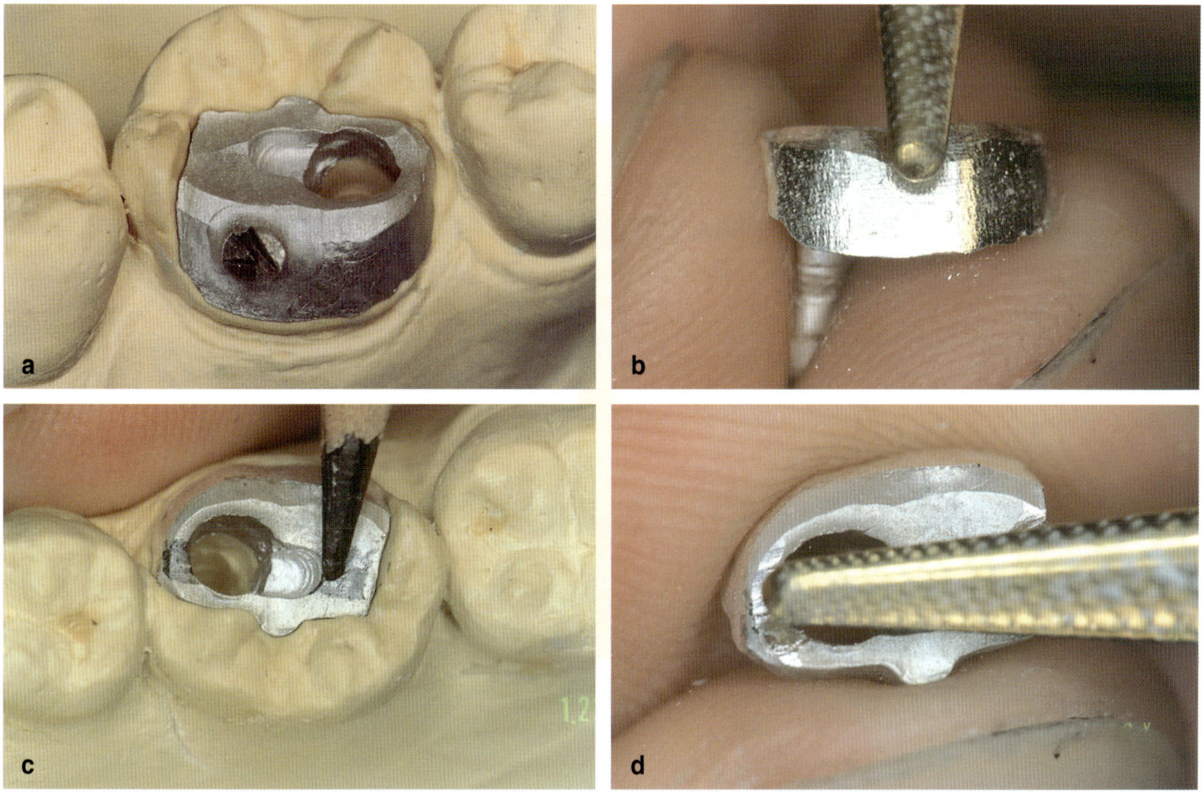

그림 7-14. a, **지대치 모형에의 적합**. 적합을 방해하는 기포나 fin이 없는지 확인하고 지대치 모형에 적합시킨다. b, **Female post의 축면 마무리**. 지대치 모형 축면과 일치한 방향에 포스트를 배치하면서 작업하면 축면을 일치시키면서 시행하기 쉽다. c, **교합면부의 마무리**. 지대치 모형에 female post를 장착하고 잔존 치질에서 얻을 수 있는 본래의 치관 방향과 조화를 이루는 방향을 교합면부에 연필로 표시한다. 이것이 포인트의 작업 방향이 된다. d, 표시한 방향으로 포인트를 배치해 작업하면 원하는 방향으로 평면이 구축된다.

Male post의 제작

레진의 male post에 의해 female post 내에 미리 설정된 포스트 형태는 임시 포스트 형태이며, 이 상태에서서는 male post의 왁스 형성이 불가능하다. 포스트 내면을 카바이드 버로 정돈하는 작업이 필요하다.

형성이 종료되면 통법대로 매몰 · 가열 · 주조를 하는데 포스트 방향의 윗부분에 착탈용 손잡이를 부여하면 치과의사의 구강 내 작업이 용이해진다. Core에 광택 연마를 할 필요는 없지만 그렇다고 해서 축면 등에 커다란 요철이 존재해도 된다는 뜻은 아니다. core에 필요한 다양한 요건을 만족하고 규칙적인 표면성상을 완성했을 때 '지대치 모형과 core' 또는 'core와 수복물'은 유지력을 발휘하고 생리적 적합 및 기능의 회복을 실현하여 결과적으로 심미의 회복으로 이어진다.

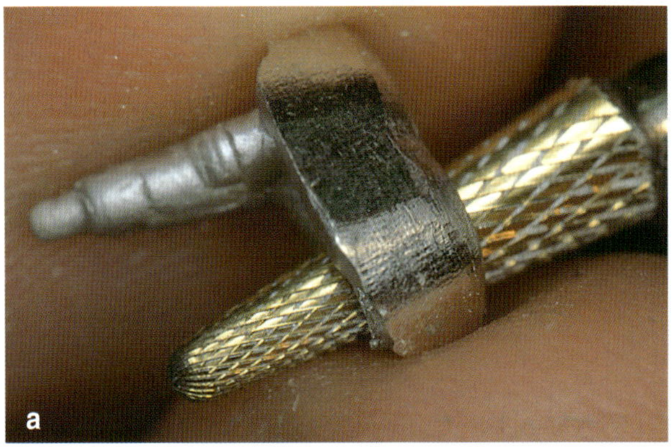

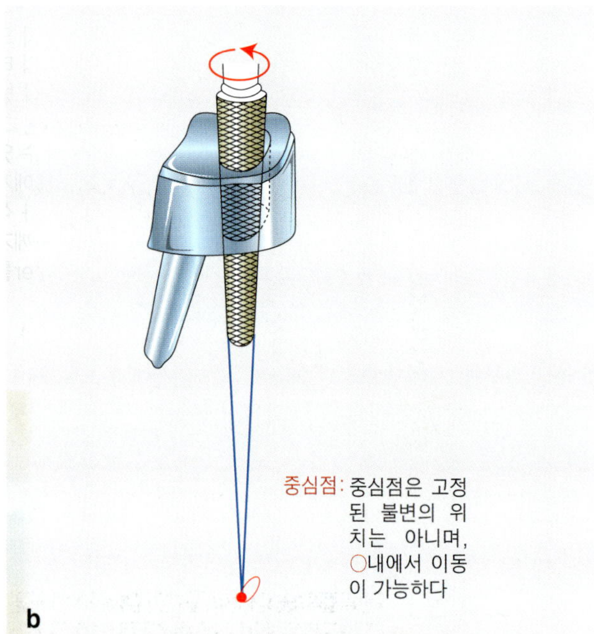

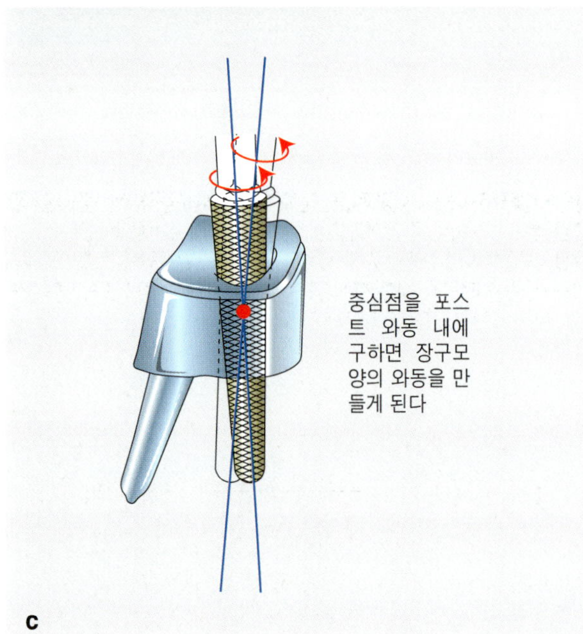

그림 7-15. Male post를 위한 포스트 내면 형태를 정돈한다. a, b, 카바이드 버 작업 시 올바른 중심점. 레진의 male post로 얻은 female post 내 공간은 개략적인 형태이므로 정확하지 않다. 그래서 카바이드 버를 사용해 내면을 정돈하는 데 잘못 사용하면 undercut이 생길 수 있으므로 주의가 필요하다. 카바이드 버 선단부 그 끝에 중심점을 두면 undercut을 만들지 않는다. **c, 카바이드 버 작업 시 잘못된 중심점.** Female core 내면에 구축된 포스트 내면에 카바이드 버를 사용해 작업을 하는데, 버의 중앙 부근에 중심점을 구하면 undercut을 만들게 되어 왁스 패턴에 의한 male post를 얻기가 어렵다.

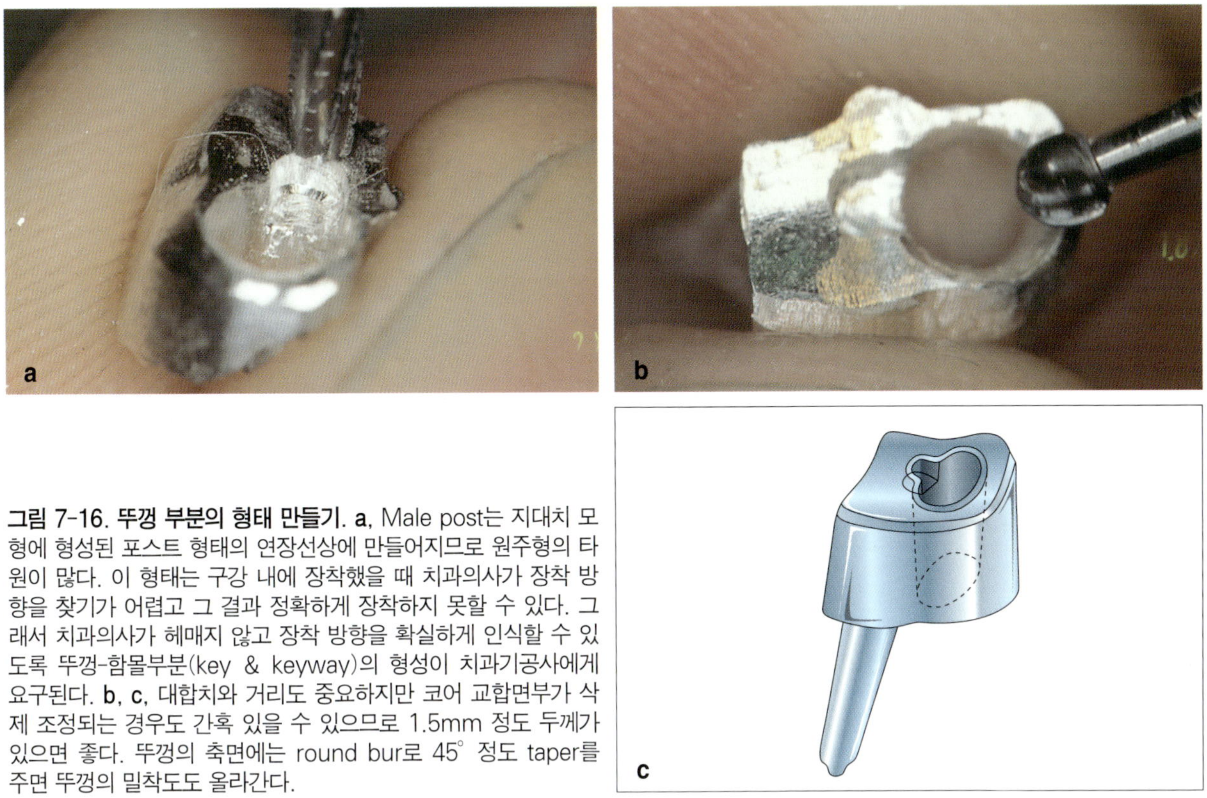

그림 7-16. 뚜껑 부분의 형태 만들기. a, Male post는 지대치 모형에 형성된 포스트 형태의 연장선상에 만들어지므로 원주형의 타원이 많다. 이 형태는 구강 내에 장착했을 때 치과의사가 장착 방향을 찾기가 어렵고 그 결과 정확하게 장착하지 못할 수 있다. 그래서 치과의사가 헤매지 않고 장착 방향을 확실하게 인식할 수 있도록 뚜껑-함몰부분(key & keyway)의 형성이 치과기공사에게 요구된다. b, c, 대합치와 거리도 중요하지만 코어 교합면부가 삭제 조정되는 경우도 간혹 있을 수 있으므로 1.5mm 정도 두께가 있으면 좋다. 뚜껑의 축면에는 round bur로 45° 정도 taper를 주면 뚜껑의 밀착도도 올라간다.

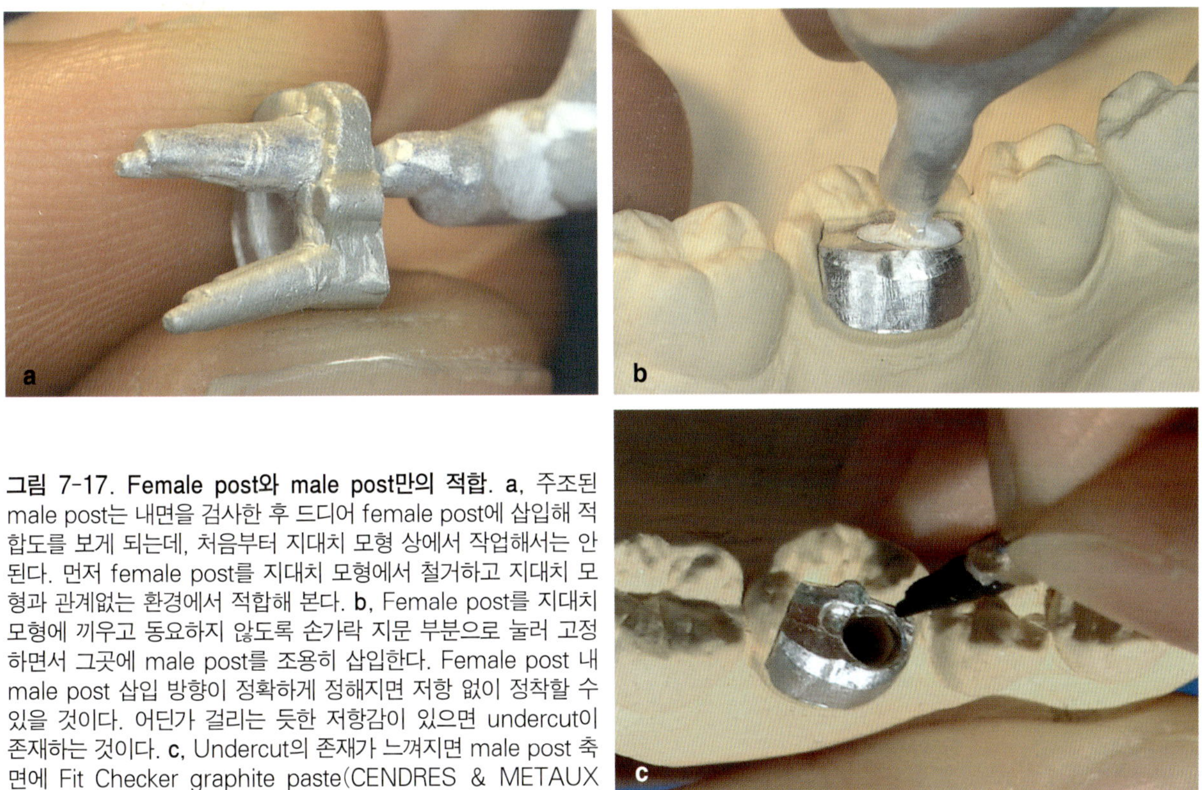

그림 7-17. Female post와 male post만의 적합. a, 주조된 male post는 내면을 검사한 후 드디어 female post에 삽입해 적합도를 보게 되는데, 처음부터 지대치 모형 상에서 작업해서는 안 된다. 먼저 female post를 지대치 모형에서 철거하고 지대치 모형과 관계없는 환경에서 적합해 본다. b, Female post를 지대치 모형에 끼우고 동요하지 않도록 손가락 지문 부분으로 눌러 고정하면서 그곳에 male post를 조용히 삽입한다. Female post 내 male post 삽입 방향이 정확하게 정해지면 저항 없이 정착할 수 있을 것이다. 어딘가 걸리는 듯한 저항감이 있으면 undercut이 존재하는 것이다. c, Undercut의 존재가 느껴지면 male post 축면에 Fit Checker graphite paste(CENDRES & METAUX SA)를 도포하고 건조되면 다시 female post에 삽입해 꺼내면 강하게 접촉하는 곳은 페이스트가 벗겨져 금속색이 노출되어 보인다. 주변과 차이가 생기지 않도록 그곳을 반복해서 삭제해 주면 적합을 달성할 수 있다.

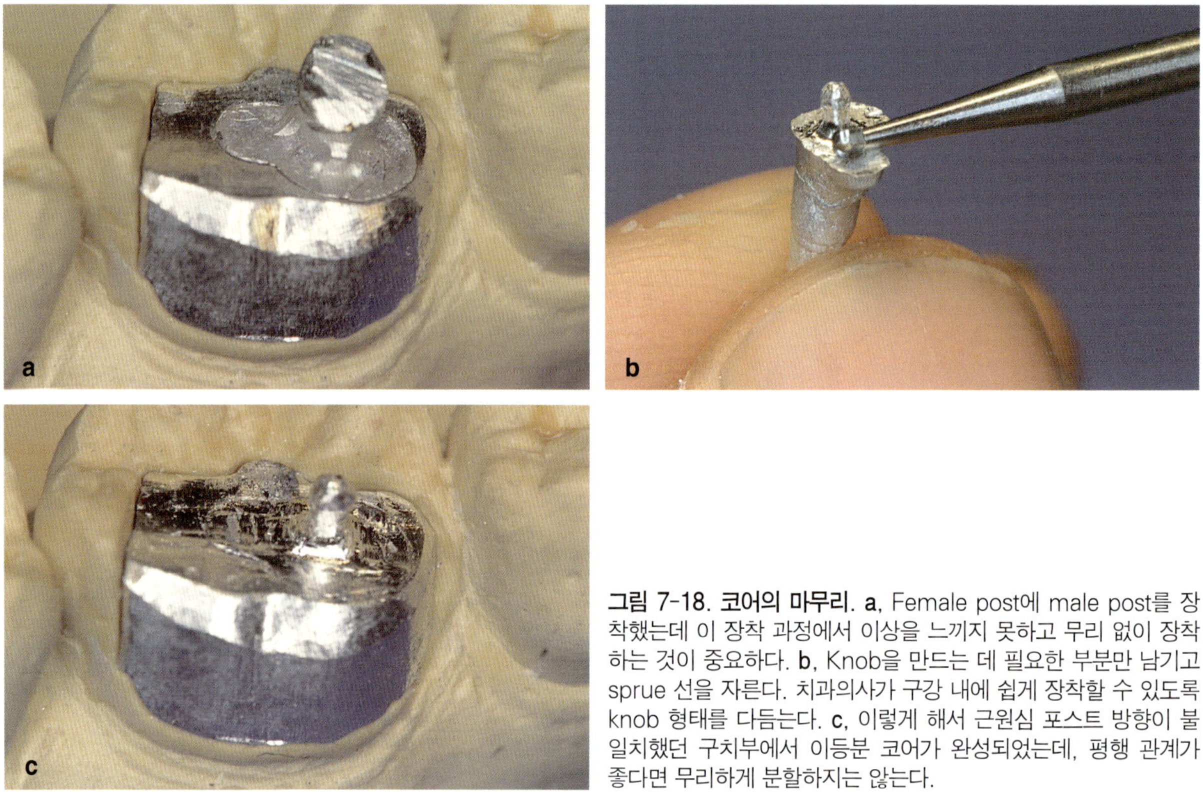

그림 7-18. 코어의 마무리. **a**, Female post에 male post를 장착했는데 이 장착 과정에서 이상을 느끼지 못하고 무리 없이 장착하는 것이 중요하다. **b**, Knob을 만드는 데 필요한 부분만 남기고 sprue 선을 자른다. 치과의사가 구강 내에 쉽게 장착할 수 있도록 knob 형태를 다듬는다. **c**, 이렇게 해서 근원심 포스트 방향이 불일치했던 구치부에서 이등분 코어가 완성되었는데, 평행 관계가 좋다면 무리하게 분할하지는 않는다.

Part III

Inlay 제작의 핵심

제8장 Inlay 제작

제8장
Inlay 제작

제작 전 관찰

지금까지 관찰의 중요성에 대해 반복 설명해 왔다. Inlay를 제작하는 경우에는 다행히도 잔존 치질이 꽤 남아있으므로 해답을 얻어내는 데 유리하다. 치과의사는 우식(caries) 부위를 제거하고, '구강 내' 라고 하는 제한된 환경 속에서 지대치를 형성하고 인상을 채득하여 치과기공사가 보철물을 제작하기 쉽도록 작업용 모형의 형태로 치과기공사에게 보철물 제작을 의뢰한다. 삭제 전 상태를 인상채득해 주는 세심한 치과의사도 있는데, 그런 경우 치과기공사 입장에서 '고마운 마음' 과 함께 무거운 책임감을 느끼게 된다. 그리고 이러한 정보에 기초해 충분한 관찰을 반복하여 상실된 형태를 반드시 읽어내야만 한다. 경험이 부족한 치과기공사들은 그러한 과정들을 통해 자연치 형태를 기억하는 좋은 훈련의 기회로 삼아야 한다.

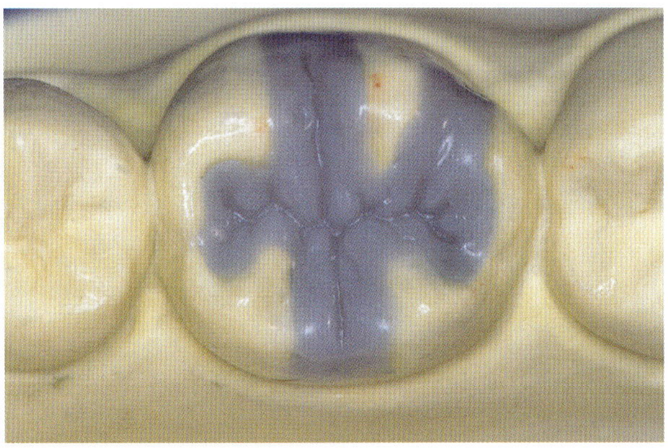

그림 8-1a. 생각하면서 왁스 형성. 단지 작업한 개수가 증가한다고 해서 실력이 반드시 향상되는 것은 아니다. 개수가 늘어가면서 문제를 얼마나 해결했느냐가 중요하다. 좋은 왁스 형성이란 다양한 장면으로 생각하면서 작업된 경우가 많다.

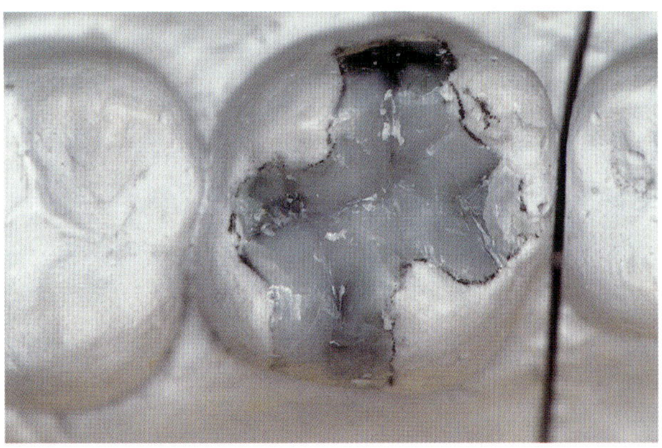

그림 8-1b. 생각을 하지 않은 왁스 형성. 마진 라인의 기록부터 왁스 형성에 이르기까지 '이것이다' 할 만한 목표를 설정하지 않고 아무 생각 없이 기공 작업을 하고 있다. 본 서에서도 언급했듯이 왁스 패턴보다 더 좋은 주조체는 기대할 수 없다.

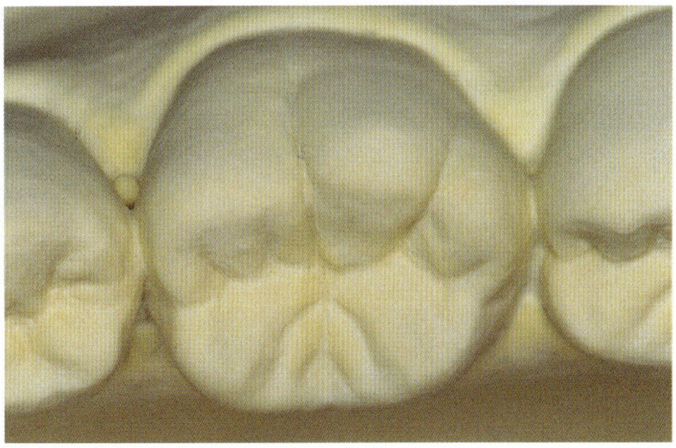

그림 8-2a. 와동 형성되기 전 교합면. 이 교합면 형태가 완벽하다고는 말할 수 없지만 정확하고 유력한 정보임에는 틀림없다.

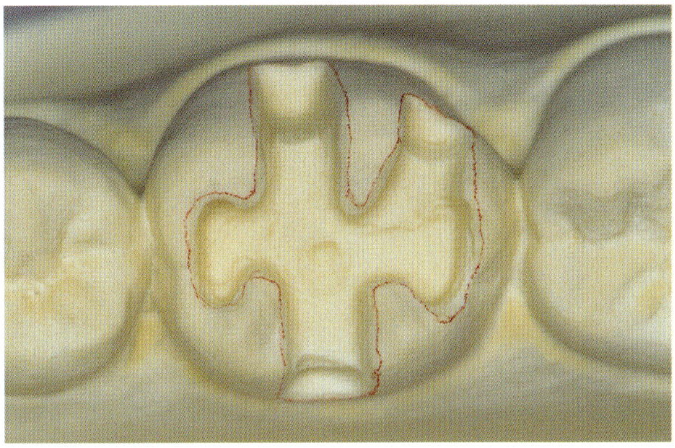

그림 8-2b. 와동 형성된 교합면관. 교합면의 대부분이 삭제되었는데 수복 부위의 잔존 치질이나 주변 인접치, 반대측 동명치에서 형태를 배울 수 있다.

다양한 inlay 와동

Inlay 와동에는 다양한 종류가 있으며 어느 것 하나 동일한 것은 없다. 다만 치질이 일부라도 남아 있으면 그 형태에서 상실된 경조직을 이미지하면서 재현하는 데 유리하다.

그림 8-3a, b에 단순와동과 복잡와동을 비교해 놓았다. 다음 항부터는 대표적인 증례로서, 협측면에서 교합면을 따라 설측면까지 와동이 도달되고 있는 복잡와동 inlay에 대해 해설하겠다.

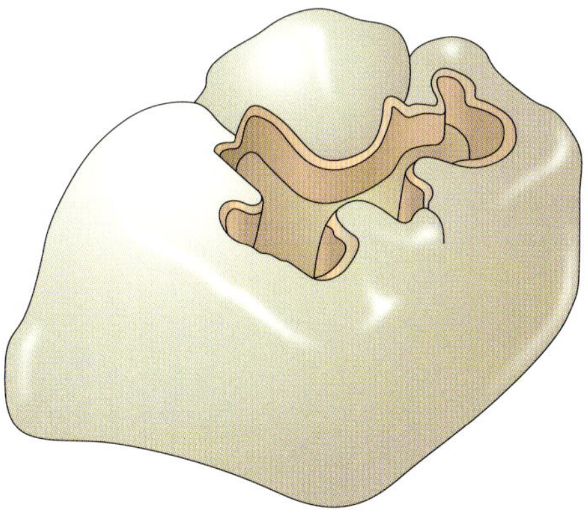

그림 8-3a. 단순 와동(simple cavity). 1면만 형성되는 와동으로 1면 와동(one surface cavity)이라고도 부른다. 또한 1면 와동은 와동 위치마다 명칭이 다른데, 교합면은 교합면 와동(occlusal cavity), 협측면은 협측면 와동(buccal cavity), 순측면은 순측면 와동(labial cavity), 설측면은 설측면 와동(lingual cavity), 인접면은 인접면 와동(proximal cavity), 치경부 부근에 있는 와동은 치경부 와동(cervical cavity)이라 부른다. 와동 충전학에서는 상하악 치열 내측에 존재하는 와동은 설측 와동과 명칭을 통일하고 있다.

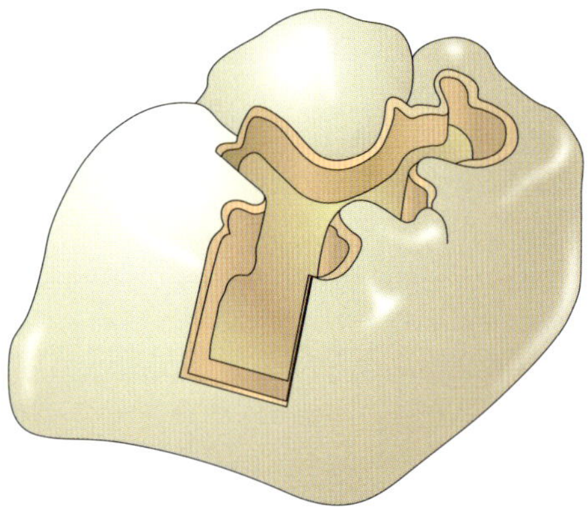

그림 8-3b. 복잡 와동(complex cavities). 2개 이상의 치면에 걸쳐 형성된 와동(two surface cavities)을 말하며, 3면은 3면 와동(three surface cavities)이라 한다. 세부 호칭은 협측면에서 교합면에 걸쳐 있는 와동을 bucco-occlusalcavities, 근심면에서 설측면에 걸쳐 있는 와동을 mesio-lingualcavities, 근심면에서 교합면을 걸쳐 원심면에 이르는 와동을 mesio-occlusal-distal cavities=MOD와동, 근심면에서 절연을 통과해 원심면에 이르는 와동을 mesio-inciso-distal cavities=MID 와동이라 부른다. 그 외에도 G.B. Black에 의한 분류(1~5급)에 6급 와동을 추가한 분류(Davis)도 있다.

제작 과정의 실제

그림 8-1a, b에서 소개했듯이 같은 작업을 하는 것 같지만, 실제는 전혀 다른 작업을 하고 있는 경우가 적지 않다. 그림 8-1b의 형성을 보고 알 수 있는 것은 왁스 패턴이 완성되기까지 다양한 작업 과정이 확실하게 실행되지 않을 경우 이것이 결과적으로 보철물의 품질에 그대로 직접 반영된다는 것이다.

실제 제작 과정에서 '왜 margin line을 기입해야 하는가?'를 생각해 두는 것이 중요하다.

과정 1 Margin line의 기입에서 축성까지

Margin이란 '경계'를 의미하며 치과기공에서 치질과 수복물이 교차하는 경계가 된다. 양복을 재단하거나 물건을 만들 때 크기를 측정하듯이, margin line을 기입함으로써 보철물을 제작할 때의 목표가 비로소 설정되는 것이다.

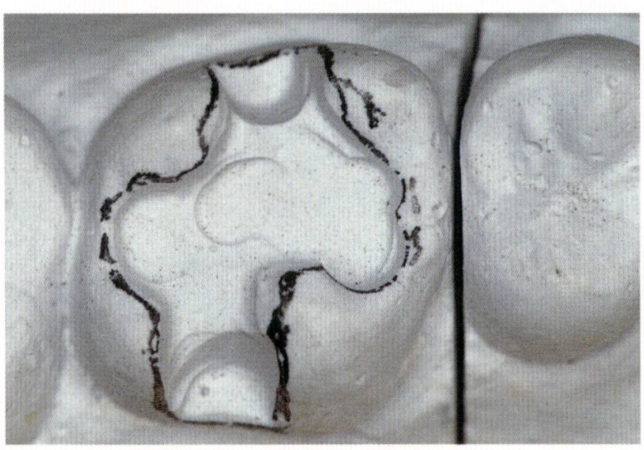

그림 8-4a. 목표 설정이 없는 margin line 기록. 단순히 연필(소각 잔사가 남는다)로 그려서는 어떤 수복물을 지향하는지 불분명하며 적합정밀도가 뛰어난 보철물을 제작하려는 자세를 느낄 수 없다.

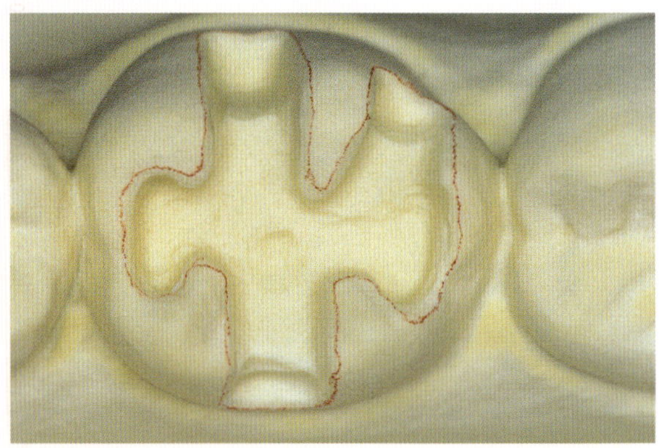

그림 8-4b. 목표 설정을 의식한 margin line 기록. 붉은 색연필의 측면 부분을 사용해 가벼운 터치로 기록하면, 가늘고 확실하게 기록하기 쉽고 눈으로 관찰할 수 없는 마진부분의 요철이 손가락 끝에 전달되어 왁스 형성 시 주의를 환기시켜 준다.

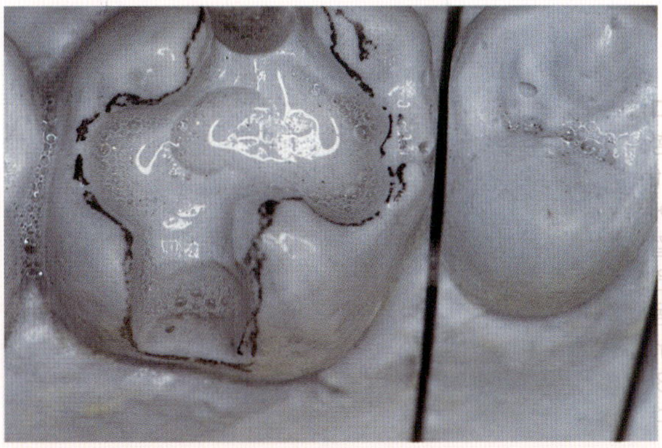

그림 8-5a. 분리재의 과잉 도포. Soft wax를 적절하게 분리하는 작업인데 많이 도포하면 분리층이 커지고 inlay 와동의 형태를 soft wax가 재현할 수 없게 된다. Inlay 와동의 낮은 기저부위에 특히 분리재가 잘 고이므로 주의가 필요하다. 이 상태에서 wax up하면 호수에 떠있는 노 없는 배처럼 표류하는 왁스 패턴이 될 것이다.

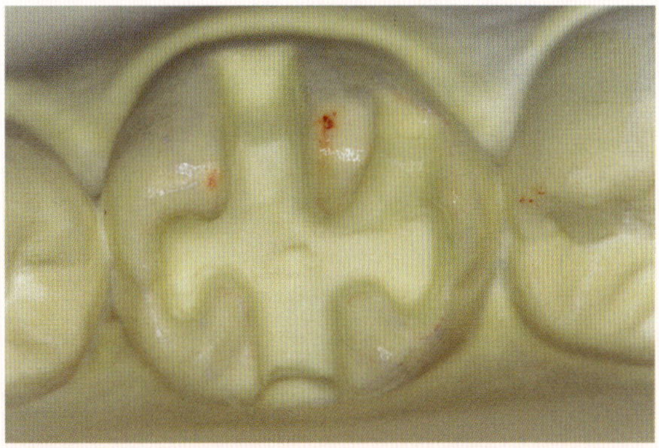

그림 8-5b. 분리재의 적절한 도포. 지대치 모형에 soft wax를 도포하듯이 작업하는 것은 지대치 모형을 인상채득하는 것과 같으며 지대치 모형 표면에 침투시키듯이 작업(광택이 없는 상태)하는 것이 바람직하다.

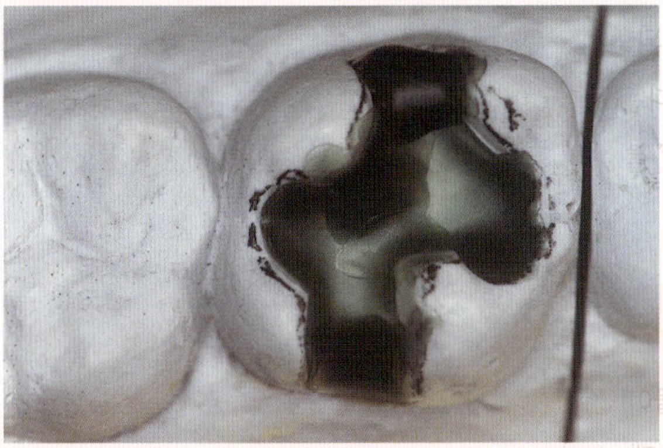

그림 8-6a. Soft wax의 부적절한 축성. Inlay의 경우도 지대치 모형 표면에 얇게 도포하듯이 작업하고 그 위에 치관 형성용 inlay 왁스(Inlay Wax Gray Medium, GC)를 축성한다. 그러나 이렇게 되면 형성 표면에 soft wax가 노출해 적절한 왁스 패턴을 얻을 수 없다.

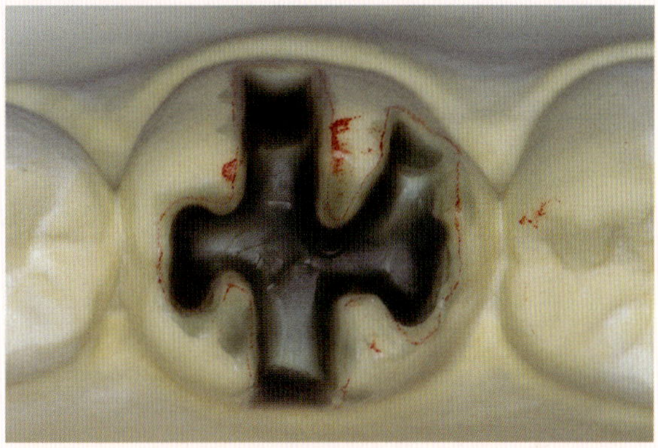

그림 8-6b. Soft wax의 적절한 도포. Inlay 왁스가 작업 도중에 파절되는 것을 방지하는 작업이므로 가능한 한 얇고 균일하게 도포해야 한다. 두껍게 축성하면 형성 표면으로 노출되어 경도 차이로 인해 형성이 곤란해지고 얼룩이 생겨 교합면을 관찰하기 어려워진다.

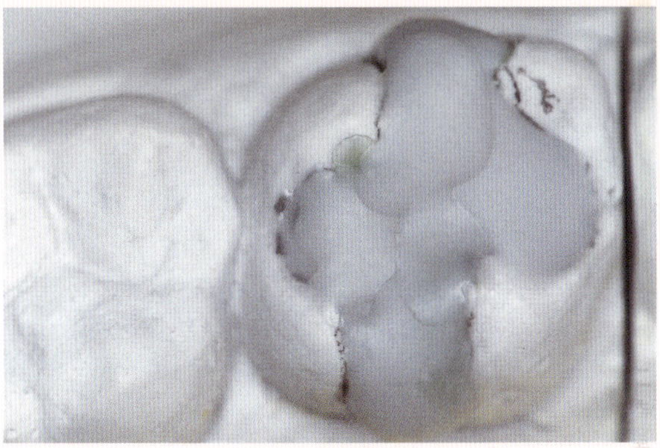

그림 8-7a. Inlay 왁스의 부적절한 축성. Inlay 왁스를 왁스 형성 기구로 녹여 떠내어 와동 내에 축성할 때에 왁스 형성 기구 끝부분이 soft wax에 접촉하게 되면, soft wax가 inlay 왁스에 섞여 inlay 왁스의 성질을 발휘하지 못한다. 또한 원하는 형태보다 크게 축성되기 때문에 수축도 커진다. 그렇게 되면 적합 정밀도에 큰 영향을 미치고 작업 시간도 길어진다.

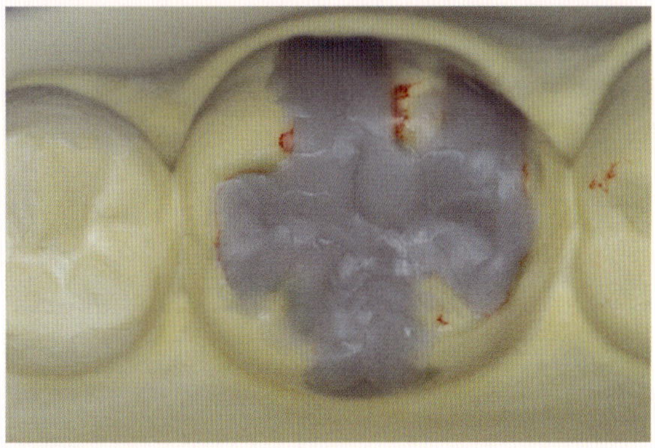

그림 8-7b. Inlay 왁스의 적절한 축성. Inlay 왁스를 축성할 때 지대치 모형 표면에 얇게 도포된 soft wax를 녹이듯이 축성해서는 안 된다. 따라서 왁스 형성 기구 끝부분이 soft wax에 접촉하지 않는 방법이 요구된다. 잔존 치질에서 얻을 수 있는 교두경사각을 관찰하고 자연스럽게 wax up을 하면 많은 양의 inlay 왁스를 사용하지 않아도 되기 때문에 수축도 억제할 수 있을 것이다.

과정 2 압접 타이밍

축성한 inlay wax가 완전히 경화하면 압력이 가해지지 않으므로, 경화하기 전에 압접하게 되는데 inlay wax가 너무 녹아있어도 압접의 효과를 기대할 수 없다. '녹지 않았지만 경화되지도 않은 상태(연화상태)' 가 요구되는데, 축성한 inlay wax의 전체 온도가 비슷한 정도로 연화된 상태로 유지되어야 솜씨 좋게 작업할 수 있다.

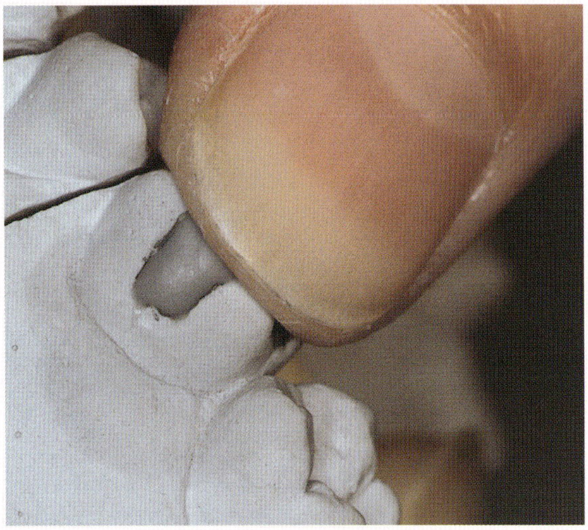

그림 8-8a. 부적절한 왁스 압접 작업. 이 증례에서 inlay 와동은 협측면에서 교합면을 통과해 설측면에 이르는 복잡와동이며, 어느 한 방향(여기에서는 교합면)만 압접하면 협설면 와동에 있는 왁스는 밖으로 밀려 나온다. 이 형태는 눈으로 볼 수 없고 내부 응력이 왁스 패턴 내에 남아 주조 후에 지대치 모형에 대하여 부적합하게 된다.

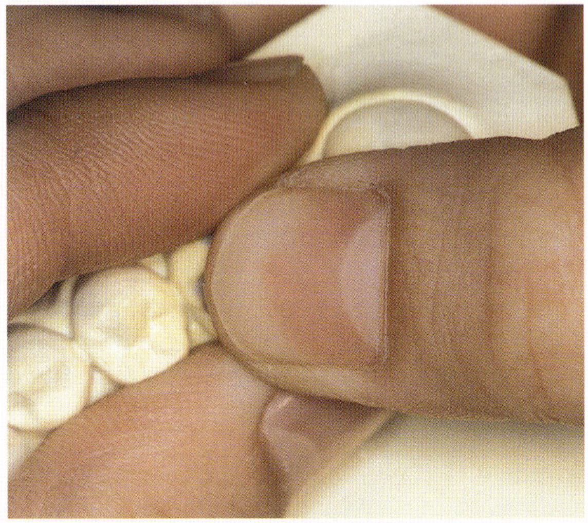

그림 8-8b. 압접 작업 시 적절한 손가락 조작. 압접하면 그 힘에 상반되는 힘이 작용하므로 손가락을 잘못 사용하면 변형을 유발하는 원인이 되기도 한다. 그래서 왼손 검지는 협측면 와동에, 엄지는 설측 와동에 갖다 대고, 오른손 엄지의 지문 부분을 교합면에 갖다 대면서 똑같이 힘을 준다. 이때 힘대로 압접하면 반대로 내부 응력이 남게 되므로(전체적으로 균등한 압접 조작은 불가능하다) 가볍게 압접하는 것이 좋다.

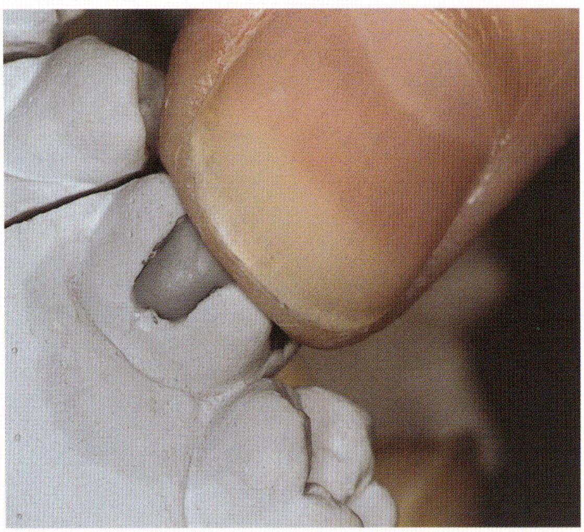

그림 8-8c. 부적절한 압접 흔적. 축성한 왁스가 연화되기 전에 압접을 시도했기 때문에 축성한 형태가 파괴되었고, 언뜻 보기에도 충분한 압력이 가해진 것처럼 보인다. 그러나 실제 그런 힘은 왁스 패턴에 작용하지 말아야 하고, 앞으로 수축이 시작되므로 작업 자체에 의미가 없어진다.

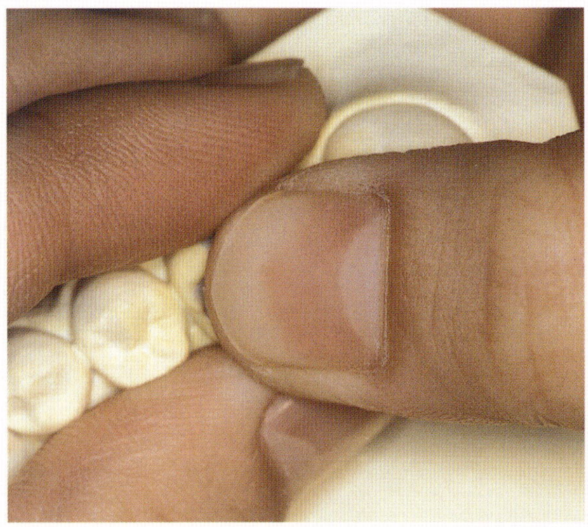

그림 8-8d. 적절한 압접 흔적. 너무 강하게 압접하지 않도록 하여 지문이 약하게 보일 정도이며, 압접 전 축성한 형태를 훼손하지 않았다.

과정 3 Inlay 와동에서의 착탈

왁스를 형성하기 전에 일단 inlay 와동에서 왁스 패턴을 착탈해 패턴 내면을 검사하는 것이 매우 중요하다. 왁스 형성이 종료된 후 착탈하면 착탈되지 않거나 내면이 확실하게 재현되지 않을 수 있기 때문이다. 확인하는 의미에서 몇 개든 한 번만 같은 타이밍(왁스를 축성하고 압접한 후)으로 착탈시켜 본다.

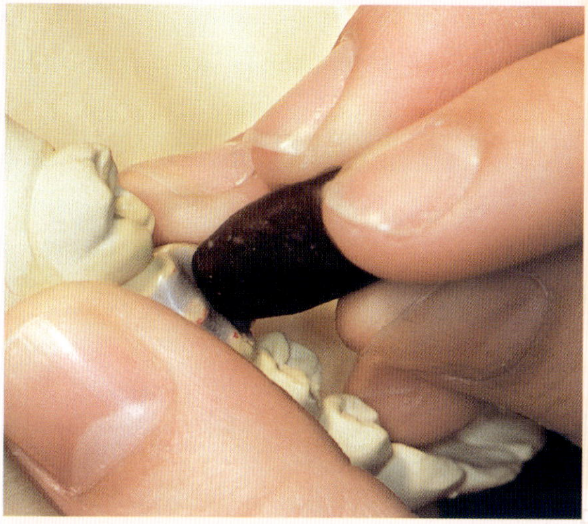

그림 8-9a. Beeswax의 점착력을 이용한 착탈. 동선(銅線)을 가열해 왁스 패턴을 착탈하는 방법도 있는데, 필자는 beeswax에 파라핀 왁스를 섞어 점착력을 조정한 제품을 사용하고 있다. 동선과 비교하면 교합면에 대한 접지 면적을 넓게 확보할 수 있으므로 착탈 작업에 유리하다고 생각하기 때문이다. 이때 손가락 조작은 왁스의 압접작업 시와 동일하다.

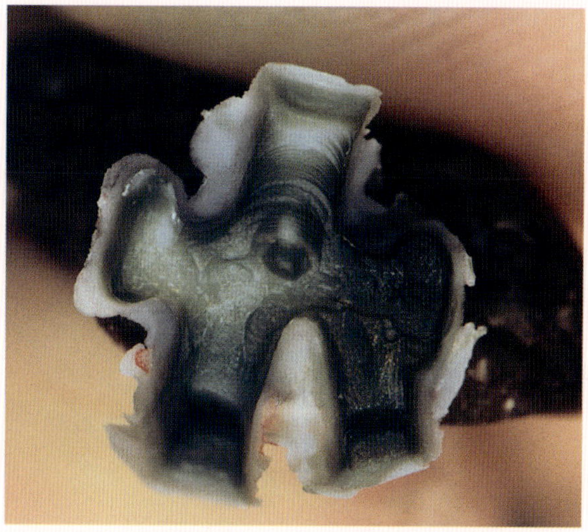

그림 8-9b. 내면 확인. Inlay 와동 내에 soft wax를 도포하는 것은 와동 형태를 인상채득 하는 것과 같다. 왁스를 형성하기 전 이 단계부터 내면을 검사하면 나중에 '아뿔싸' 하고 후회하는 일은 없을 것이다.

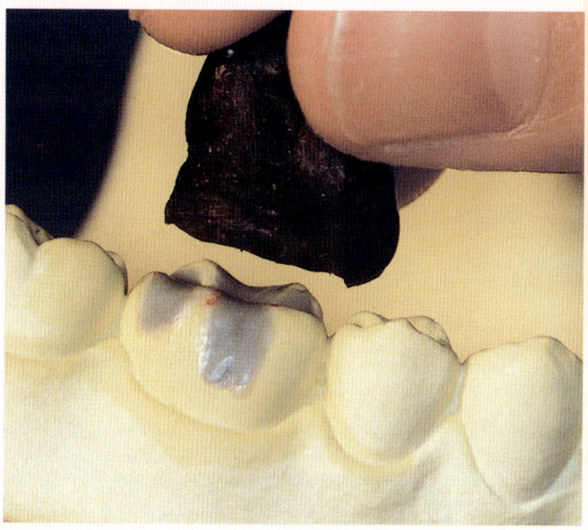

그림 8-9c. Beeswax에서 분리. 내면 확인이 종료된 왁스 패턴을 inlay 와동에 끼우고 협설면을 손가락 부분으로 누른다. 오른손으로 잡은 beeswax 덩어리를 가볍게 지대치 모형에 누르면서 좌우로 돌리면 왁스 패턴에서 분리할 수 있다.

과정 4 Carving을 통한 왁스 형성

Part Ⅰ 제2장에서 full cast crown 제작 시 wax up법을 해설했는데, inlay의 경우는 전혀 다른 손 조작법이 요구된다. 왜냐하면 한정된 좁은 형성 영역에서 축성해 가는 작업은 반대로 왁스의 온도 조절을 방해하기 때문이다. 따라서 carving해서 왁스를 형성하는 것이 유리하지만, 그래도 목표하는 형태에 가깝게 wax up을 먼저 해놓으면 뒤따르는 carving이 용이해진다.

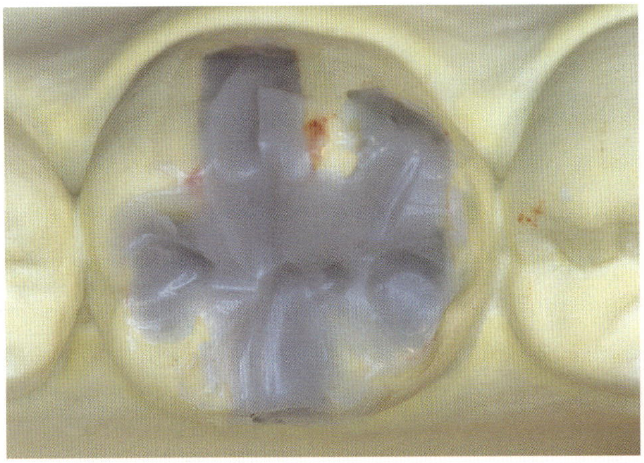

그림 8-10. 개략적인 교합면의 요철을 얻으려면!? 여분의 wax up을 삭제해야 하는데 근원심 또는 중앙 소와열구의 위치를 주변 인접치나 반대측 동명치와 비교하면서 형성한다. 적절하게 가열한 왁스 형성 기구 끝부분을 사용해 녹여가면서 뜬다. 마진에 특별한 주의는 필요 없다.

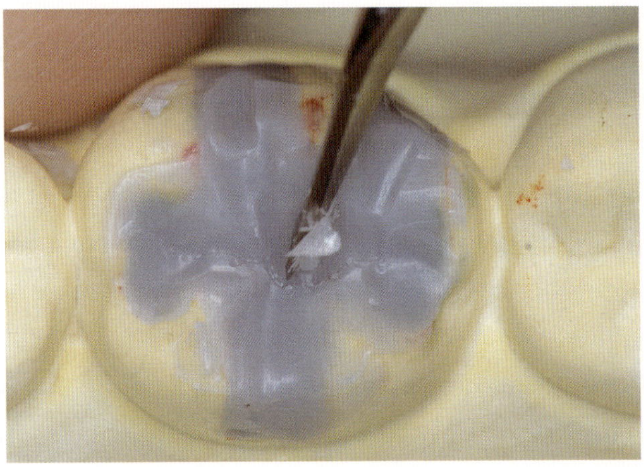

그림 8-11a. 개략적인 융선의 carving. 융선과 융선이 인접해 결과적으로 구가 완성되므로 작업할 때는 주변치와 조화를 이루는 융선을 조각하는 데 집중하도록 한다. 경험이 부족한 치과기공사는 구로 치관 형태를 파악하는 습관이 있는 것 같은데, 그러지 말고 잔존 치질과 조화를 이루도록 융선 위치를 서서히 유도했으면 한다. 그러면 구의 위치가 보이게 된다.

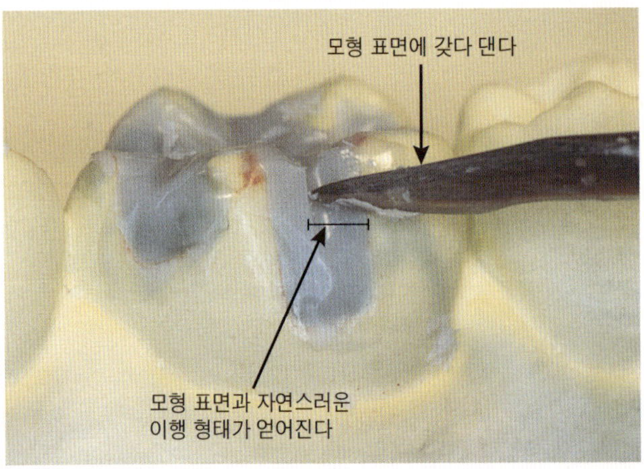

그림 8-11b. 어떻게 이행형태를 얻어낼까? Inlay 와동 내 왁스는 잔존 치질과 자연스럽게 연결되어 이행 형태를 만들어야 한다. 그러기 위해서는 치관 형태를 이해하고 있어야 하며 형성면에 대한 왁스 형성 기구의 접촉 방식도 중요하다. 협측면 구를 형성할 때는 왁스 형성 기구를 협측면 와동 형성 방향에 대해 직각으로 하고, 왁스 형성 기구 선단부 일부를 모형 표면에 가볍게 갖다 대면서 유도하듯이 치경부 방향으로 내려 깎으면 와동 내에 자연스러운 이행적 형성면이 완성될 것이다.

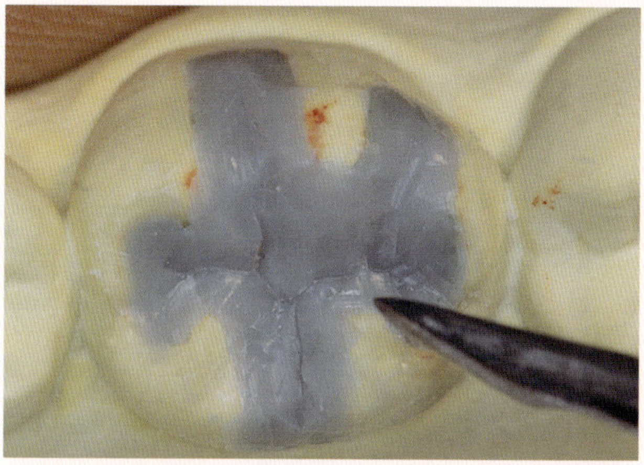

그림 8-11c. 개략적인 구의 위치를 모색한다. '모색한다'고 표현했는데, 이 과정에서 구의 위치를 결정하는 것이 아니라 대충 형성해 보고 조화를 이루는 위치를 찾는 작업이기 때문이다. 개략적이더라도 형성하면 이미지가 더 구체화된다.

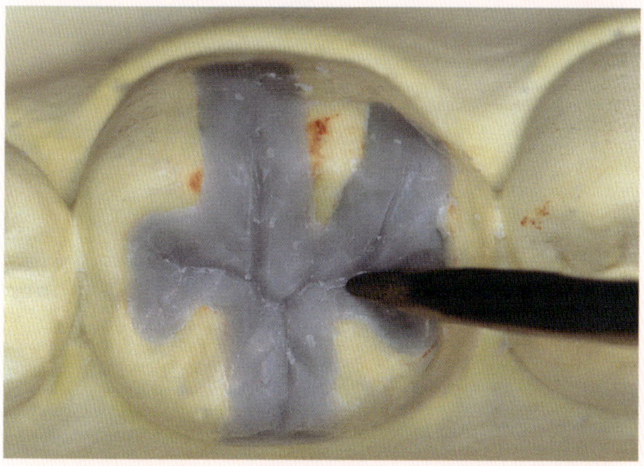

그림 8-11d. 구의 위치를 확정한다. 수복 부위의 치관 외형과 주변치군 또는 반대측 동명치와 조화를 이루고 저작운동 경로도 고려하여 구의 위치가 결정되면, 주조 후에 용이한 연마 작업이 가능하도록 구를 형성한다. 자연치처럼 열구를 깊게 파면 연마 작업에 지장이 있을 뿐만 아니라 구강 내에 장착한 후에도 청소성에 문제가 생긴다. 보철물에는 보철물에 적합한 구가 있다는 것을 인식했으면 한다.

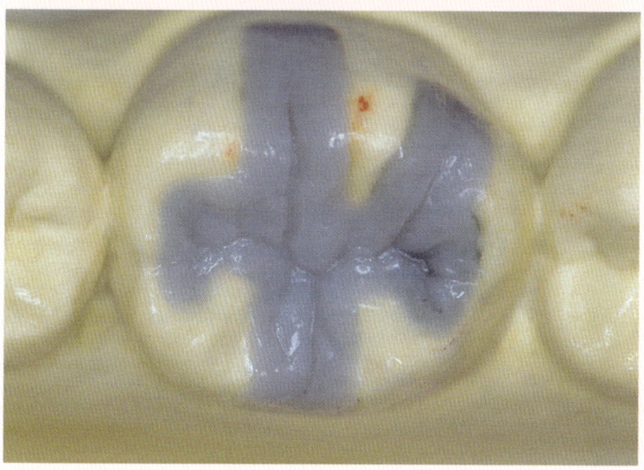

그림 8-11e. 형성의 마무리. 솜에 분리재를 묻혀 형성면을 가볍게 비벼 밀착도를 높인다. 강하게 비비면 볼록한 면에 강한 힘이 가해져 under margin이 되거나 occlusal contact을 상실하기 쉽다.

과정 5 와동에 대한 inlay의 적합

매몰, 가열 및 주조에 대해서는 PartⅠ 제3장에 상세하게 기술하였다. Inlay도 기본 손 조작법은 동일하므로 본 항에서는 생략하고 주조 후 작업부터 해설하겠다.

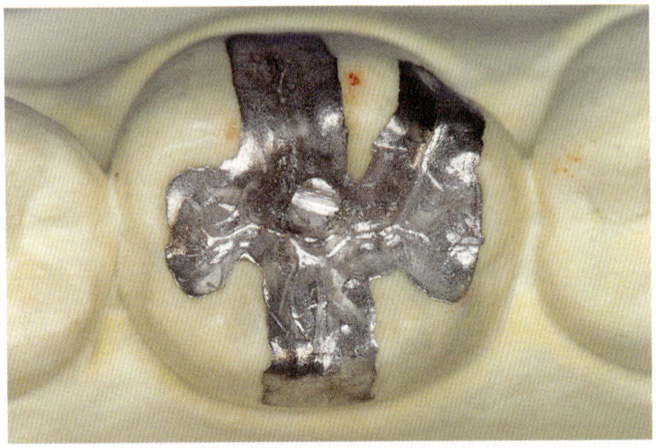

그림 8-12a. Earthcast 상태로 적합 검사. 확대경으로 내면에 기포, fin이 있는지 확인한 후 inlay 와동에 삽입하는데 이때에도 무리하게 삽입해서는 안 된다. 와동 위에 살짝 올려 왁스 형성 기구 선단부를 사용해 가볍게 눌러가면서 적합시키는데 적합 한계에 도달하기 전에 어떤 이상이 생기면 손가락 끝에 느껴진다. 그때에는 일단 확대경으로 원인을 찾을 필요가 있다.

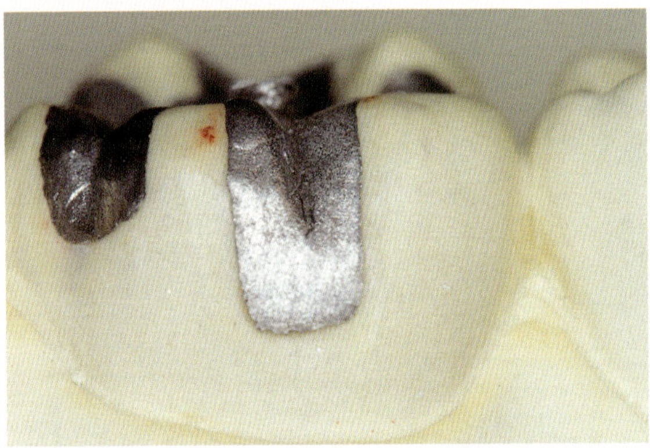

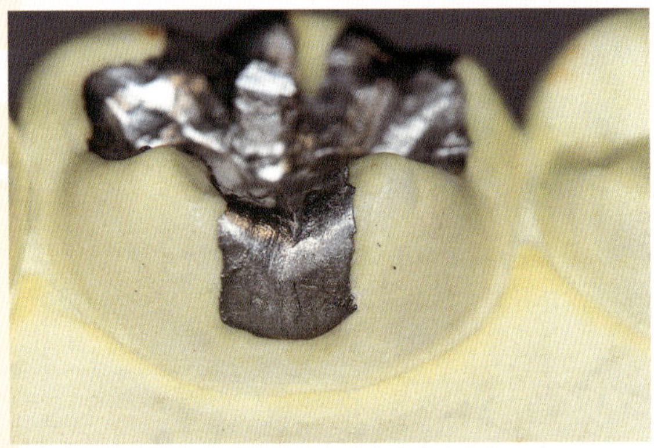

그림 8-12b, c. 부적합이 발생하기 쉬운 곳(협측면, 설측면). 왁스 형성 시 작업이 불완전하면 주조 후에 협측면 구나 설측면 구에 부적합이 발생하는 경우가 적지 않다. 이것은 주조 작업이 아니라 왁스 형성 작업에 문제가 있었기 때문이라 생각한다.

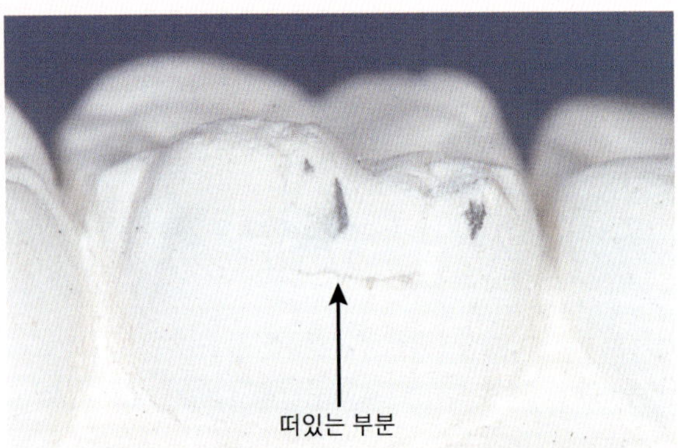

그림 8-12d. 부적합 상태에서 구강 내에 장착된 예, Inlay. 이것도 inlay에 일어나기 쉬운 실패이다. 부적절한 압접 작업(그림 8-8a)이 원인이며, 결과적으로 구강 내 장착이 적절하게 이루어지지 않았을 지도 모른다.

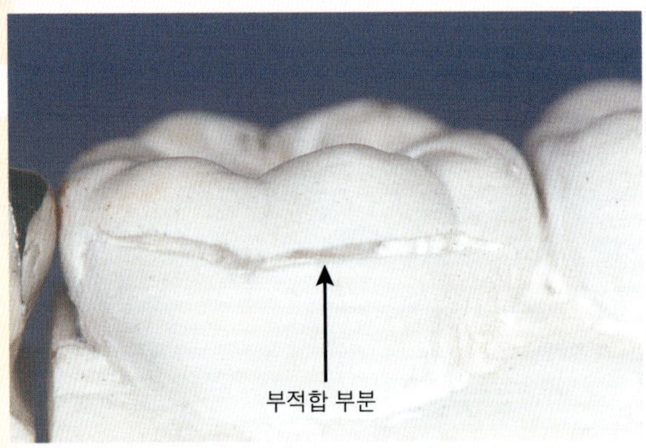

그림 8-12e. 부적합 상태에서 구강 내에 장착된 예, Onlay. 대합치 모형으로 받은 것이지만, 구강 내 지대치에 들뜬 상태에서 장착되었고 합착용 시멘트도 흘러나와 가까운 장래에 2차 우식(2nd caries)이 발생하리라 예상된다. 책임 소재에 대해서는 불명확하지만 환자를 위한 수복 치료를 다했다고 말할 수 없다.

과정 6 적합도를 높이는 작업

본서에서는 "주조체는 왁스 패턴보다 좋아지지 않는다"를 계속 강조하고 있는데, 그것은 inlay 제작 시에도 예외가 아니다. 여기에서는 inlay 와동의 자연스러운 연결 형태를 얻기 위해 fissure bur를 사용하는 방법을 소개하겠다.

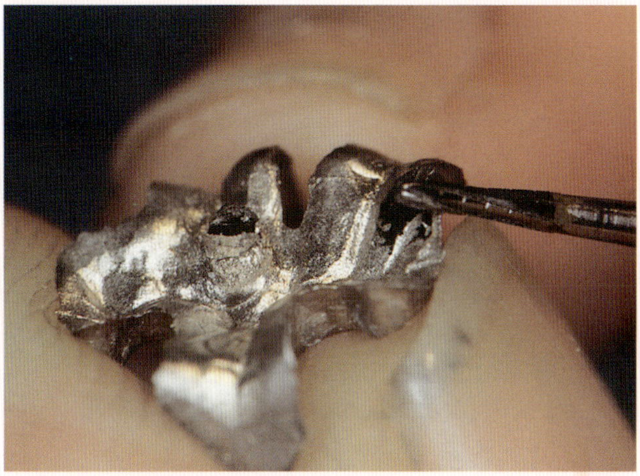

그림 8-13a. 부적절한 버의 사용. 형성면에 대해 inlay 마진 끝 부근에 바를 너무 세워서 작업을 하면 메탈 마진 부분이 와동 방향으로 눌리게 되고 inlay 와동과의 적합은 물론, 이행적인 형태도 얻을 수 없다.

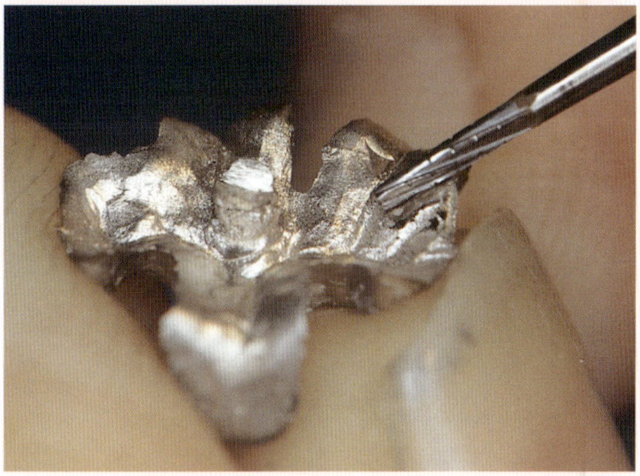

그림 8-13b. 적절한 버의 사용. 형성면과 버가 이루는 작업면이 가능한 평행을 유지하면 와동 방향으로 눌리는 일이 적고 inlay 와동과 자연스러운 이행 형태로 연결된다.

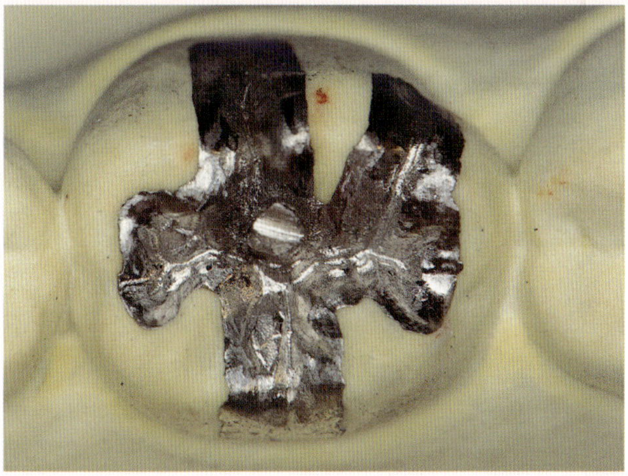

그림 8-13c. 적절한 적합을 얻어 낸 상태. 왁스 형성 시 불가능했거나 주조 작업으로 상실된 표면 상태를 의도적으로 보완하는 작업이 요구된다. 와동의 적합은 물론, 잔존 치질과 형태적으로 조화를 추구하는 작업을 말한다.

과정 7 연마 마무리

시간이 부족하다는 이유로 마진부를 보호하지 않고 연마 마무리하는 치과기공사를 볼 수 있는데 이렇게 되면 아무리 정성껏 왁스를 형성해도 무의미해진다. 다음은 마진 보호 방법에서 연마 마무리까지의 손 조작법을 해설하겠다.

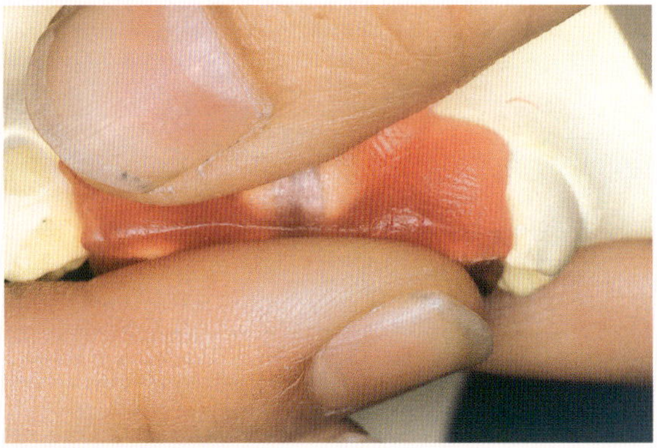

그림 8-14. 마진 보호 작업. 주조된 inlay를 작업용 모형 상에 장착한 상태에서 왁스 분리재를 도포하고 연화 파라핀 왁스로 인접치 부근까지 압접한다.

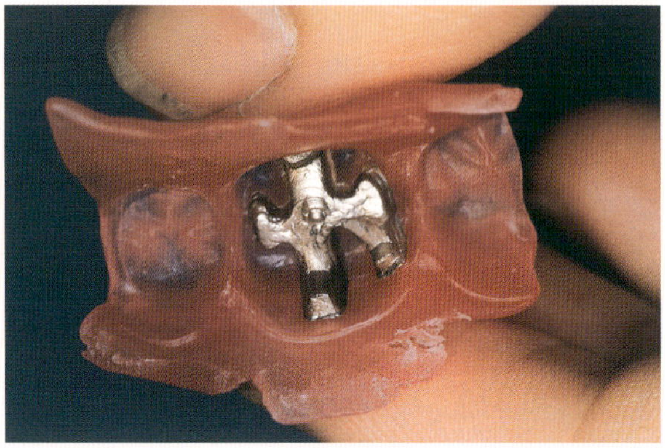

그림 8-15. 파라핀 왁스 내 주조체. 파라핀 왁스로 전체를 인상채득하게 된다.

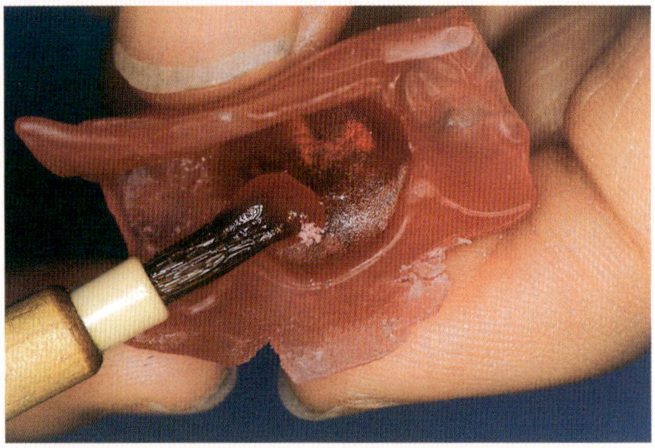

그림 8-16. 패턴 레진의 주입. 패턴 레진을 사용하고 있는데 석고도 무방하다.

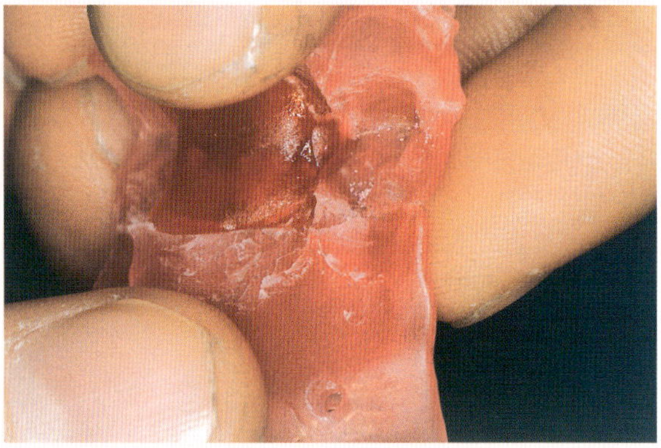

그림 8-17. 파라핀 왁스의 철거. 귤껍질을 벗기듯이 작업하면 쉽게 벗겨진다.

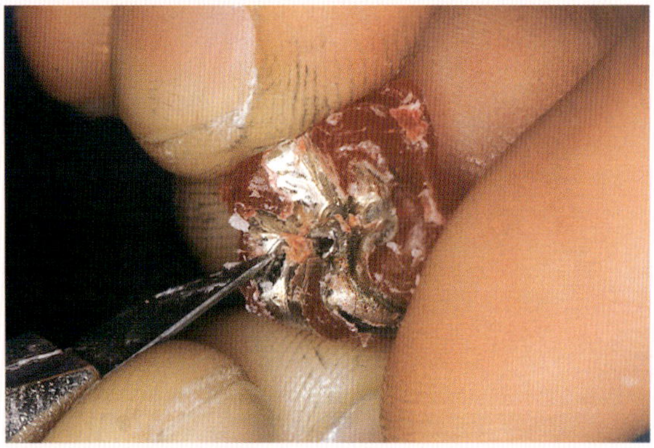

그림 8-18. 과잉 패턴 레진의 제거. 주조체로 흘러나온 패턴 레진은 디자인 나이프로 쉽게 제거할 수 있는데, 마진부를 훼손하지 않도록 주의가 필요하다.

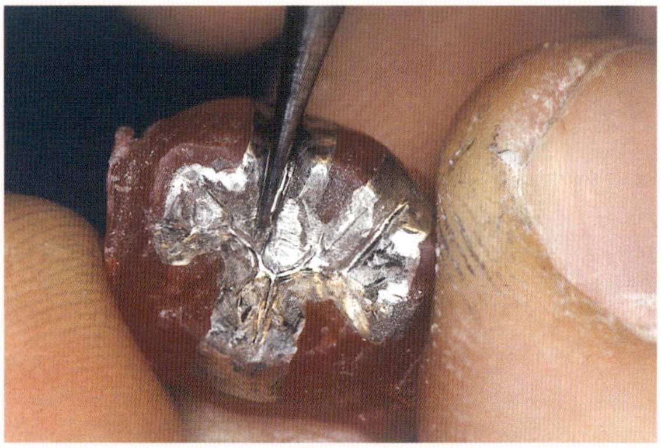

그림 8-19. 구의 수정. Round bur를 주조된 구에 갖다 대고 미끄러지듯이 왕복한다. 이때 힘을 주면서 작업하는 것이 아니라 모든 작업에도 해당되는 내용이지만 절삭력에 맡겨 가볍게 작업해야 구가 잘 연마된다.

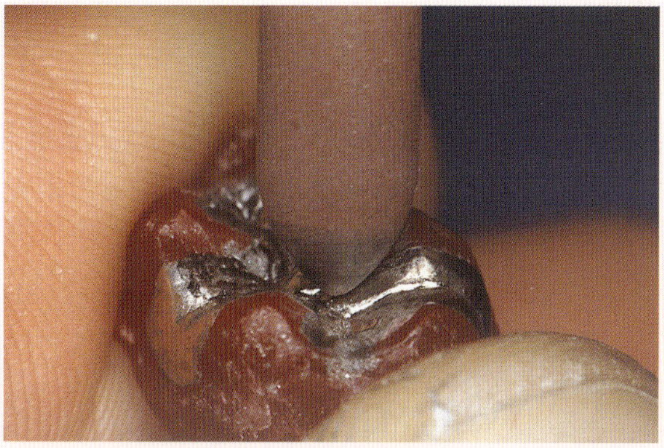

그림 8-20. Brown silicone point로 대충 연마. 내사면처럼 비교적 넓은 부분은 일반 포인트로 작업할 수 있는데 가능한 한 대담하게 사용하면 다면체가 되는 것을 막을 수 있는 것 같다.

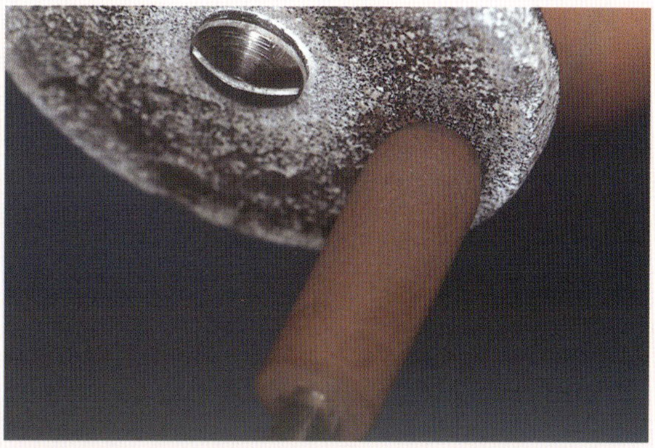

그림 8-21a. Brown silicone point의 수정. 섬세한 부위는 구석구석 잘 들어가는 형태가 필요하다. 먼저 큰 다이아몬드 디스크의 평평한 면에 brown silicone point를 직각으로 갖다 대고 평평하게 다듬는다.

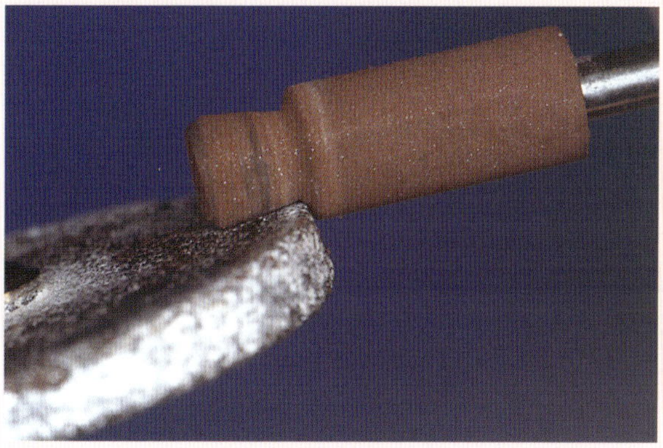

그림 8-21b. 동일. 계속해서 다이아몬드 디스크의 edge를 사용해 brown silicone point 선단부를 역삼각형으로 가공한다.

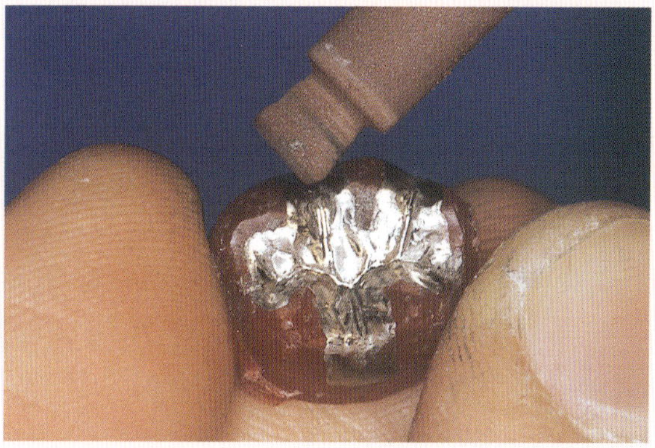

그림 8-22. 수정한 brown silicone point로 작업. 선단 부분을 역삼각형으로 가공한 덕분에 섬세한 부위에도 들어가게 되었다. 작업할 수 있다는 것은 모든 기구와 재료가 작업할 부위에 도달할 수 있다는 것을 말한다.

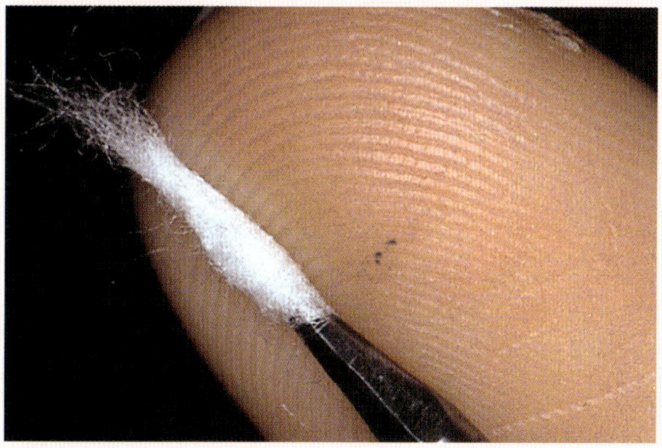

그림 8-23. Part Ⅰ의 면봉을 사용한 연마(93쪽)를 이 단계에서도 시행한다.

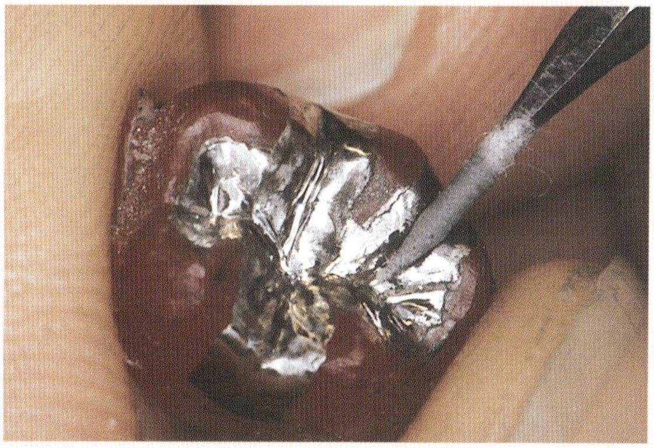

그림 8-24. 면봉용 버를 사용한 구의 대충 연마(Tico, TicoNIUM COMPANY, 동경치과산업). 기본적으로 주조관과 똑같이 연마하기 곤란한 곳(groove 등)부터 대충 연마를 시작한다. 한곳씩 목적하는 작업이 달성되었는지 확인하면서 인접 구로 이동하면 놓치는 곳이 생기지 않는다.

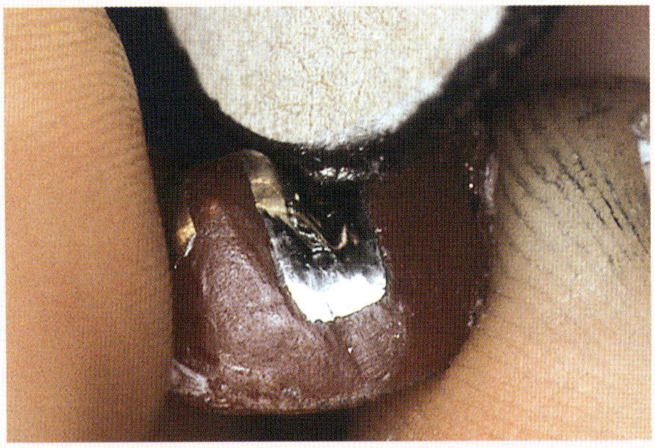

그림 8-25. 협설측면 구의 대충 연마. 평탄한 형태가 차지하는 비율이 큰 곳을 면봉용 버로 작업하면 다면체가 되기 쉬우므로 직접 제작한 페이퍼 디스크로 대충 연마한다. 재질이 종이이므로 마진에도 부드럽고 지나치게 연마하는 일도 적다.

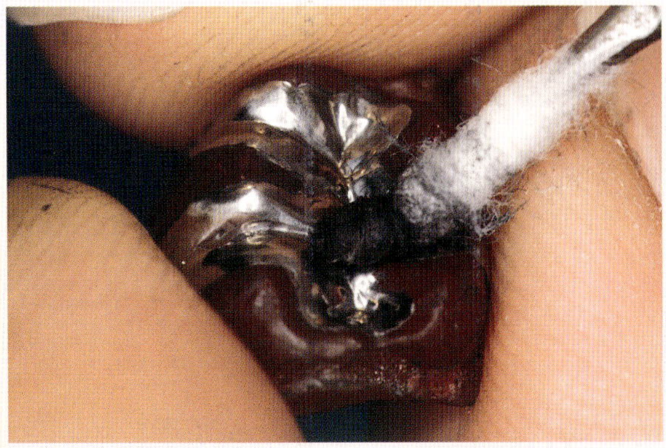

그림 8-26. 융선의 대충 연마. 구의 대충 연마보다 작업 면적이 넓으므로 많은 솜을 면봉용 버에 감아 각 융선 방향과 형태를 훼손하지 않도록 작업해야 한다. 그리고 미리 대충 연마해 둔 구와 융선이 자연스럽게 연결되도록 연마하는 것이 중요하다.

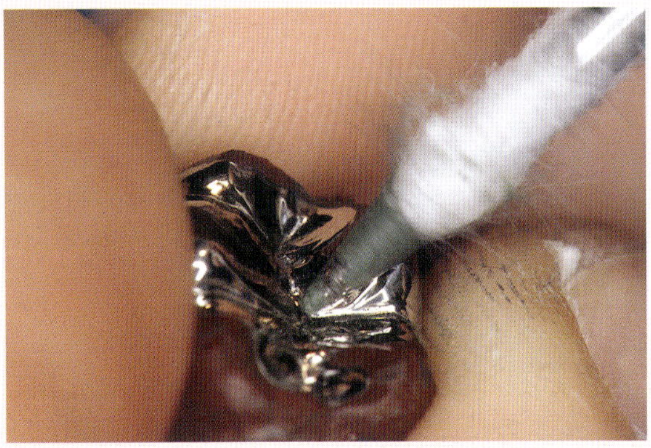

그림 8-27. Green rouge를 사용한 마무리 연마(Green rouge, 동양화학연구소). Tico 작업과 똑같이 반복하게 되는데 이번에도 구, 융선, 전체를 순서대로 작업하고 과정별로 확인한다.

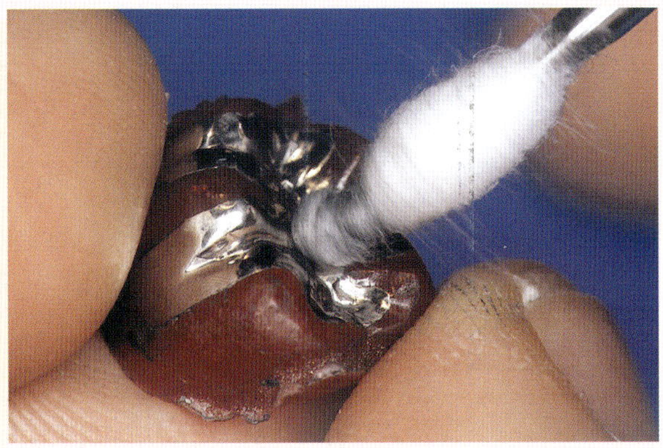

그림 8-28. 연마면의 청소. 광택작업이 종료된 연마면에는 green rouge가 묻어 있다. 이것들을 제거하기 위해 솜을 면봉용 버에 감아 골고루 얇게 전체를 청소한다. 솜 끝을 보면 상당히 더럽다는 것을 알 수 있다.

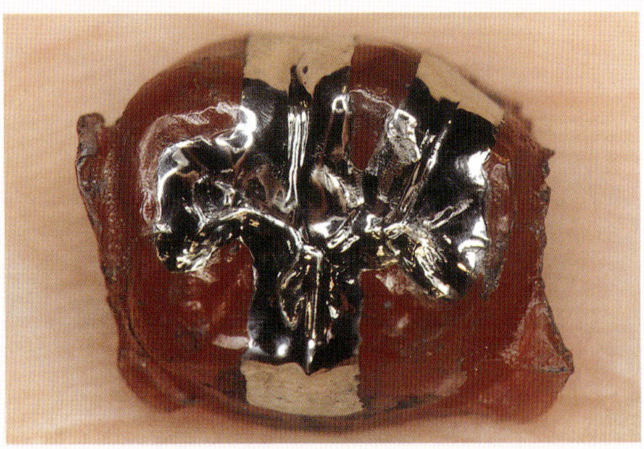

그림 8-29. 최종 연마의 종료. 오물도 제거되고 최종 연마가 종료되었는데 패턴 레진을 사용한 덕분에 마진 부분이 섬세하게 연마되었다.

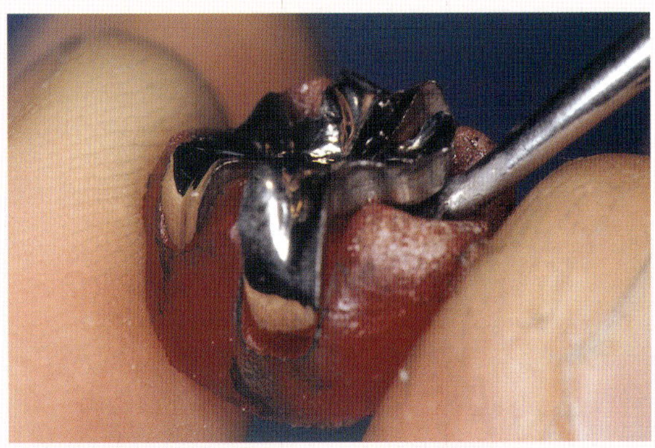

그림 8-30. 패턴 레진에서 철거. 토치로 패턴 레진을 가볍게 달구면 연화 상태가 된다. 그곳에 왁스 형성 기구 끝을 넣어 들어 올리면 쉽게 철거된다.

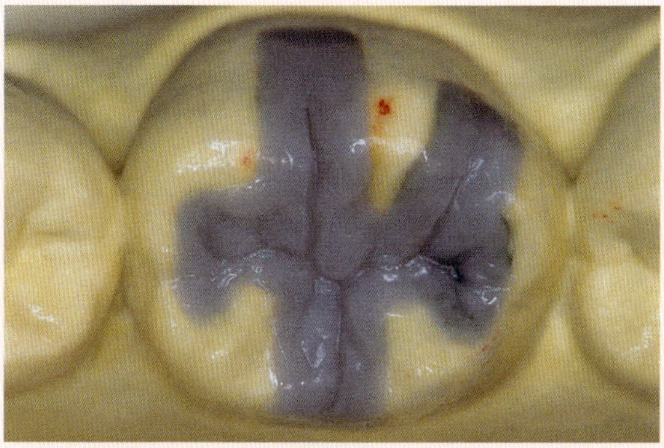

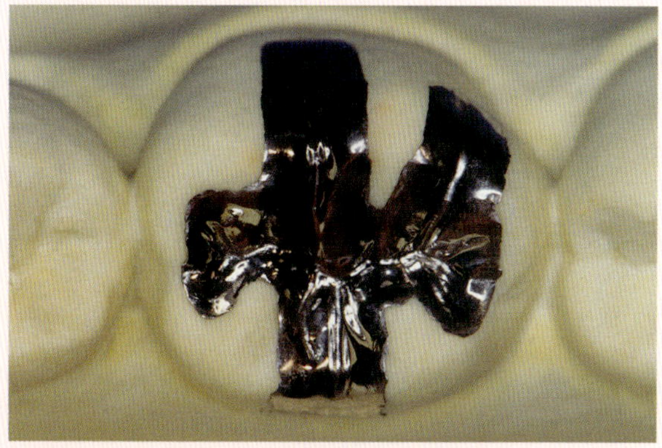

그림 8-31a, b. 왁스 패턴(좌)과 완성된 inlay(우). 최선을 다해 왁스를 형성했는데 놓친 부분이 적지 않고, 완성했다고는 해도 어쩌면 완성했다는 생각일지도 모른다. 왜냐하면 inlay는 치과의사의 손으로 구강 내에 장착했을 때 비로소 생명이 살아나기 때문이다.

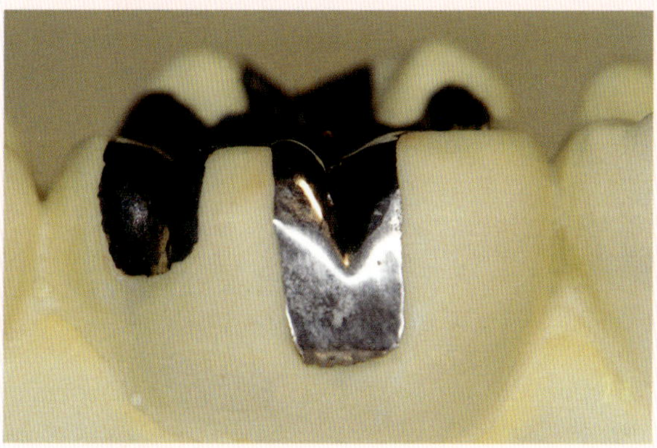

그림 8-32. 협측면 와동의 적합. Inlay 수복에서 가장 주의해야 할 협측면 와동의 적합을 확인한다.

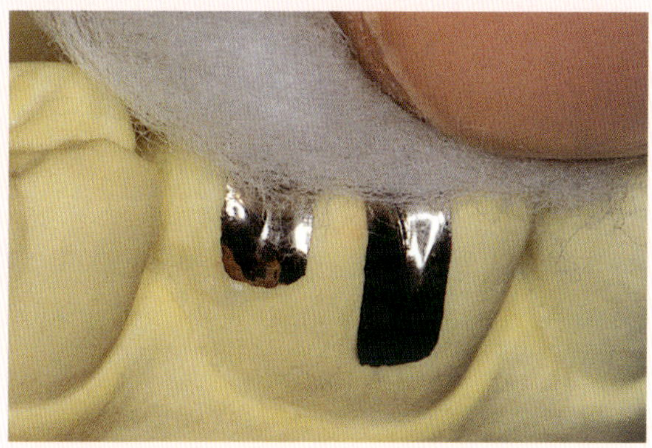

그림 8-33. 최종 확인. 확대경으로 확인을 하고 솜을 사용해 다양한 방향에서 문질러 보면 솜이 미세한 돌기나 fin에 걸리기 때문에 문제를 발견하는 데 도움이 된다.

Index

참고문헌

1) 桑田正博：The Harmonized ceramic Graffiti　審美と機能の回復のためのセラミックレストレーション．医歯薬出版，東京，72～79，148～156，1995.

2) 行田克則ほか：新春2／模型から観る臨床的なemergence profile―歯肉と調和した補綴物製作のためにどこに着目すべきなのか．歯科技工，**26**（1）：62～83，1998.

3) 保母須弥也：オーラルリハビリテーション．医歯薬出版，東京，1968.

4) 保母須弥也：The Color Atlas of ORAL REHABIRITATION．書林，東京，1974.

5) Stein,R.,Kuwata,M.：A Dentist and Dental Technologist Analyze Current Ceramo Metal Procedures. Dent.Clin.North Am.,**21**（4）：729～749, 1977.

6) 河野正司ほか：咬合平面，歯の接触と咬合様式，咬合面形態．補綴臨床別冊／咬合の診断と再構成．医歯薬出版，東京，17～51，1981.

7) 重村　宏ほか：新適合論―クラウン・ブリッジにおける新しい概念の予感（前半）．QDT，**26**（1）：18～33，2002.

8) 重村　宏ほか：新適合論―クラウン・ブリッジにおける新しい概念の予感（後半）．QDT，**27**（2）：20～37，2002.

9) 川村泰雄：ホリスティック　デンティストリーの実践．クインテッセンス出版，東京，159～168，1991.

10) 宮本敏夫：図解雑学　脳のはたらき　知覚と錯覚．ナツメ出版企画，東京，2002.

11) Peter,A.N.著，末次恒夫 訳：カラーイラストによるオクルージョン＆ファンクション．医歯薬出版，東京，1979.

12) 桑田正博：カラーアトラス　セラモメタル テクノロジー1．医歯薬出版，東京，235～264，1982.

13) 植松厚夫・相原英信・天川由美子・小濱忠一・大河雅之・茂野啓示ほか：歯科臨床のエキスパートを目指して　VOL.1 コンベンショナルレストレーション．医歯薬出版，東京，2004.

14) 久米川正好，中原　皓，花井　汎，中村敏一，海保正義：咬合と歯の解剖．医歯薬出版，東京，1973.

15) 堤　嵩詞，深水皓三：歯科技工別冊／目でみる人工歯排列＆歯肉形成―実力アップのためのTraining with Basics．39，医歯薬出版，東京，2005.

16) 岡野京二ほか：一口腔単位で考える歯科技工／全部鋳造単独冠製作の要点．日常臨床においての基本操作（上）．歯科技工，**32**（1）：71～85，2004.

17) 岡野京二ほか：一口腔単位で考える歯科技工／全部鋳造単独冠製作の要点．日常臨床においての基本操作（下）．歯科技工，**32**（2）：226～235，2004.

18) 岡野京二・遠藤芳乃：歯科技工士教育現場における上下顎28本 歯列彫刻のススメ――歯冠形態と咬合の理解を促す卒後教育考（上）～（下）．歯科技工，**35**（4～6），2007.

저자 약력

岡野京二(Okano, Kyoji)

愛歯기공전문학교 부교장
1950년 茨城縣 출생
1970년 愛歯기공사 양성소(현 愛歯기공전문학교) 졸업
동교에서 교직
1993년 愛歯기공전문학교부속연구소 crown bridge부 부장
2003년 현직
동교 전공과정 Graduate Course에서 지도
2005년 일본치과심미학교 인정사

역자 약력

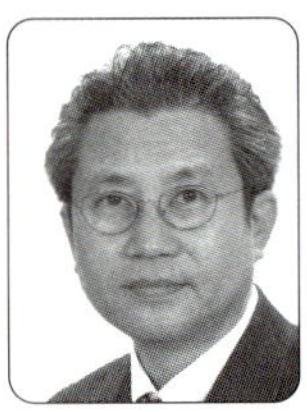

이성복 (Richard Leesungbok, DMD, MSD, PhD)

경희대학교 치과대학 졸업
경희대치대병원 보철과 수련
일본 오우대학 박사과정 학점교류 선발장학생 유학
일본치과대학 니이가타치학부 고정성보철과 방문교수
미국 Havard대학 보철과 및 임프란트과 교환교수
ITI(국제임플란트학자연맹) fellow, Education delegate
대한턱관절교합학회 회장
경희대학교 치의학전문대학원 치과보철학교실 교수 겸 학생지도실장
가철성 국소의치학, 턱기능교합학, 치과임플란트학 강좌 담당교수
경희대학교 치과대학 학과장
강동경희대학교병원 치과병원 기획진료부원장 겸 생체재료보철과장

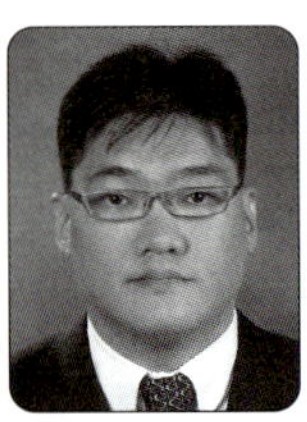

이석원 (Lee Suk-Won, DMD, MSD, PhD)

연세대학교 치과대학 졸업
연세대학교 치과대학병원 인턴 및 보철과 레지던트 이수
연세대학교 치과대학 보철학교실 연구강사 역임
가톨릭대학교 의과대학 치과학교실 전임강사 역임
가톨릭대학교 의과대학 치과학교실 조교수 역임
대한턱관절교합학회 자재출판이사
경희대학교 치의학전문대학원 치과보철학교실 조교수
강동경희대학교병원 치과병원 생체재료보철과 조교수

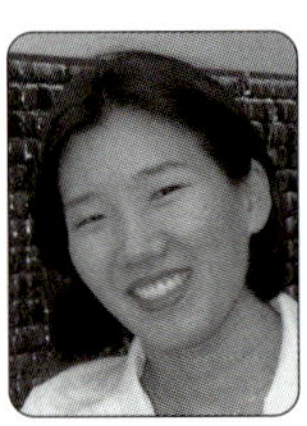

안수진 (Ahn Su-Jin, DMD, MSD, PhD)

경희대학교 치과대학 졸업
경희대치대병원 보철과 수련
경희대학교 대학원 보철학전공 치의학박사
서울위생 치과병원 보철과 주임과장 역임
대한턱관절교합학회 이사
강동경희대학교병원 치과병원 생체재료보철과 임상조교수

졸업 후 5년 이내에 숙달시켜야 할

Crown · Inlay · Core 기공 작업의 요령과 핵심

발행일 2010년 10월 15일
저 자 岡野京二
역 자 이성복 · 이석원 · 안수진
발행인 최 용 원
편 집 하 재 철
표 지 하 재 철
발행처 **대한나래출판사**
등 록 제6-0365호(1994. 12. 14)

주 소 서울특별시 동대문구 용두동 102-65
전 화 (02) 922-0840
팩 스 (02) 922-0841
이메일 dhpub@chol.com

ISBN 978-89-5741-202-2 **정가 60,000원**